《专科疾病护理精要》编委会

主　审　张振辉

主　编　于红静　郭慧玲

副主编　刘雪梅　管癸芬　吴雪莲

编　者（按姓氏笔画排序）

于红静	王　冰	王二娟	牛筱婷	尹　曦	尹玉珊	尹雪霞
邓艳娟	甘静娣	卢杨帆	卢慕荣	叶小容	冯秀丽	冯素琴
伍嘉敏	刘　丹	刘　萍	刘放云	刘雪梅	关玉仙	米红艳
江幸钻	江敏婷	汤秀芳	许川徽	纪翠红	杜　杰	李　锟
李敏燕	李嘉莉	杨　雪	杨敏茵	杨惠连	吴雪莲	岑小婷
邱　婷	何玉红	何钰熙	何倩庄	宋　健	张　畅	张丹芬
张巧珍	张永莹	张伟婷	张丽青	张佳虹	张娜娜	张惠仪
陈成妹	陈松珠	陈晓云	陈海平	陈海燕	林岸芸	欧丽珊
罗　蔼	金　敏	郑思娣	赵汝平	钟　莉	钟克丹	钟润芳
钟善娇	贺　倩	班红玉	袁丽莹	原江东	顾玉琴	徐飞华
徐晓艳	郭　月	郭慧玲	凌冬兰	黄清平	黄婷婷	曹小翠
梁玮莹	梁卓智	彭超宁	曾柳苑	赖晓纯	雷清梅	蔡映杰
管癸芬	廖　静	谭翠容	缪晓林	颜红波	潘　珊	

编写秘书　徐飞华　李金花　郭　玮

专科疾病护理精要

Essentials of Specialized Diseases Nursing

于红静　郭慧玲　主编

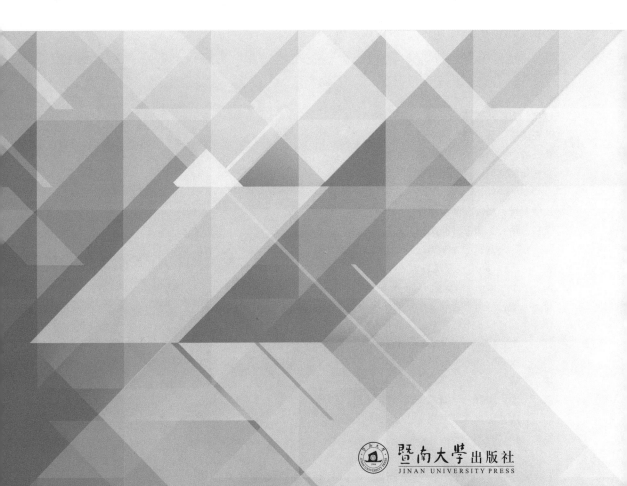

暨南大学出版社
JINAN UNIVERSITY PRESS

中国·广州

图书在版编目（CIP）数据

专科疾病护理精要/于红静，郭慧玲主编．—广州：暨南大学出版社，2023.7
ISBN 978 - 7 - 5668 - 3618 - 2

Ⅰ.①专…　Ⅱ.①于…②郭…　Ⅲ.①护理学　Ⅳ.①R473

中国国家版本馆 CIP 数据核字（2023）第 015100 号

专科疾病护理精要

ZHUANKE JIBING HULI JINGYAO

主　编：于红静　郭慧玲

出 版 人：张晋升

责任编辑：曾鑫华　姚文怡

责任校对：刘舜怡　林玉翠　黄晓佳

责任印制：周一丹　郑玉婷

出版发行：暨南大学出版社（511443）

电　　话：总编室（8620）37332601
　　　　　营销部（8620）37332680　37332681　37332682　37332683

传　　真：（8620）37332660（办公室）　　37332684（营销部）

网　　址：http://www.jnupress.com

排　　版：广州市新晨文化发展有限公司

印　　刷：广州市金骏彩色印务有限公司

开　　本：787mm×1092mm　1/16

印　　张：22.5

字　　数：449 千

版　　次：2023 年 7 月第 1 版

印　　次：2023 年 7 月第 1 次

定　　价：69.80 元

前　言

护理工作是卫生健康事业的重要组成部分，医学科学技术的发展使健康照护环境不断变化，患者对护理的需求也更加多元化。《全国护理事业发展规划（2021—2025 年）》提出，护理事业需要紧紧围绕人民健康需求，构建全面、全程、优质、高效的护理服务体系，不断满足人民群众差异化的护理服务需求，这就要求护士具备更高层次的业务水平，以确保患者获得优质、安全的护理服务。

随着国家卫生部《临床护士规范化培训试行办法》以及卫计委《新入职护士培训大纲（试行）》的出台、教育部护理学专业认证工作的不断推进，临床护理和教学行为更加规范，质量和水平越来越高。目前供护士和学生使用的参考书籍较多，其中临床护理常规教材多篇幅较大，不易迅速定位知识点，因此编写一本适应当前临床护理工作和教学需要的精炼度较高的护理常规教材，为护士规范化培训提供教材，为专科护士理论培训及知识回顾提供参考，为护理专业学生临床实习及见习提供指导，对提升临床护理及教学质量、推进护理学专业认证具有十分重要的意义。

鉴于此，广州医科大学附属第二医院护理部组织全院各临床专科护理经验丰富的业务骨干，在本院各专科《护理常规》（2015 年版）的基础上，总结临床护理实践经验，结合各专科最新护理进展，引入循证护理理念，编写了这本《专科疾病护理精要》，为临床护士及学生提供一本可读性强、精炼度高的专科疾病护理参考书籍，指导临床护士和学生为患者提供优质的护理服务，保障患者安全，促进患者健康。

本书紧贴当前临床护理实践，内容全面、实用。全书包括内科、外科、妇产科、儿科、急危重症、五官科等专科护理，每种疾病都包括"概述""观察要点""护理要点"三部分，"概述"部分言简意赅地描述疾病的特点，"观察要点"和"护理要点"部分精准介绍相应的观察和护理方法，清晰明了，重点突出。

　　本书的编写得到医院各级领导的大力支持和全院护理骨干的积极配合，编写组成员通过查阅大量文献，反复讨论和研究，几经易稿，精益求精，在此我们表示深深的谢意！本书汲取国内外众多专家学者的研究成果，引用的著作、论文等已在每一节的最后一一列出，在此向各位专家致敬！

　　由于时间紧迫，本书涉及内容较广，编者的学识和能力有限，书中难免存在不足之处，恳请各位专家和同行批评指正。

《专科疾病护理精要》编写组

2023 年 1 月

目　录

第二篇　外科疾病护理精要

目 录
Contents

第四篇　儿科疾病护理精要

第五篇　急危重症护理精要

第六篇　五官科疾病护理精要

第七篇　康复护理精要

第八篇　中医护理精要

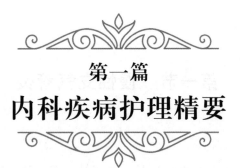

第一篇
内科疾病护理精要

第一章　呼吸系统疾病护理精要

第一节　慢性支气管炎

【概述】

慢性支气管炎（chronic bronchitis）是一种气管、支气管、支气管黏膜及其周围组织的慢性非特异性炎症[1]。慢性支气管炎起病缓慢，病程长，反复急性发作导致病情加重。临床上主要以咳嗽、咳痰为主要症状，或有喘息，每年发病持续 3 个月或更长时间，连续 2 年或 2 年以上[2]。

【观察要点】

1. 咳嗽

晨间咳嗽为主，睡眠时阵咳或咳痰。

2. 咳痰

痰液为白色黏液痰或浆液泡沫性痰。晨间咳痰较多，起床后和体位变动时可刺激咳痰。

3. 喘息或气促

喘息明显者可能伴发支气管哮喘。若伴肺气肿则可表现为活动后气促。

【护理要点】

1. 体位

协助患者取坐位或者半坐位，有助于改善呼吸和咳嗽咳痰。

2. 饮食护理

慢性咳嗽增加能量消耗，应给予患者足够热量的饮食。如患者无心、肾功能障碍，应该给予足够的水分，每天饮水量不少于 1 500mL，有助于稀释痰液以促进排痰。

3. 保持呼吸道通畅

指导患者进行有效咳嗽方式和哈气排痰训练，必要时遵医嘱予雾化吸入治疗，促进痰液排出[3]。

4. 健康宣教

（1）增强体质，预防感冒，戒烟。

（2）了解疾病相关知识，积极配合治疗，减少急性发作。

【参考文献】

[1] 葛均波，徐永健，王辰. 内科学 ［M］. 9 版. 北京：人民卫生出版社，2018.

[2] 尤黎明，吴瑛. 内科护理学 ［M］. 6 版. 北京：人民卫生出版社，2017.

[3] 中华医学会呼吸病学分会. 雾化祛痰临床应用的中国专家共识 ［J］. 中华结核和呼吸杂志，2021，44（4）：340 - 348.

第二节　慢性阻塞性肺疾病

【概述】

慢性阻塞性肺疾病（chronic obstructive pulmonany disease，COPD）是一种常见的、可预防和治疗的慢性气道疾病，主要是气道和（或）肺泡异常导致持续存在的气流受限而出现相应的呼吸系统症状[1]。

【观察要点】

1. 慢性咳嗽

晨起时咳嗽较明显，夜间偶有阵咳或伴有咳痰。

2. 咳痰

痰液为白色黏液痰，急性感染期可伴有脓痰，痰量增多。

3. 气短或呼吸困难

疾病早期患者在剧烈活动时出现症状，终末期患者静息状态亦可出现呼吸困难。

4. 全身症状

终末期患者常会出现体重下降、食欲不佳等情况。

【护理要点】

1. 休息和活动

协助患者取半坐或端坐等舒适体位，GOLD 分级 4 级患者宜取端坐位，身体略前倾。

2. 氧疗护理

一般采用鼻导管持续低流量吸氧。鼓励患者进行长期家庭氧疗，氧疗时间建议每日 15 小时以上[1]。

3. 呼吸功能锻炼

（1）呼吸控制：取坐位或立位，指导患者用鼻吸气，使腹部在吸气时隆起，用嘴呼气，呼气时嘴唇保持吹口哨状，腹部缩回，缓慢呼气，吸呼比 1：2或1：3[2]。

（2）胸廓扩张呼吸：取坐位或立位，做深呼吸训练，在吸气末屏气 3~5 秒，完成呼气动作。

4. 保持呼吸道通畅

运用气道廓清技术，遵医嘱予药物雾化治疗后 30 分钟之内运用用力呼气技术或机械辅助排痰，促进痰液有效排出，并做好口腔护理。

5. 心理护理

做好患者和家属的健康宣教，加深其对疾病的认识和了解，使患者树立战胜疾病的信念。

6. 健康宣教

（1）积极参加体育锻炼，增强体质，提高身体免疫力。

（2）了解疾病相关知识，减少疾病诱发因素，积极配合治疗。

【参考文献】

［1］尤黎明，吴瑛．内科护理学［M］．6 版．北京：人民卫生出版社，2017.

［2］中华医学会呼吸病学分会慢性阻塞性肺疾病学组，中国医师协会呼吸医师分会慢性阻塞性肺疾病工作委员会．慢性阻塞性肺疾病诊治指南（2021 年修订版）［J］．中华结核和呼吸杂志，2021，44（3）：170－205.

第三节　支气管哮喘

【概述】

支气管哮喘（bronchial asthma）是一种以慢性气道炎症和气道高反应为特征的异质性疾病，主要表现为发作性喘息、胸闷、气促等症状。

【观察要点】

1. 呼吸困难

呼气性呼吸困难为典型临床症状，呼气费力，呼气时间延长。

2. 其他症状

咳嗽、胸闷。

3. 体征

发作时听诊可闻及双肺存在大量哮鸣音，呼气音延长。

【护理要点】

1. 环境

保持居住环境清洁无灰尘，室内空气清新，及时切断一切变应原，避免接触花草、皮毛、羽绒、蚕丝等。

2. 饮食护理

提供清淡、易消化、足够热量的饮食，避免进食硬、冷、油煎食物[1]，找出可能与哮喘发作有关的食物，如：鱼、虾、蛋类、牛奶等，应避免食用。

3. 氧疗护理

根据患者病情，遵医嘱予不同方式的氧疗，密切监测呼吸、血氧饱和度、动脉血气分析结果，并及时报告医生处理。

4. 正确使用吸入剂

正确使用定量吸入装置、干粉吸入装置，指导患者掌握药物吸入技术和注意事项。

5. 用药护理

观察药物疗效和不良反应。

6. 健康宣教

（1）了解疾病相关知识，避免疾病诱发因素。

（2）正确规范使用吸入剂[2]。

（3）做好病情自我监测。

【参考文献】

［1］尤黎明，吴瑛. 内科护理学［M］. 6 版. 北京：人民卫生出版社，2017.

［2］中华医学会呼吸病学分会哮喘学组. 支气管哮喘防治指南（2020 版）［J］. 中华结核和呼吸杂志，2020，43（12）：1023－1048.

第四节　肺炎

【概述】

肺炎（pneumonia）是由病原微生物、理化因素、免疫损伤、过敏及药物所致的终末气道、肺泡及肺间质的炎症[1]。

【观察要点】

1. 症状

一般起病较急，先有"上呼吸道感染"史，出现咳嗽、咳痰、畏寒、发热、头痛、肌肉酸痛等症状，并可伴有胸痛，严重者出现咳血痰、呼吸困难、唇周及肢端发绀[2]。

2. 体征

早期肺部体征不明显，随着病情进展，病变部位有肺实变体征，可闻及湿啰音。

【护理要点】

1. 休息

高热患者应卧床休息，减少探视。

2. 环境

保持病室安静，每天开门窗通风 2 次，每次 30 分钟，保持室内温湿度适宜。

3. 饮食

鼓励患者多喝水，坚持清淡易消化饮食，提供高蛋白、高热量、高维生素的食物，以流质或半流质为主。食欲差、进食量少者，可遵医嘱给予静脉输液补充营养。

4. 降温护理

高热患者可采用物理降温措施，如冰敷、温水擦浴等，必要时可遵医嘱给予药物治疗。

5. 口腔护理

保持口腔清洁，清醒患者可协助其漱口；昏迷或不能自理者，用生理盐水或根据痰培养结果选择合适漱口液进行口腔护理。

6. 促进排痰

根据病情选择合适的排痰方法，清醒且能配合者指导有效咳嗽及哈气排痰训练；不能配合者给予机械辅助排痰、体位引流等胸部物理治疗措施。

7. 健康宣教

（1）做好疾病预防，加强体育锻炼，易感人群定期接种肺炎疫苗。

（2）了解疾病相关知识，规范按疗程用药。

【参考文献】

［1］尤黎明，吴瑛. 内科护理学［M］. 6 版. 北京：人民卫生出版社，2017.

［2］中华医学会呼吸病学分会感染学组. 中国成人医院获得性肺炎与呼吸机相关性肺炎诊断和治疗指南（2018 年版）［J］. 中华结核和呼吸杂志，2018，41（4）：255 - 280.

第五节　支气管扩张症

【概述】

支气管扩张症（bronchiectasis）是由急、慢性呼吸道感染以及支气管阻塞等各种病因引起的反复化脓性感染，可导致中小支气管反复损伤和（或）阻塞，致使支气管壁结构破坏，从而引起支气管异常和持久性的扩张。患者主要表现为慢性咳嗽、咳痰和（或）咯血、伴（或不伴）气促及呼吸衰竭等。

【观察要点】

1. 症状

以持续或反复咳嗽、咳（脓）痰为主要症状，观察痰液的量、颜色、性质、气味和体位的关系。

（1）痰量少时每天仅数毫升，多可达数百毫升，一般将 24 小时痰量超过 100mL 定为大量痰[1]。

（2）部分患者可出现咯血的症状，主要表现为痰中带血或大咯血，咯血量与病情的严重程度以及病变范围有关。

3. 体征

可闻及湿啰音和干啰音。

【护理要点】

1. 休息与环境

保持病室空气流通，嘱患者卧床休息。

2. 用药护理

（1）使用抗生素时，监测患者痰液颜色、性状、量的变化、观察药物疗效及不良反应。

（2）使用止血药时，观察患者咯血量的变化，若大量咯血患者使用垂体后叶素时，应观察患者有无血压升高、胃肠道不良反应的发生。

3. 体位引流

根据病变部位选择合适的引流体位，原则是抬高病变部位，使支气管开口朝下。通常在晨起或饭前进行辅助排痰为宜，每天 2～4 次，每次 10～30 分钟[2]。

4. 咯血护理

（1）观察患者咯血的量、颜色、性质，观察患者的生命体征、意识状态、有无窒息征象，及时报告医生处理。

（2）如发生少量咯血，可遵医嘱使用止血药，观察患者有无不良反应。可以静卧休息为主，饮食方面注意宜给予少量、温凉的流质饮食。

（3）如发生大量咯血，应立即进行处理，首先应充分保证患者气道通畅，取患侧卧位，鼓励患者将血痰咳出。

（4）及时清理病人咯出的血块及污染的衣物、被褥，有助于稳定情绪、增加安全感，避免因精神过度紧张而加重病情，对精神极度紧张、咳嗽剧烈的病人，可建议给予小剂量镇静药或镇咳药。

5. 健康宣教

（1）指导病人自我检测病情，学会识别病情变化的征象，一旦发生症状加重，要及时就诊。

（2）指导肺康复训练技巧、叮嘱预防感染、增强机体抵抗力的重要性。

【参考文献】

［1］尤黎明，吴瑛. 内科护理学［M］. 6版. 北京：人民卫生出版社，2017.

［2］支气管扩张症专家共识撰写协作组，中华医学会呼吸病学分会感染学组. 中国成人支气管扩张症诊断与治疗专家共识［J］. 中华结核和呼吸杂志，2021，44（4）：311－321.

第六节 呼吸衰竭

【概述】

呼吸衰竭（respiratory failure）是指由肺通气不足、弥散功能障碍和肺通气、血流比失调等因素引起肺通气和（或）换气功能严重障碍，使静息状态下不能维持足够的气体交换，从而出现低氧血症伴（或不伴）高碳酸血症，进而引起一系列生理功能和代谢紊乱的临床综合征。

临床常以动脉血气分析分类：①Ⅰ型呼吸衰竭的特点是有缺氧，而没有二氧化碳潴留，即 PaO_2 小于 60mmHg，$PaCO_2$ 正常或降低；②Ⅱ型呼吸衰竭的特点是既有缺氧，又有二氧化碳潴留，即 PaO_2 小于 60mmHg，$PaCO_2$ 大于 50mmHg[1]。

引起呼吸衰竭的病因主要包括：①肺通气不足疾病，如慢性阻塞性肺病（COPD）、重症哮喘等；②肺弥散面积减少疾病，如重症肺炎、肺水肿、肺不张等；③肺血管疾病和心脏疾病，如肺栓塞、心肌梗死、严重心脏瓣膜病等。

【观察要点】

1. 呼吸困难

观察患者呼吸频率、节率变化，有无出现呼吸频率增快、三凹征等临床表现，监测氧合指数。

2. 发绀缺氧的典型临床表现

当 SaO_2 低于 90% 时，患者唇周、肢端发绀，贫血患者则因还原血红蛋白含量降低而致发绀不明显或不发绀。

3. 精神神经症状

CO_2 潴留患者常可出现精神神经症状，一般表现为先兴奋后抑制，如烦躁不安、幻觉、昼夜颠倒、嗜睡、间歇抽搐甚至昏迷。

【护理要点】

1. 体位与休息

协助患者取舒适体位，指导患者端坐伏于床桌板上。指导患者多休息，减少活动，必要时可协助患者进行生活护理。

2. 氧疗

根据呼吸衰竭类型和缺氧的严重程度，选择合适的吸氧浓度和给氧方法。Ⅰ型呼吸衰竭应予高浓度吸氧，Ⅱ型呼吸衰竭应予持续低流量给氧[2]。有条件的患者建议长期家庭氧疗或使用家用呼吸机。

3. 保持呼吸道通畅

（1）指导患者采取有效的咳嗽方式和排痰方法。

（2）协助患者勤翻身及叩背排痰。

（3）咳痰无力、意识不清者，给予负压吸痰，必要时可行纤维支气管镜吸痰[3]。

4. 心理支持

多了解和关心患者的心理状况，指导患者采用听音乐、阅读等方式进行放松和分散注意力。

5. 病情监测

监测内容包括：呼吸状况、缺氧和二氧化碳潴留情况、循环状况、意识状况、体液平衡状态和实验室检查等，重症呼吸衰竭患者应收入 ICU 治疗。

6. 配合抢救

备齐有关抢救用物，如呼吸机、吸痰设备、呼吸球囊等，发现病情变化立即配合医生抢救，并做好家属的安抚工作。

7. 健康宣教

（1）了解疾病相关知识，避免劳累，合理休息。

（2）病情稳定状态下合理安排肺康复治疗，规范用药，识别病情加重等变化，尽早就医。

【参考文献】

［1］葛均波，徐永健，王辰．内科学［M］．9 版．北京：人民卫生出版社，2018.

［2］周翔，丁欣．经鼻高流量吸氧在成人呼吸支持策略中的作用：临床实践指南［J］．中国医刊，2021，56（6）：623.

［3］尤黎明，吴瑛．内科护理学［M］．6 版．北京：人民卫生出版社，2017.

第二章　循环系统疾病护理精要

第一节　心力衰竭

【概述】

心力衰竭（heart failure，HF）是各种心脏结构或功能性疾病导致的心室充盈和（或）射血功能受损，心排血量不能满足机体组织代谢需要，以肺循环和（或）体循环淤血、器官组织灌注不足为临床表现的一组综合征。主要表现为呼吸困难、体力活动受限和体液潴留[1]。

临床按主要受累部位分为左心衰竭、右心衰竭和全心衰竭。按发病急缓分为急性心力衰竭和慢性心力衰竭。1928 年美国纽约心脏病学会（NYHA）根据体力活动是否受限将慢性心力衰竭患者心功能分为四级：

Ⅰ级：日常活动不受限，一般体力活动不引起心衰症状。

Ⅱ级：体力活动轻度受限，大量活动时可有症状，停歇时没有明显症状。

Ⅲ级：体力活动明显受限，稍活动即引起心衰症状，停歇时无症状。

Ⅳ级：不能从事任何体力活动，停歇时有心衰症状。

【观察要点】

1. 生命体征

生命体征包括呼吸情况（如有无呼吸困难、气促）和心率、心律、脉搏、血压变化。

2. 周围血管灌注不良的症状

有无皮肤发凉、出汗，有无脉搏细速、头晕等。

3. 体循环淤血征象

体循环淤血征象包括恶心、呕吐、食欲不振、腹胀、体重增加、低垂部位水肿、颈静脉怒张等。

4. 肾灌注减少特征评估

肾灌注减少特征评估包括尿量、肌酐水平、水肿情况等评估。

5. 电解质紊乱症状

有无乏力、口渴、心电图改变等。

【护理要点】

1. 体位

根据患者实际情况协助取合适体位。病情相对平稳时，采取舒适体位；呼吸困难时协助采取半坐卧位；出现急性左心衰竭时，取坐位，双腿下垂。

2. 休息与活动

心功能Ⅲ级的患者尽可能减少体力劳动，适当卧床休息；心功能Ⅳ级的患者，必须避免一切活动，以减轻心脏负担。

3. 饮食

心功能Ⅲ～Ⅳ级心衰患者应限制钠摄入。《中国心力衰竭诊断和治疗指南2018》明确指出限钠应<3g/d，方能有助于控制淤血症状和体征，严重低钠血症（血钠<130mmol/L）患者水摄入量应<2L/d。心力衰竭急性发作并且有超容量负荷的患者，要严格限制钠的摄入，一般应<2g/d。同时应低脂饮食，严禁烟酒和刺激性食物。

4. 容量管理

应"量出为入"，根据病情程度制定每日容量管理目标，对于急性心力衰竭患者、淤血明显的患者应限制饮水量和静脉输液速度。为减少水钠潴留和缓解症状，液体摄入量一般控制在1 500mL内，最多不超过2 000mL，并保持出入量负平衡约500mL/d。严重肺水肿者负平衡应为1 000～2 000mL，肺淤血、水肿消退后逐渐恢复至出入量大致平衡[2]。难治性终末期心力衰竭患者通常有明显的水钠潴留，推荐每日保持出量多于入量500～1 500mL。

5. 用药护理

（1）长期使用利尿剂易导致电解质紊乱及低血压等不良反应，使用过程中需加强警惕。①电解质丢失：利尿剂导致的低钾、低镁血症是心衰患者发生严重心律失常的常见原因[3]；②低血压：应注意区分容量不足和心力衰竭恶化；③肾功能恶化和高尿酸血症等。应密切监测钾钠水平、肾功能及监测生命体征，观察有无低钾或低钠症状，如乏力、腹部饱胀感等。

（2）使用洋地黄类药物时应注意观察有无中毒症状，包括各种类型的心律失常，其中以室性期前收缩最常见；观察胃肠道反应及神经系统表现，如有无头痛、视力模糊、黄视、绿视等。

（3）血管紧张素转换酶抑制剂用药时，需指导患者避免突然变换体位，警惕低血压发生，同时监测血钾水平，评估肾功能。观察患者有无干咳、肾损害、血管神经性水肿等不良反应。

（4）β受体阻滞剂使用时应注意监测血压，注意患者有无心动过缓和房室传导阻滞，评估有无体液潴留、心衰加剧等。

6. 健康宣教

（1）疾病预防指导：积极治疗原发病症，积极干预各种高危因素，包括控制血压、血糖、血脂等；注意休息，警惕各种诱发因素，如感染、过度劳累、情绪激动、输液过多过快等。

（2）疾病知识指导：讲解心力衰竭疾病相关知识，指导低盐、低脂饮食，戒烟限酒，肥胖者应控制体重，消瘦者增强营养支持，根据心肺运动试验制定个体化运动处方，指导患者活动锻炼，运动方式以有氧运动为主，运动过程中做好监测，随时调整运动量。

（3）用药指导与病情监测：讲解服药的注意事项，介绍测量血压、心率的方法，保持每天相同时间、相同条件下测量体重；指导患者进行症状的自我评估，按时复诊，不适随诊。

【参考文献】

［1］葛均波，徐永健，王辰. 内科学［M］. 9版. 北京：人民卫生出版社，2018.

［2］中国医师协会心力衰竭专业委员会，中华心力衰竭和心肌病杂志编辑委员会. 心力衰竭容量管理中国专家建议［J］. 中华心力衰竭和心肌病杂志（中英文），2018，2（1）：8－16.

［3］中华医学会心血管病学分会心力衰竭学组，中国医师协会心力衰竭专业委员会，中华心血管病杂志编辑委员会. 中国心力衰竭诊断和治疗指南2018［J］. 中华心力衰竭和心肌病杂志（中英文），2018，2（4）：30.

第二节　冠状动脉粥样硬化性心脏病

【概述】

冠状动脉粥样硬化性心脏病（coronary atherosclerotic heart disease）指冠状动脉（冠脉）发生粥样硬化引起管腔狭窄或闭塞导致心肌缺血缺氧或坏死而引起的心脏病，简称冠心病（coronary heart disease，CHD），也称缺血性心脏病（ischemic heart disease）。

由于病理解剖和病理生理变化的不同，冠心病有不同的临床表型。近年趋向于根据发病特点和治疗原则将其分为两大类：①慢性冠脉疾病（chronic coronary artery disease，CAD）也称慢性心肌缺血综合征（chronic ischemic syndrome，CIS）；②急性冠脉综合征（acute coronary syndrome，ACS）。前者包括稳定型心绞痛、缺血性心肌病和隐匿性冠心病等；后者包括不稳定型心绞痛（unstable angina，UA）、非 ST 段抬高型心肌梗死（non‑ST‑segment elevation myocardial infarction，NSTEMI）和 ST 段抬高型心肌梗死（ST‑segment elevation myocardial infarction，STEMI），也有将冠心病猝死包括在内[1]。

【观察要点】

1. 胸痛发作特点

（1）诱因：隐匿性冠心病没有胸痛的临床症状。①稳定型心绞痛主要临床表现为发作性胸痛，常诱因明显，多为体力劳动过重、情绪激动、饱食等情况下发生。②不稳定型心绞痛主要临床表现与典型的稳定型心绞痛相似，但常可无明显诱因导致胸痛。

（2）部位：主要在胸骨体之后，可累及心前区，范围约手掌大小，可贯穿前胸，界限不清。常放射至左肩部和左臂内侧。

（3）性质：常为压迫、发闷或紧缩性，也可有烧灼感，偶伴濒死感。有些患者只有胸闷不适，并无胸痛。

（4）持续时间：①稳定型心绞痛和不稳定型心绞痛常持续数分钟至十多分钟，一般不超过半小时，停止原来活动可自行缓解，或服用硝酸甘油等硝酸酯类药物在几分钟内可缓解。②非 ST 段抬高型心肌梗死和 ST 段抬高型心肌梗死持续时间较长，可长达数小时或数天，其疼痛程度更剧烈，休息及服用硝酸甘油不能缓解。

（5）伴随症状：ST 段抬高型心肌梗死疼痛剧烈时常伴恶心、呕吐以及上腹胀痛。部分患者可出现心律失常、低血压和休克等。

2. 心电图表现

（1）稳定型心绞痛：约半数患者静息时心电图正常，心绞痛发作时，绝大多数患者可出现暂时性心肌缺血引起的 ST 段移位或 T 波倒置。

（2）不稳定型心绞痛：大多数患者心绞痛发作时有一过性 ST 段（抬高或压低）和 T 波（低平或倒置）改变。

（3）典型的 STEMI 心电图特点为：①面向坏死区周围心肌损伤的导联上出现 ST 段弓背向上型抬高，面向透壁心肌坏死区的导联上出现宽而深的 Q 波（病理性 Q 波），面向损伤区周围心肌缺血区的导联上出现倒置的 T 波；②在背向心肌坏死区的导联出现相反的改变，即 R 波增高、ST 段压低和 T 波直立并增高。注意心电图的动态演变[2]。

3. 实验室检查

目前诊断缺血性胸痛常用的心肌损伤标志物包括心肌肌钙蛋白（cTn）、肌酸激酶同工酶（CK－MB）和肌红蛋白（MYO）。高敏肌钙蛋白（hs－cTn）的敏感度更高，常用来早期筛查及排除诊断[3]。

4. 其他

监测心率、心律以及血压的变化，观察患者有无面色苍白、大汗、恶心、呕吐、烦躁不安等表现。

缺血性心肌病属于冠心病的一种特殊类型或晚期阶段，临床表现与原发性扩张型心病类似。

【护理要点】

1. 休息与活动

根据患者病情合理安排休息和活动，保证足够的睡眠。心绞痛发作频繁时，应卧床休息，保证环境安静；疼痛加重时，立即停止活动，卧床休息并严密观察病情变化。

2. 饮食护理

合理饮食，给予低脂肪、低胆固醇、低热量、适量纤维素的饮食。进食不宜过饱，避免暴饮暴食，戒烟酒，不饮浓茶和咖啡[4]。

3. 用药护理

心绞痛发作时可舌下含服硝酸甘油 0.5mg，用药后注意观察有无面色潮红、头痛、心率增快、低血压等不良反应。若胸痛程度重、持续不缓解，遵医嘱使用吗啡缓慢静脉推注，注意患者有无恶心呕吐、呼吸抑制和低血压等不良反应。如出现明显的低血压和心动过缓，静脉注射阿托品有助于改善吗啡引起的迷走神经过度兴奋。呼吸抑制可用纳洛酮拮抗[3]。遵医嘱予抗血小板、抗凝药、抗心肌缺血药、他汀类等药物，注意观察药物效果及不良反应。

4. 病情监测

监测心率、心律及血压的变化，若患者出现呼吸困难和血氧饱和度降低，及时给予相应氧疗。

5. 再灌注治疗

闭塞的血管开通时间越早，挽救的心肌越多。常用的治疗方法有介入治疗和溶栓治疗。

（1）经皮冠状动脉介入治疗（percutaneous coronary intervention，PCI），简称介入治疗，是指经心导管技术疏通狭窄甚至闭塞的冠状动脉管腔，从而改善心肌的血流灌注的治疗方法。

（2）溶栓治疗（thromblytic therapy）：无条件实施介入治疗或延误再灌注时机者，若无禁忌证，应立即（接诊后 30 分钟内）予以药物溶栓治疗[5]。

6. 健康宣教

（1）疾病知识指导：①合理膳食：建议低饱和脂肪和低胆固醇饮食，少量多餐，低盐饮食，避免暴饮暴食。②戒烟限酒。③保持良好睡眠。

（2）预防便秘：评估排便情况，协助患者采取适当的通便措施。

（3）康复运动：指导康复运动前应进行医学评估与运动评估，确定运动康复的指征。运动原则：有序、有度、持之以恒[6]。

（4）心理指导：指导患者保持乐观、平和的心情，正视自己的病情。告知家属积极配合和支持患者的治疗和康复。

【参考文献】

［1］葛均波，徐永健，王辰 . 内科学［M］. 9 版 . 北京：人民卫生出版社，2018.

［2］中华医学会，中华医学会杂志社，中华医学会全科医学分会，等 . ST 段抬高型心肌梗死基层诊疗指南（2019 年）［J］. 中华全科医师杂志，2020，19（12）：1083 - 1091.

［3］中华医学会急诊医学分会，中国医疗保健国际交流促进会胸痛分会 . 急性胸痛急诊诊疗专家共识［J］. 中华急诊医学杂志，2019，28（4）：413 - 420.

［4］中华预防医学会，中华预防医学会心脏病预防与控制专业委员会，中华医学会糖

尿病学分会，等．中国健康生活方式预防心血管代谢疾病指南 ［J］．中国循环杂志，2020，35（3）：209－230.

［5］国家卫生计生委合理用药专家委员会，中国药师协会．急性 ST 段抬高型心肌梗死溶栓治疗的合理用药指南（第 2 版）［J］．中国医学前沿杂志（电子版），2019，11（1）：40－65.

［6］胡大一，王乐民，丁荣晶．心脏康复临床操作实用指南 ［M］．北京：北京大学医学出版社，2017.

第三节　心律失常

【概述】

心律失常（arrhythmia）是指心脏活动的起源和（或）传导障碍导致心脏搏动的频率和（或）节律异常。心律失常可单发病，亦可与其他心血管病伴发，其预后与是否导致严重血流动力障碍有关，可突然发作而致猝死，亦可持续累及心脏而致其衰竭。按其发生原理可分为冲动形成异常和冲动传导异常两大类。

【观察要点】

1. 生命体征

生命体征包括体温、脉搏、血压、呼吸、心率、心律等变化。

2. 心电图严重心律失常者

应持续心电监护，发现频发（每分钟在 5 次以上）、多源性、成对的室性期前收缩、阵发性室性心动过速、窦性停搏、二度Ⅱ型或三度房室传导阻滞等时，立即通知医生。

3. 自觉症状

有无心悸、乏力、运动耐力下降、气促、胸闷、胸痛、头晕、晕厥等。

【护理要点】

1. 体位与休息

当心律失常发作导致胸闷、心悸、头晕等不适时，嘱患者尽量避免左侧卧位，采取高枕卧位、半卧位或其他舒适体位[1]。

2. 给氧

若出现呼吸困难、发绀等缺氧表现时，根据患者病情调节氧流量。

3. 饮食

以易消化、清淡、低盐低脂、高蛋白、多种维生素、少食多餐为原则，禁忌浓茶、咖啡、香烟、烈酒、煎炸及过咸、过甜、过黏食品，兼有水肿者，应限制饮水量。

4. 严密进行心电监测

心电监测中出现异常心律变化，如频发室性早搏（每分钟 5 次以上）或阵发性室性心动过速、心率小于 50 次/分或心率大于 120 次/分时，要及时报告医生并遵医嘱给予相应的治疗措施[2]。

5. 可引起血流动力学不稳定的恶性心律失常

如频发短暂性室性心动过速、频发多形态室性早搏、尖端扭转性心动过速、室颤等，应备除颤仪在床旁，以便随时使用。

6. 影响血流动力学的快速型恶性心律失常

如室性心动过速、室颤、室扑等，尽早给予电复律、除颤等急救措施[3]。

7. 缓慢型心律失常伴血流动力学不稳定者

如窦性停搏、二度Ⅱ型或三度房室传导阻滞，应及时配合医生给予药物治疗，并备好体外起搏电极、临时起搏器等[3]。

8. 遵医嘱给予抗心律失常药

静脉给药应在心电监护下，并注意观察患者意识和生命体征，密切监测心率及心律变化，观察用药前后心电图变化以判断疗效，同时注意患者用药前后有无恶心、呕吐、头晕、视听觉障碍、发热、皮疹等不良反应[1]。

9. 注意电解质变化

对于电解质紊乱患者及时予以纠正，尤其注意患者血钾、血钠的情况。

10. 心理护理

焦虑、抑郁、悲观、忧虑等不良心理是影响治疗及护理的重要因素，应对患者的心理状态进行全程动态监测，发现患者不良情绪或有异常情绪波动，应及时安抚、稳定患者情绪[4]。

11. 健康宣教

（1）饮食指导：食用低盐、低脂、高纤维与富含维生素的食物，避免食用油腻食物，且每次进食不宜过饱，严禁吸烟、饮酒等。

（2）用药指导：向患者讲解服用抗心律失常药物的重要性，嘱咐患者不可自行减量、停药或擅自改用其他药物。讲解服药后可能出现的不良反应，如有异常及时就诊。教会患者自测脉搏的方法，以利于自我监测病情[1]。

（3）情绪控制：指导患者调整自身心理情绪，维持良好、乐观的心理状态，避免焦虑、抑郁等状态诱发心律失常。

（4）运动指导：根据患者情况，制订符合患者的运动计划，以有氧运动为主，如散步、慢跑、打太极等，运动量不宜过大，以不劳累为宜，卧床患者应适度进行床上活动。

【参考文献】

［1］尤黎明，吴瑛．内科护理学［M］．7 版．北京：人民卫生出版社，2022.

［2］中华医学会心电生理和起搏分会，中国医师协会心律学专业委员会．2020 室性心律失常中国专家共识（2016 共识升级版）［J］．中国心脏起搏与心电生理杂志，2020，34（3）：189－252.

［3］中华医学会心电生理和起搏分会，中国医师协会心律学专业委员会．室性心律失常中国专家共识基层版［J］．实用心电学杂志，2022，31（2）：77－98.

［4］赵宁宁，刘云，李雅静，等．急性心肌梗死后心律失常患者循证护理效果研究［J］．山西医药杂志，2019，48（20）：2565－2566.

第四节　高血压病

【概述】

高血压（hypertension）是以动脉血压持续升高为特征的一种心血管综合征，可分为原发性高血压（primary hypertension）和继发性高血压（secondary hypertension）[1]，前者病因不明（通常简称为高血压），后者只是其中一种临床症状者称为症状性高血压或继发性高血压。高血压是指在未服用降压药物的情况下，非同日 3 次测量血压为收缩压 ≥ 140mmHg 和（或）舒张压 ≥ 90mmHg。患者正在服用药物降压，血压虽然低于

140/90mmHg，仍应诊断为高血压[2]。收缩压≥140mmHg 和舒张压＜90mmHg 为单纯收缩期高血压[2]。

临床上根据血压升高水平，又进一步将高血压分为 1 级、2 级和 3 级[2]（见表 1 – 1）。根据血压值水平、其他心血管危险因素、靶器官损害情况、临床并发症和糖尿病进行心血管风险分层，可分为低危、中危、高危和很高危 4 个层次[2]。

表 1 – 1　血压水平分类及定义[2]

（单位：mmHg）

分类	收缩压		舒张压
正常血压	＜120	和	＜80
正常高值血压	120～139	和（或）	80～89
高血压	≥140	和（或）	≥90
1 级高血压（轻度）	140～159	和（或）	90～99
2 级高血压（中度）	160～179	和（或）	100～109
3 级高血压（重度）	≥180	和（或）	≥110
单纯收缩期高血压	≥140	和	＜90

【观察要点】

1. 一般症状

常见表现有头痛、眩晕、心慌、耳鸣、疲劳等症状。

2. 生命体征

注意观察呼吸、脉搏、血压、瞳孔、神志等变化，每天定时监测血压，必要时测量坐卧位血压和双上肢、双下肢血压并记录。注意有无脑病的前驱体征，若血压明显升高，并伴恶心、呕吐、颈部僵硬疼痛、视物不清、头痛、头晕、头胀、手足震颤等神经症状，或呼吸困难、咳泡沫样血痰，或进行性肾功能不全，出现少尿、无尿、蛋白尿、尿频、排尿困难等症状，均是高血压急症的表现，应报告医生，配合救治，对症处理。

3. 药物不良反应观察

观察患者服用降压药物的疗效及不良反应，如头痛、头晕、直立性低血压等。

【护理要点】

1. 休息与活动

为患者提供舒适的环境，减少引起或加剧头痛、头晕的因素，保证患者睡眠充足。让患者避免劳累，合理运动，保持愉快心情，降低恐惧焦虑心理。

2. 饮食护理

日常饮食以蔬果、低脂高钙奶制品、富含纤维素的全谷物、植物来源的蛋白质为主[3]；降低饱和脂肪酸和胆固醇摄入，限制钠盐的摄入，戒烟限酒，营养均衡，少量多餐，适当控制身体总热量，避免肥胖。

3. 用药护理

（1）医生根据患者情况使用降压药物，从小剂量开始，一般联合用药，以增强降压药的疗效和减少副作用。应向患者介绍有关降压药的名称、剂量、用法、作用及不良反应，强调长期药物治疗的安全性与重要性[1]。应遵医嘱调整剂量，不得自行增减和撤换药物。

（2）利尿药会影响血脂、血糖值、血尿酸代谢，用药时应仔细观察尿量，注意有无肌无力、腹胀、心律失常等低钾症状；使用血管紧张素转化酶抑制剂（ACEI）可能出现味觉异常、干咳、高血钾、过敏性皮疹等症状；β受体阻滞剂可导致心动过缓、房室传导阻滞、心力衰竭，诱发或加重支气管哮喘，引起疲劳乏力、手脚发冷等；使用钙通道阻滞剂药可引起低血压、心率增快、面部潮红、头痛、恶心、外周水肿等，注意观察，必要时予以处理。

4. 防止受伤

每天定时测量血压并实时记录，有眩晕、眼花、视力不清、耳鸣等表现时，应卧床休息。

5. 直立性低血压的预防与处理

直立性低血压是血压过低的一种情况，是指在体位变化时，如从坐位、卧位或蹲位突然站立（直立位）时，血压突然过快下降（收缩压/舒张压下降 >20/10mmHg 以上，或下降大于原来血压的30%以上），同时伴有头晕或晕厥等脑部供血不足的症状[1]。如果发生直立性低血压，出现头晕、心悸、乏力、多汗、恶心、呕吐等表现时，应立即平卧位且抬高双下肢，促进下肢血液回流。日常应预防直立性低血压：指导患者改变体位时动作轻缓；应在平静休息时服药，服药后不可立即活动，应休息一段时间再活动；避免长时间站立，避免用过热的水洗澡或洗蒸汽浴等，落实跌倒风险评估及防跌倒护理，必要时加用床栏。

6. 高血压急症的预防及处理

高血压急症（hypertensive emergencies）指原发性或继发性高血压患者，在某些诱因作用下，血压突然和显著升高（一般超过 180/120mmHg），同时伴有进行性心、脑、肾等重要靶器官功能不全的表现[1]。如患者出现血压急剧升高、严重头痛、呕吐、大汗淋漓和神志改变、肢体活动障碍等体征，应立即通知医生。嘱患者绝对卧床休息，迅速建立静脉通路，尽早应用降压药物控制血压并观察药物不良反应；进行生命体征监测，遵医嘱给予持续低流量吸氧，安抚患者情绪，协助生活护理，酌情应用镇静药。对发生昏迷或惊厥抽搐的患者应保持呼吸畅通，避免发生咬伤、窒息或坠床。

7. 健康宣教

（1）疾病知识指导：让患者了解自身病情，包括高血压疾病分级分类、临床表现、危险因素、疾病危害等，明白控制血压及终身治疗的重要性。

（2）生活方式指导：①告知患者逐渐改变不良行为生活习惯有助于提高降压药物的疗效，起到降压作用，从而降低罹患心血管疾病的风险。②饮食方式：生活中以清淡膳食为主，每日钠盐摄入量应低于6g；戒烟限酒，饮食均衡，控制体重。③运动方式：根据年龄和血压水平及个人兴趣，选择适宜的运动方式，如散步、慢跑、游泳、练八段锦等，一般建议一周进行 3~5 次的有氧耐力锻炼，每次约 30~60 分钟，强度为中等强度。④告知患者长期坚持服药的必要性，应遵医嘱用药。

（3）家庭血压监测指导：指导患者及家属正常测量血压的方法，建议使用合格的上臂式血压计自测血压。血压未达标者，每天早晚各测量 1 次，每次测量 2~3 次，连续 7 天，取后 6 天血压平均值作为医生治疗用药的参考。血压达标者，建议每周测量 1 次并如实记录，复诊时供医护人员作参考[2]。

（4）定期随访：血压未达标者，建议每 2~4 周复诊一次；血压达标者，可每 1~3 个月随访一次；当出现血压异常波动或有症状时，随时就诊。

【参考文献】

［1］尤黎明，吴瑛．内科护理学［M］．7 版．北京：人民卫生出版社，2022．

［2］中国高血压防治指南修订委员会．中国高血压防治指南（2018 年修订版）［J］．中国心血管杂志，2019，24（1）：24－56．

［3］中华医学会，中华医学杂志社，中华医学会全科医学分会，等．高血压基层诊疗指南（2019 年）［J］．中华全科医师杂志．2019，18（4）：301－313．

第三章　消化系统疾病护理精要

第一节　肝硬化

【概述】

　　肝硬化（hepatic cirrhosis）是一种由多种原因引起的慢性、进行性、弥漫性炎症及纤维化肝病。在致病因子反复或持续作用下，肝细胞呈弥漫性变性、坏死、凋亡；残存肝细胞再生，形成再生结节；结缔组织弥漫性增生形成纤维隔，最终分割及破坏正常肝小叶结构，代之以硬化性结节或假小叶为特征的病理性改变[1]。代偿期无明显临床症状，失代偿期以门静脉高压和肝功能严重损伤为特征，患者常因并发腹水、上消化道出血、脓毒症、肝性脑病、肝肾综合征和癌变等导致多脏器功能衰竭而死亡[2]。

【观察要点】

　　1. 意识状态[3]

　　观察患者的意识情况，包括人物、时间、地点的定向力观察。若出现行为异常、表情淡漠、性格改变，警惕肝性脑病的发生。

　　2. 营养状况[4]

　　根据患者体重指数、皮下脂肪、肌肉萎缩、腹水、肢体水肿（包括阴囊水肿）、实验室指标等评估患者营养情况。

　　3. 皮肤和黏膜[3]

　　观察有无面色灰暗黝黑（肝病面容）、皮肤干枯粗糙、皮肤巩膜黄染、出血点、肝掌、蜘蛛痣或腹壁静脉曲张等情况。

　　4. 呼吸情况[3]

　　注意呼吸频率、节律，观察有无呼吸浅速、呼吸困难和发绀，有无胸腔积液形成等。

5. 排尿情况观察[3]

有无尿量减少、尿液颜色异常等。

6. 大便情况

有无便秘或腹泻、大便颜色异常等，出现排黑便时要警惕患者出现消化道出血。

7. 监测血常规变化[3]

有无红细胞减少或全血细胞减少等。

8. 监测血生化指标[3]

监测肝功能、血电解质、酸碱平衡、血氨和血尿素氮的变化等。

9. 腹部情况[3]

观察有无腹水征，如腹部膨隆、腹壁紧张度增加、脐疝、移动性浊音；有无肝脾肿大、腹膜刺激征等情况。

10. 出血倾向[3]

观察患者鼻腔、口腔、皮肤黏膜及大便等有无出血情况，女性患者应对比是否有月经增多。

11. 激素水平的变化[3]

男性有无睾丸萎缩、乳房增大，女性有无月经失调、闭经；有无毛发脱落或不孕等。

【护理要点】

1. 体位[3]

卧床休息为主，适当抬高水肿部位。下肢水肿者抬高双下肢，阴囊水肿者垫高或托起阴囊，大量腹水者半坐卧位可改善呼吸，应关注受压皮肤情况，预防压力性损伤。

2. 饮食护理[3,5-6]

进食清淡、易消化、营养丰富的饮食，主要原则是高热量、优质蛋白（以豆制品、鸡蛋、牛奶、鱼、鸡肉、猪肉为主）、高维生素，适当摄入脂肪，夜间加餐，严禁饮酒，有腹水者合理、适当限制水钠摄入量，避免进食坚硬、粗糙食物，必要时肠内营养支持，根据患者病情变化动态调整。

3. 营养状况监测[3]

根据患者体重、进食量、食物种类及实验室指标动态评估患者营养状况，计算患者BMI，监测血红蛋白、清蛋白等营养指标的变化。

4. 避免腹压骤增[3]

用力咳嗽、排便或突然打喷嚏等会使腹压增大，故大量腹水时，应教会患者咳嗽、排便及打喷嚏时的注意事项。保持大便通畅，避免用力排便。

5. 用药护理

门静脉高压患者口服药物应研磨碎后服用。观察患者药物疗效和不良反应。

6. 腹腔穿刺放腹水的护理

做好穿刺前宣教，测量体重、腹围、生命体征，排空膀胱；穿刺过程观察患者反应及生命体征变化；记录腹水颜色、性质和量，必要时送检；穿刺后密切观察患者生命体征，做好穿刺点的护理。

7. 出入量管理

记录每天的出入量、腹围、体重。动态监测电解质及 pH 值变化，及时纠正异常值，预防并发症的发生。

8. 心理护理

教会患者舒缓压力、保持情绪平稳的方法，增强治病信心。邀请照顾者主动参与对患者的护理，给予理解、支持和照顾。

9. 皮肤护理

指导患者避免用力抓挠皮肤，皮肤瘙痒难忍者予止痒处理。沐浴时避免水温过高，不使用肥皂或刺激性沐浴用品，必要时使用温和润肤品保湿。

10. 健康宣教

（1）疾病相关知识指导[3]：指导患者及家属掌握疾病自我管理方法，预防或快速识别并发症的发生，规律复诊。生活中戒烟酒，注意个人卫生及保暖，保持情绪稳定。

（2）休息与活动[3]：指导患者规律作息，保证充足睡眠。代偿期患者可进行轻体力劳动，劳动以不疲劳为主；失代偿期患者可进行散步、打太极拳等有氧运动，强度以不加重症状或引起疲劳为宜，其余时间以卧床为主。

（3）用药指导：指导患者按医嘱服药，教会患者观察用药效果及不良反应，禁忌自行增减药物或停药，避免自行服用中药。

（4）病情观察：指导患者测量腹围、体重；准确记录出入量；观察有无乏力、心慌、纳差等低血钾、低血钠表现；观察大小便的颜色、性状、量及次数。

（5）照顾者指导：教会照顾者细心观察患者，及早识别病情变化，如有无意识改变、精神状态变化、行为异常、性格改变等情况。

【参考文献】

[1] 唐承薇，张澍田. 内科学：消化内科分册 [M]. 北京：人民卫生出版社，2018.

[2] 中华医学会肝病学分会. 肝硬化诊治指南 [J]. 临床肝胆病杂志，2019，35（11）：2408－2425.

[3] 尤黎明，吴瑛. 内科护理学 [M]. 6版. 北京：人民卫生出版社，2017.

[4] 孟庆华. 慢性肝病患者肠外肠内营养支持与膳食干预专家共识 [J]. 中华临床营养杂志，2017，25（1）：1－11.

[5] 中华医学会肝病学分会，中华医学会消化病学分会. 终末期肝病临床营养指南 [J]. 临床肝胆病杂志，2019，35（6）：1222－1230.

[6] 中华医学会肝病学分会. 肝硬化腹水及相关并发症的诊疗指南 [J]. 临床肝胆病杂志，2017，33（10）：1847－1863.

第二节　上消化道出血

【概述】

上消化道出血（upper gastrointestinal bleeding，UGIB）是指十二指肠悬韧带以上的消化道，包括食管、胃、十二指肠和胰、胆等病变引起的出血，以及胃空肠吻合术后的空肠上段病变出血[1-2]。其中80%～90%为急性非静脉曲张性上消化道出血，以消化性溃疡、急慢性胃黏膜损伤和上消化道肿瘤等最常见。近年来，非甾体消炎药和抗血小板聚集药物导致的急性非静脉曲张性上消化道出血逐渐增多[3]。

【观察要点】

1. 生命体征[2]

密切观察患者血压、脉搏、呼吸及体温变化，注意有无脉压变小、心率增快、心律失常、脉搏细弱、呼吸不畅、体温不升或发热等。

2. 神志情况

注意有无突然出现精神倦怠、嗜睡、烦躁不安、意识改变甚至昏迷等症状。

3. 周围循环灌注

通过肢端温度、皮肤及甲床色泽判断循环灌注情况。评估颈静脉是否充盈。

4. 正确记录出入量

应保持尿量大于 $0.5\text{mL}/(\text{kg}\cdot\text{h})$，注意有无休克表现。

5. 观察呕吐物和粪便

观察其性质、颜色及量[2]。

6. 定期复查

定期复查血常规、血尿素氮、大便潜血[2]。

7. 动态监测水、电解质和酸碱平衡情况[2]

及时查看电解质及血气分析结果，合理调整输液，维持水、电解质、酸碱平衡。

8. 原发病的病情观察

原发病为肝硬化患者，注意其有无感染、黄疸或肝性脑病等情况。

9. 继续或再次出血判断[2]

（1）患者反复呕血，呕吐次数增多，呕吐物由咖啡色变为鲜红色。

（2）大便次数增多，大便颜色由黑色转为暗红色或鲜红色，性状由成形便转为稀烂便或血便；或伴有肠鸣音活跃。

（3）周围循环灌注经快速输液、输血后未见好转，或好转后又恶化，血压波动，中心静脉压不稳定。

（4）血红蛋白浓度、红细胞计数、血细胞比容持续下降，网织红细胞计数持续增高。

（5）在补液充足、尿量正常的情况下，血尿素氮持续或再次增高。

（6）门静脉高压患者原有脾大，在出血后常暂时缩小，如不见脾恢复肿大亦提示出血未止。

【护理要点】

1. 体位

大出血时平卧位，抬高下肢，增加脑部血供。

2. 保持呼吸道通畅

呕吐时头偏向一侧，防止误吸或窒息。紧急时用负压吸引器吸出气道内异物，包括血液、呕吐物及分泌物等。给予吸氧。

3. 快速建立有效的静脉通道

建立两条以上静脉通路，必要时留置中长导管或中心静脉导管，保证输液、输血及止血药物等抢救措施有效进行，确保患者的组织灌注量。

4. 输血及用药护理[2]

规范、准确地落实输液、输血，正确使用各种药物及止血治疗措施，观察止血效果及有无出现不良反应。对于高龄、伴心肺肾疾病患者，注意输液速度及输液量，预防诱发急性肺水肿。准备好急救用品、药物。

5. 饮食护理[2]

活动性出血伴有恶心、呕吐者给予禁食；少量出血无恶心、呕吐者进食温凉、清淡流质食物；出血停止则从清淡、易消化、营养丰富半流质饮食、软食逐步过渡到正常饮食。

6. 心理护理[2]

关心、安慰患者，减轻患者紧张情绪，经常巡视，呕血或黑便后及时清除血迹、污物，减少对患者的不良刺激。

7. 食管—胃底静脉曲张破裂出血的特殊护理[1-2]

（1）活动性出血时应禁食，出血停止后 1~2 天可进食高热量、高维生素流质饮食，禁食粗糙、坚硬、刺激性食物，小口细嚼慢咽，预防食物损伤曲张静脉引起再次出血。

（2）用药护理：生长抑素止血药物的使用保持持续性，前后停药时间不能超过 5 分钟。

（3）三腔双囊管的护理：插管前做好检查和测压，确保通畅无漏气，胃囊注入气体 150~200mL 至囊内压力约 50mmHg，食管囊注入气体 100mL 至囊内压力约 40mmHg，抽尽囊内气体，备用；协助医生插管，检查确保管道末端在胃内并抽出胃内积血；向胃囊和食管囊注入足够气体并封闭管口，管外端以绷带连接 0.5kg 沙袋，经牵引架作持续牵引。出血停止后，放松牵引，放出囊内气体，保留管道继续观察 24 小时，未再出血可考虑拔管。

8. 健康宣教

（1）疾病相关知识指导：根据病因规范治疗，避免再次出血。在医生指导下规律用药。

（2）休息与活动：规律作息、劳逸结合，适当运动放松身心，避免长期精神紧张。

（3）饮食指导：规律进食，少量多餐，摄入清淡、易消化、营养丰富的食物，保证营养均衡；避免进食坚硬、粗糙、刺激性食物；戒烟酒。

（4）病情自我观察：教会患者观察大便颜色、性状及量；呕血时体位摆放的注意事项，避免误吸；如出现呕血、黑便等再次出血征象，马上就医或拨打 120 求救电话。慢性病患者定期门诊随访。

【参考文献】

［1］唐承薇，张澍田. 内科学：消化内科分册 ［M］. 北京：人民卫生出版社，2018.

［2］尤黎明，吴瑛. 内科护理学 ［M］. 6 版. 北京：人民卫生出版社，2017.

［3］《中华消化外科杂志》编辑委员会，《中华消化杂志》编辑委员会. 急性非静脉曲张性上消化道出血多学科防治专家共识（2019 版） ［J］. 中华消化外科杂志，2019，18（12）：1094 – 1100.

第三节　消化性溃疡

【概述】

消化性溃疡（peptic ulcer）是胃酸及胃蛋白酶对消化道黏膜自身消化所致的炎性溃疡，可发生于食管、胃、十二指肠、胃—空肠吻合口附近以及含有胃黏膜的 Meckel 憩室，最常见的有胃溃疡和十二指肠溃疡。该类病好发于秋冬和冬春之交，近年来随着阿司匹林等非甾体抗炎类药物应用增多，老年消化性溃疡发病率有所增高[1-3]。

【观察要点】

1. 腹痛

腹部疼痛可为钝痛、灼痛、胀痛甚至剧痛，或呈饥饿样不适感。观察疼痛发生的时间、部位、性质及程度，胃溃疡一般在进食后疼痛，十二指肠溃疡一般在空腹时疼痛，午夜痛多见，突然出现腹膜刺激征提示可能发生急性穿孔。

2. 其他症状

观察患者有无反酸、嗳气、恶心、呕吐、食欲减退等消化不良症状，有无失眠、多汗、脉缓等自主神经功能失调表现。如出现反复大量呕吐，呕吐物为酸腐味的宿食，考虑患者是否出现幽门梗阻。

3. 大便

观察大便的颜色、性状、次数等，若出现排黑便，警惕患者有消化道出血。粪便潜血试验持续阳性，应怀疑癌变可能，需进一步检查和定期随访。

4. 生命体征

观察生命体征的变化。消化道出血是消化性溃疡最常见的并发症，上消化道大出血的患者常出现血压持续下降、心率加快、呼吸变促等。

5. 实验室检查

幽门螺杆菌感染与消化性溃疡密切相关，跟踪患者幽门螺杆菌检测结果，规范根除治疗。观察血红蛋白计数、大便潜血试验结果。

6. 用药史

关注患者是否有长期服用非甾体消炎药（NSAIDs）、糖皮质激素、氯吡格雷等药物，NSAIDs 是导致胃黏膜损伤最常见的药物。

【护理要点】

1. 疼痛护理[2]

帮助患者认识和去除病因，包括遵医嘱更改或停用非甾体抗炎类药物，戒烟酒。针对患者疼痛的规律和特点，给予个性化指导，如饥饿或夜间引起疼痛，可进食苏打饼干或服用制酸药物缓解疼痛。避免暴饮暴食和摄入刺激性食物加重胃黏膜损伤。

2. 休息与活动[2]

病情较重的活动期溃疡患者需卧床休息；稳定期患者建议适当活动，劳逸结合，规律作息。

3. 用药护理

（1）弱碱性抗酸剂，餐后 1 小时或睡前服用。

（2）H_2 受体拮抗剂在餐中或睡前服用，也可餐后即刻服用，与抗酸药合用时，需间隔 1 小时以上。

（3）标准剂量质子泵抑制剂治疗需要在早餐前 0.5 小时服药。

（4）对于需要幽门螺杆菌根除治疗的患者，应严格按照疗程规律服药，保证治疗效果。

（5）指导患者按医嘱服药，忌私自停药或减量，防止溃疡复发。

4. 饮食指导

（1）宜清淡、易消化、营养丰富饮食，症状较重患者以面食为主，避免油腻、酸辣、刺激性食物。

（2）少量多餐，细嚼慢咽，定时用餐，避免过饥过饱，减少零食。

（3）如有消化道出血，按照消化道出血情况指导饮食。

5. 健康宣教

（1）疾病相关知识指导[2]：教会患者识别生活、工作中引起或加重溃疡的因素；指导患者规律作息，避免过度紧张与疲劳，适当锻炼，保持心情愉悦，增强抵抗力。

（2）用药指导[2]：指导患者按医嘱正确服药，观察药物疗效及不良反应，避免自行增减药量或停药；如必须使用非甾体抗炎类药物等易引起消化性溃疡的药物时，须在医生指导下服用。

（3）幽门螺杆菌阳性患者，建议同住人员进行幽门螺杆菌检测，避免相互感染。幽门螺杆菌根除药物，严格按照疗程规律服用，以保证治疗效果。

【参考文献】

［1］葛均波，徐永健，王辰. 内科学［M］. 9版. 北京：人民卫生出版社，2018.

［2］尤黎明，吴瑛. 内科护理学［M］. 6版. 北京：人民卫生出版社，2017.

［3］唐承薇，张澍田. 内科学：消化内科分册［M］. 北京：人民卫生出版社，2018.

第四节　肠易激综合征

【概述】

肠易激综合征（irritable bowel syndrome，IBS）是一种以腹痛或腹部不适伴排便习惯改变为特征而无器质性病变的常见功能性肠病[1]。患者主要症状有腹痛、腹部不适、排便习惯和大便性状的改变等。女性IBS患病率略高于男性；IBS在各年龄段人群中均有发病，但以中青年（年龄为18～59岁）更常见[2]。

【观察要点】

1. 症状产生原因

观察IBS的症状出现或加重是否与精神因素、应激状态、月经周期等有关[1]。

2. 腹痛[2]

观察是否存在慢性腹痛，观察腹痛性质、部位、频率及程度，以及腹痛是否在餐后出现，排便后减轻。

3. 大便[2]

观察患者有无腹泻、便秘，或便秘、腹泻二者交替出现等排便异常情况。

4. 肠外症状[2]

观察是否有肠外症状的出现，如失眠、焦虑、抑郁、头晕、头痛等神经精神症状。

5. 心理—精神—社会状况[3]

采用宗氏抑郁焦虑量表或汉密顿抑郁量表对患者心理情况进行评估。

【护理要点】

1. 腹痛的护理[2]

指导患者正确使用胃肠解痉药，指导采用运动、音乐疗法、冥想等方法分散注意力，缓解疼痛。

2. 腹泻的护理[2]

观察排便的次数、性质、量及伴随症状，注意水、电解质平衡及肛周皮肤护理。

3. 便秘的护理[2]

观察通便药物使用疗效，指导患者进食高膳食纤维食物。

4. 用药护理[2]

指导患者正确使用胃肠解痉药，观察药物疗效。对于餐后出现腹痛的患者，胃肠解痉药宜餐前服用。

5. 饮食指导[2]

指导患者注意饮食卫生，避免摄入含咖啡因饮料，避免高脂、辛辣、调味料和（或）香料过多、生冷等刺激性食物，避免大量饮酒。建议患者选择低 FODMAP（指难吸收短肽碳水化合物）饮食，如无麸质饼干、核桃、蓝莓、西红柿、菠菜、鸡肉、奶酪三明治、无麸质面包、无麸质玉米饼、牛肉蔬菜汤等。指导患者记录饮食日记，根据具体情况，调整食物种类。

6. 心理护理[2]

指导患者舒缓压力、保持情绪平稳的方法。对于合并明显精神心理障碍者，应转介心理科。

7. 健康宣教

（1）休息与活动：适当增加运动锻炼，放松心情，劳逸结合，保证充足睡眠[3]。

（2）饮食指导：指导患者运用饮食日记，排除诱发或加重症状的食物；可以选择合适酸奶或益生菌，改善肠道菌群；戒烟酒。

【参考文献】

［1］葛均波，徐永健，王辰. 内科学［M］. 9 版. 北京：人民卫生出版社，2018.

［2］中华医学会消化病学分会胃肠功能性疾病协作组，中华医学会消化病学分会胃肠动力学组. 2020 年中国肠易激综合征专家共识意见［J］. 中华消化杂志，2020，40（12）：803 − 818.

［3］中华中医药学会脾胃病分会. 肠易激综合征中医诊疗专家共识意见（2017）［J］. 中医杂志，2017，58（18）：1614 − 1620.

第五节　肠息肉

【概述】

肠息肉（intestinal polyps）是一类从肠黏膜表面向突出到肠腔内的隆起状病变的临床诊断，肠息肉可发生在肠道的任何部位，表现为反复发作的腹痛和肠道出血，多见于直肠及乙状结肠。成人大多为腺瘤，腺瘤直径大于 2cm 者，约半数癌变。绒毛状腺瘤癌变率更高。[1]

【观察要点】

1. 术前病情观察

观察腹痛部位、性质、持续时间，排便习惯以及大便性状、颜色及次数，查看是否出现便血、便秘或腹泻交替、大便形态异常等情况。

2. 术后并发症观察

（1）消化道出血：观察大便性状、颜色及次数，有无出现血便。

（2）消化道穿孔：观察有无出现持续性腹痛或腹痛持续性加重，有无腹膜刺激征。

（3）感染：观察体温、血常规的变化，有无寒战不适。

【护理要点】

1. 术前护理

（1）用药准备[2]：遵医嘱停止使用抗凝血药物至少 5 ～ 7 天。

（2）饮食：术前 2 天低渣/低纤维饮食，术前 1 天无渣流质饮食。

（3）肠道准备：良好的肠道准备是息肉检出率的关键，肠道准备前应积极对患者进行健康宣教，告知完整的肠道准备信息，包括肠道准备的重要性、饮食限制的时间和要求、肠道清洁剂的使用时间、剂量及使用方案。选择肠道清洁方案时应充分考虑患者的整体健康状况、病史、服药史、偏好、既往肠道准备情况等因素。

（4）心理护理：了解患者心理需求，解释手术及治疗过程、术前和术后注意事项，舒缓患者紧张情绪。

2. 术后护理

（1）饮食护理：根据手术切口情况安排进食时间，一般先从流质饮食开始，无不适后可进食少渣半流质食物，3 天后逐步过渡到正常饮食。

（2）大便情况：观察患者大便颜色、性质，如出现血便及时报告医生，遵医嘱给予药物止血。

（3）腹部症状：观察患者有无腹痛、腹胀，观察腹痛部位、性质及持续时间，观察有无腹膜刺激征等。

（4）休息与活动：术后当天以卧床休息为主，术后 3 天禁止剧烈运动，2 周内避免重体力劳动。

（5）生命体征监测：观察患者体温、血压、脉搏。

（6）实验室检查：关注患者血常规及大便隐血结果。

3. 健康宣教[3]

（1）疾病相关知识指导：结直肠腺瘤切除术后易复发，应定期进行大便隐血试验及肠镜检查，及时发现并再次切除。建议 40 岁以上有直系亲属肠癌家族史人群进行结直肠癌筛查。

（2）饮食指导：建议患者进行清淡、易消化饮食，避免进食大量红肉或加工肉类、腌制食物。增加膳食纤维、全谷物、乳制品的摄入，进行合理的体育锻炼，保持大便通畅。

【参考文献】

［1］陈孝平，汪建平，赵继宗. 外科学［M］. 9 版. 北京：人民卫生出版社，2018.

［2］朱新影，刘改芳. 消化内镜操作者中抗血栓药物的管理：2016 年 ASGE 指南介

绍［J］. 中华消化内镜杂志，2016，33（6）：409 - 410.

［3］国家癌症中心中国结直肠癌筛查与早诊早治指南制定专家组. 中国结直肠癌筛查与早诊早治指南（2020，北京）［J］. 中国肿瘤，2021，30（1）：1 - 28.

第六节　炎症性肠病

【概述】

炎症性肠病（inflammatory bowel disease，IBD）是一类多病因引起，异常免疫介导的慢性肠道炎症，有终身复发倾向。溃疡性结肠炎和克罗恩病是其主要疾病类型，是同一疾病的不同亚型，组织损伤的基本病理过程相似，但可能由于致病因素及机制上的差异，导致病理表现不同[1-2]。

【观察要点】

1. 腹部症状

观察患者有无腹痛、腹胀，以及腹痛部位、性质、程度、持续时间及伴随症状。观察有无食欲不振、恶心、呕吐等不适。

2. 排便

观察有无出现腹泻和黏液血便，观察大便颜色，性状、次数。观察腹泻患者有无口干、尿少、皮肤弹性差等脱水表现。

3. 营养

观察患者进食食物种类及热量情况，定期测量体重，计算患者 BMI，监测血红蛋白、清蛋白等营养指标的变化。跟踪患者骨量和骨质疏松情况。

4. 全身表现

中、重度患者活动期有低热或中度发热，重症患者可出现衰弱、消瘦、贫血、低清蛋白血症、水和电解质平衡紊乱等。

5. 肠外表现

口腔溃疡、结节性红斑、外周关节炎、坏疽性脓皮病、虹膜睫状体炎等。

6. 实验室检查

观察血常规、血沉、C 反应蛋白、粪便常规和培养、粪便钙卫蛋白等。红细胞沉降率增快和 C 反应蛋白增高是炎症活动期的标志。

7. 辅助检查

观察内镜（胃肠镜、小肠镜、胶囊内镜等）、放射影像学和组织学检查结果等。

【护理要点】

1. 腹泻的护理[1,3]

宜清淡易消化少渣饮食，避免生冷、油腻、辛辣刺激性食物。注意腹部保暖，做好肛周皮肤护理，可便后用温水清洗肛周，保持清洁干燥，可涂无菌凡士林或抗生素软膏保护肛周皮肤。及时遵医嘱给予止泻，补充液体、电解质，营养支持等药物治疗，观察用药疗效。反复艰难梭菌感染时，可行粪菌移植治疗。

2. 营养护理[3-5]

（1）根据患者临床分期及营养评估结果，给予患者肠内营养、肠外营养或两者同时进行，保证患者充足的热量摄入。选择合适的肠内营养制剂、摄入途径及速度；经口摄入肠内营养制剂患者，指导采用"模拟管饲"法，减少肠内营养不耐受发生。

（2）饮食指导[3-4]。活动期患者以肠内营养，如摄入米粥、面条、馒头、鸡蛋、河鱼等易消化少渣食物为主；缓解期患者避免红肉，如羊肉、狗肉等，避免腌制食品，减少快餐、外卖摄入。忌食牛乳和乳制品。食物烹调方法以炖、煮、蒸为主，避免油炸和爆炒，少量多餐。适量补充维生素 C、维生素 E、维生素 D、钙剂，以及微量元素和益生菌。

3. 心理护理[1,3]

由于该类疾病病因不明，反复发作，迁延不愈，患者易产生自卑、焦虑、恐惧、抑郁心理，可采用认知行为疗法、催眠疗法、正念疗法、放松技巧、动机性访谈、家庭干预等方法改善患者负面情绪。必要时转介心理科医生处理。

4. 用药护理[3]

遵医嘱给予氨基水杨酸制剂、糖皮质激素、免疫抑制剂及生物制剂等。注意药物疗效及不良反应，指导患者规范治疗，用药期间定期复查血常规、肝肾功能；应用糖皮质激素者，注意不可随意增减用药或停药，预防感染。

5. 健康宣教[1,3]

（1）指导患者合理休息与活动，注意劳逸结合，注重饮食卫生，避免肠道感染性疾病，戒烟酒。

（2）用药指导：嘱患者坚持治疗，不要随意更换药物或停药。教会患者识别药物的不良反应，出现异常情况如疲乏、头痛、发热、手脚发麻、排尿不畅等症状及时就医。

（3）癌变监测：炎症性肠病患者患结直肠癌的风险高于普通人群。建议起病 8～10 年的溃疡性结肠炎患者应行结肠镜癌变筛查；免疫抑制剂治疗的女性患者，应每年进行宫颈癌筛查；应用免疫抑制剂或生物制剂的患者应每年接受皮肤科检查，尤其是黑色素瘤筛查。

（4）骨质疏松监测：糖皮质激素治疗期间、疾病持续活动期、BMI < 20、年龄 > 75 岁患者应进行骨密度测试，并定期进行负重运动，补充维生素 D 和钙剂等。

【参考文献】

［1］尤黎明，吴瑛．内科护理学［M］．6 版．北京：人民卫生出版社，2017.

［2］唐承薇，张澍田．内科学：消化内科分册［M］．北京：人民卫生出版社，2018.

［3］朱秀琴，张素，王霞，等．成人活动期炎症性肠病护理专家共识［J］．护理学杂志，2022，37（8）：1 - 6.

［4］李明松，石汉平，杨桦．中国炎症性肠病饮食管理专家建议［J］．中华消化病与影像杂志，2021，11（3）：97 - 105.

［5］中华医学会肠内肠外营养学分会，中国医药教育协会炎症性肠病专业委员会．中国炎症性肠病营养诊疗共识［J］．中华消化病与影像杂志，2021，11（1）：8 - 15.

第四章　泌尿系统疾病护理精要

第一节　急性肾小球肾炎

【概述】

急性肾小球肾炎（acute glomerulonephritis，AGN），简称急性肾炎，是以急性肾炎综合征为主要临床表现的一组疾病，常见的临床表现为血尿、蛋白尿、水肿、高血压，可伴有一过性肾功能不全。AGN 可由多种疾病引起，最常见于急性链球菌感染后，此外，其他细菌、病毒、支原体或寄生虫感染之后也可导致[1]。

【观察要点】

1. 尿液情况

尿液颜色是否异常，是否有不易消失的泡泡，有无肉眼血尿，关注尿生化、尿红细胞位相检查结果。

2. 水肿

晨起眼睑水肿、下肢凹陷性水肿、胸闷、气促、腹胀等是常见临床表现。

3. 肾功能

关注实验室化验结果，如尿常规、24 小时尿蛋白、血尿素氮、血肌酐、血和尿的 β_2 微球蛋白[2-3]、尿微量白蛋白/尿肌酐[3]、肾小球滤过率、血清电解质等。

4. 高血压

监测血压变化。

【护理要点】

1. 病情监测

准确记录24小时出入液量，密切监测尿量变化和体重，关注实验室化验结果，如尿常规、24小时尿蛋白、肾小球滤过率、血尿素氮、血肌酐、血和尿的 β_2 微球蛋白[2-3]、尿微量白蛋白/尿肌酐[3]、血浆白蛋白、血清电解质等。

2. 休息

急性期的患者需要卧床休息，以减轻肾脏负荷。多数患者需要卧床休息2~3周，少数患者需卧床休息4~6周。待血尿消失、水肿消退、血压降至正常水平后，可逐渐增加活动量。

3. 用药护理

应用利尿剂的患者应注意观察药物的疗效和可能出现的不良反应，使用排钾利尿药（如呋塞米、氢氯噻嗪）或保钾利尿药（如螺内酯）时，应注意监测患者血钾水平[4]。

4. 饮食

护理急性期患者须采用限制钠盐饮食，即钠盐摄入 <3g/d，避免水钠潴留，从而减轻水肿和心脏负荷。当患者病情好转、血压下降、水肿消退后，可逐步转变为普食。尿量明显减少的患者，应减少水和钾的摄入，依据前一日24小时尿量计算当天可摄入的液体总量。此外，应根据患者肾功能水平来调整每日可摄入的蛋白质总量，避免摄入大量蛋白质，增加肾脏负担。

5. 皮肤护理

水肿严重者应注意穿柔软、宽松的衣物，保持皮肤清洁。长期卧床的患者应保持床单位的整洁，并指导其增加变换体位的频率，防止压疮。对于年老体弱者，可协助其翻身，用软枕头或软垫支撑容易被压的部位，缓解局部压力，并定期查看其皮肤有无红肿、破损和感染等问题[5]。患者水肿部位皮肤薄，容易发生皮肤破损，应帮助患者做好皮肤的清洁，清洗时宜轻柔。

6. 健康宣教

向患者讲解本病的发生与呼吸道或皮肤感染的关系，并告知患者注意保暖、个人卫生等预防上呼吸道或皮肤感染的重要性和方法。让患者知晓若出现上呼吸道感染、扁桃体炎或皮肤感染症状时，应及时就医。向患者及其家属介绍急性肾炎的可能病因与预后，避免出现不良情绪，提高其治疗依从性。疾病痊愈后，可适当进行体育锻炼，但在2年内应避免参加重体力劳动和劳累。

【参考文献】

[1] 中华医学会.临床诊疗指南：肾脏病学分册［M］.北京：人民卫生出版社，2019.

[2] 王坤元，李鹏胜，余超群，等.β₂-微球蛋白对新型冠状病毒肺炎患者肾功能评估的临床价值［J］.广东医学，2021，42（6）：633-636.

[3] 李思敏，王惔嫒，刘蔚，等.住院糖尿病患者尿视黄醇结合蛋白、β₂-微球蛋白与尿白蛋白/肌酐和肾功能的相关性［J］.中华内科杂志，2021，60（5）：438-445.

[4] 杨宝峰.药理学［M］.7版.北京：人民卫生出版社，2011.

[5] 本书专家组.全国护士执业资格考试复习精粹［M］.北京：中国协和医科大学出版社，2013.

第二节　急性肾损伤

【概述】

急性肾损伤（acute kidney injury，AKI）是由各种原因引起的短时间内肾功能急剧减退而出现的临床综合征，主要表现为含氮代谢废物潴留，水、电解质和酸碱平衡紊乱，甚至引起全身各系统并发症。AKI以往称为急性肾衰竭（acute renal failure，ARF）。AKI概念的提出将关注的焦点由肾功能严重受损并需要肾脏替代治疗的阶段，扩展至肾功能标志物轻微改变的早期阶段，体现了对疾病早期诊断及早期干预的重视。

急性肾损伤有广义和狭义之分。广义的AKI根据损伤最初发生的解剖部位可分为肾前性、肾性和肾后性3类。狭义的AKI指急性肾小管坏死（acute tubular necrosis，ATN），此为AKI最常见类型，约占全部AKI的75%～80%。AKI是肾脏病中的常见急危重症，在重症监护室发生率为30%～60%，危重患者死亡率高达30%～80%[1]。

【类型】

1. **肾前性AKI**

它又称肾前性氮质血症，指各种原因引起肾血流灌注不足所致的肾小球滤过率（GFR）降低的缺血性肾损伤。初期肾实质组织结构完好。肾前性AKI常见病因包括：

①血容量不足，主要为各种原因导致的出血、体液丢失或细胞外液重新分布；②心排血量减少，如充血性心力衰竭等；③周围血管扩张，如降压药物的使用、脓毒血症、过敏性休克等；④肾血管收缩及肾自身调节受损，如使用去甲肾上腺素、血管紧张素转化酶抑制药、非甾体抗炎药等。

2. 肾性 AKI

它是由肾小管、肾间质、肾血管和肾小球疾病引起的肾实质损伤。以肾缺血或肾毒性物质引起的肾小管上皮细胞损伤（如急性肾小管坏死）最常见。

3. 肾后性 AKI

它由急性尿路梗阻所致，梗阻可发生在从肾盂到尿道的尿路的任一位置。常见病因有结石、肿瘤、前列腺增生、肾乳头坏死堵塞、腹膜后肿瘤压迫等。

AKI 的 KDIGO 分期标准如表 1 - 4 所示。

表 1 - 4　AKI 的 KDIGO 分期标准

分期	血清肌酐	尿量
1	升高达基础值的 1.5 ~ 1.9 倍 或升高 ≥0.3mg/dL（≥26.5μmol/L）	<0.5mL/（kg·h），持续时间 6 ~ 12 小时
2	升高达基础值的 2.0 ~ 2.9 倍	<0.5mL/（kg·h），持续时间 ≥12 小时
3	升高达基础值的 3.0 倍及以上 或升高 ≥4.0mg/dL（≥353.6μmol/L） 或开始肾脏替代治疗 或年龄 <18 岁，eGFR <35mL/（min·1.73m^2）	<0.3mL/（kg·h），持续时间 ≥24 小时 或无尿时间 ≥12 小时

【观察要点】

急性肾损伤患者监测的最主要内容是尿液及肾功能（包括肾小球滤过功能、肾小管重吸收功能及肾血流量等）。

1. 尿液的监测

（1）密切监测尿量的改变：尿量突然减少是急性肾损伤的重要标志，因此应监测并记录每小时尿量和 24 小时总尿量的变化，观察是否出现无尿（<100mL/d）、少尿（<400mL/d）或尿闭（即完全性无尿，多见于双肾结石所致的尿路梗阻）。

（2）定期进行尿常规检查，急性肾损伤患者尿蛋白多为 + 或 + +，以中、小分子为主。

（3）留尿做尿相对密度测定，本病患者尿相对密度降低且固定，多在1.015以下。

（4）必要时进行尿渗透压测定，本病患者尿渗透压<350mmol/L，且尿与血渗透浓度之比<1:1。

（5）尿钠的监测：尿钠常增高，多在20～60mmol/L。需要注意的是，尿液的检测必须在输液、使用利尿药或高渗药物前进行。

2. 肾功能的监测

定期进行下列指标的监测，了解肾功能转归情况，为临床治疗提供依据。

（1）肾小球滤过功能的监测：包括血肌酐、血尿素氮、肾小球滤过率、血 β_2 微球蛋白的测定等。

（2）肾小管功能的监测：包括尿量、尿相对密度与尿浓缩稀释试验、尿渗透压和渗透溶质清除率测定、血二氧化碳结合力监测、酚红排泄试验、尿氨基酸测定、尿中溶菌酶及尿 β_2 微球蛋白的测定。

（3）肾血流量的监测：肾血流量是指单位时间内流经肾的血量或血浆量。

【护理要点】

1. 病情观察

（1）注意观察尿量、颜色、性质，少尿期应监测每小时尿量以及尿相对密度，并严格记录；尿失禁、昏迷者可留置尿管，以利标本观察、收集及化验。

（2）监测血钾：血钾高于正常时，注意监测患者心率、心律的变化，及时发现由此引起的心律失常，需大量输血时应使用新鲜血。

（3）连续监测生命体征：尤其注意血压变化，如出现高血压应及时采取降压措施。

（4）血液净化治疗。[2]

第一，严密观察生命体征：使用心电监护仪持续监测患者的血压、心率、呼吸、血氧饱和度，密切观察患者意识变化。在连续性血液净化（continuous blood purification，CBP）治疗中体温的监测不容忽视。CBP用于非肾脏疾病治疗，主要是为了清除炎性介质，有助于降低患者体温；但一些体温不升或体温正常的患者，由于治疗中大量置换液的输入以及体外循环丢失热量常出现寒战或畏寒，尤其在环境温度较低的情况下，应提高室内温度并保持在22℃～25℃，有自动加温装置的机器需及时调整加温挡，使用简易CBP装置时可将置换液放入恒温箱加温后输入，并为患者加盖棉被，采取保暖措施。对于感染的患者要避免CBP导致的低体温对病情的掩盖。

第二，液体的管理：准确记录出入液量，在 CBP 治疗中保持出入液量动态平衡至关重要。根据患者的心、肺、肾的功能和状态制订相应的计划，正确设置血流量、每小时脱水量、置换液速率等，每小时统计出入总量，根据病情及血流动力学监测指标及时调节各流速，达到良好的治疗效果。

第三，血清电解质和血气的监测：由于大多数患者均存在少尿或无尿症状，以及水、电解质、酸碱平衡失调，因此，肾功能、电解质、酸碱平衡的监测尤为重要，应严密监测患者的血生化、血气分析等指标。对于病情稍稳定的患者在开始 2 小时内必须检测一次，如果无明显异常，可适当延长检测时间。

第四，出血的预防和监测：体外循环中抗凝剂的应用可增加出血危险。因此，应密切观察患者各种引流液，大便颜色，伤口渗血，术后肢体血运，皮肤温度、颜色等情况及严密的监测凝血指标，如活化凝血时间（ACT）或部分凝血活酶时间（APTT）等，以便及早发现出血并发症，调整抗凝剂的用量或改用其他抗凝方法，避免引起严重出血并发症。

第五，预防感染：严格无菌操作是预防感染的重要措施。血液的体外循环本身可成为细菌的感染源，管路、滤器的连接均是细菌入侵的部位，置换液的不断更换也是引起感染的重要途径，处理这些接口应严格无菌操作。感染又是留置双腔导管的主要并发症，可引起脓毒症，应加强留置导管的护理，每日更换导管出口处敷料，用 0.5% 碘伏以导管出口处为中心环形消毒，直径≥10cm，防止细菌沿导管旁窦侵入机体，当敷料潮湿或被污染时应及时更换。

第六，血管通路的护理：在 CBP 治疗期间，应妥善固定血管通路，防止脱管。每次治疗结束后严格消毒接口处，用管腔容量的 100%～120% 的封管液对动、静脉管封管，依患者出凝血情况选择合适的肝素浓度。封管后用无菌敷料覆盖，妥善固定，防止扭曲、污染、渗漏。对凝血机制障碍、穿刺部位有渗血者，及时调节抗凝方式及补充凝血因子等，延长压迫止血的时间。

2. 休息

患者应卧床休息以减轻肾脏的负担，降低代谢率，减少蛋白质分解代谢，从而减轻氮质血症。休息时间视病情而定，一般少尿期、多尿期均应卧床休息，恢复期可逐渐增加活动量。

3. 保证营养与热量的摄入

此类患者处于高分解代谢状态，应选择高热量、优质蛋白、富含维生素、易消化的食物，可通过口服、鼻饲、静脉营养等方法保证摄入。尽可能地减少钠、钾、氯的摄入量。血钾高于正常值时，应禁食高钾的食物，如橘子、香蕉、蘑菇、山楂、枣等。

4. 维持体液和电解质平衡

严格记录 24 小时液体出入量，控制输液速度，避免在短时间内快速输液，以防增加心脏负荷。每日定时测体重以检查水肿情况。多尿期尤须防止出现电解质紊乱，注意营养物质的补充。

5. 做好保护性隔离，预防感染

保持病室环境安静，温度、湿度适宜，尽可能将患者安置在单人房间，做好病室的清洁与空气净化。按医嘱严格管理各种管道，严格执行无菌操作原则。协助患者定时变换体位，预防压疮和坠积性肺炎，做好皮肤护理和口腔护理。

6. 用药护理

遵医嘱给予利尿药，注意观察大剂量静脉注射利尿药后的用药效果及不良反应，如呋塞米可引起耳鸣、面红等不良反应，应注意注射时不宜过快。

7. 加强心理护理

急性肾损伤是急危重症之一，故应做好心理疏导，给患者以必要的心理支持和相关知识指导，以减轻患者的不安情绪和恐惧感。

【参考文献】

［1］尤黎明，吴瑛. 内科护理学［M］. 6 版. 北京：人民卫生出版社，2017.

［2］张波，桂莉. 急危重症护理学［M］. 4 版. 北京：人民卫生出版社，2017.

第三节　肾病综合征

【概述】

肾病综合征（nephrotic syndrome，NS）是由多种病因引起的一组综合征，其病理改变表现为肾小球基底膜的损害及其通透功能的改变。肾病综合征的典型临床表现为大量蛋白尿（尿蛋白 >3.5g/d）、低蛋白血症（血浆白蛋白 <30g/L）、水肿和高脂血症[1]。

【观察要点】

1. 水肿

有无晨起眼睑水肿或下肢凹陷性水肿、胸闷、气促、腹胀等表现。

2. 肾功能

监测患者的尿量，有无大量泡沫，关注实验室检查结果。

3. 感染体征

关注感染迹象，体温是否升高，了解患者是否有咳嗽、咳痰、皮肤感染、尿频、尿急、尿痛等不适。

4. 用药

注意观察药物疗效和不良反应。

【护理要点】

1. 记录与监测

准确记录24小时出入液量，监测酸碱平衡，预防和/或纠正电解质紊乱。

2. 休息与活动

水肿严重时，患者应卧床休息至水肿好转，可取半卧位，下肢水肿者适当将双下肢置于较高位置，促进体液回流。告知患者活动肢体的重要性，可进行床上或床旁活动，以避免深静脉血栓形成。

3. 预防感染

做好皮肤、口腔护理，长期卧床者定时翻身叩背，预防压疮和口腔感染。尽量避免接触呼吸道感染患者及到人群密集处，外出戴口罩。

4. 饮食护理

（1）无肾功能损害的患者可摄入正常量优质蛋白质 $[0.8 \sim 1.0 g/(kg \cdot d)]$[2]、高热量、营养充足、富含维生素的食物。

（2）水肿严重、尿少的患者（24小时尿量 <400mL）应限制每日摄入液体量，采用无盐或低盐饮食，每天2~3g。

（3）原则上，对于无水肿、每日排尿量在1 000mL以上的患者，一般不需要严格地限水。

（4）当每日排尿量小于400mL或出现水肿时，患者每天摄入的液体总量应不超过前一天24小时排尿量加非显性失水量（≈500mL）。

5. 了解药物疗效及不良反应

尤其需要关注激素的不良反应，如口腔白斑、消化性溃疡、上呼吸道感染、骨质疏松等。应用利尿剂治疗期间应监测每日尿量及血电解质情况，防止电解质紊乱，尤其需要注意血钾水平。应用免疫抑制剂治疗期间，应注意监测患者血象，观察有无脱发、食欲减退、出血性膀胱炎等并发症。

6. 健康宣教

（1）休息与运动：注意休息，劳逸结合，保持适当运动。

（2）饮食指导：告知患者可进食适量含优质蛋白、高热量、低脂、高维生素、富含膳食纤维和低钠的食物。

（3）预防感染：增强机体抵抗力，尽量少到人多密集的公共场所，避免受凉及防止上呼吸道感染，注意个人卫生。

（4）用药指导：告知患者服用药物的注意事项及药物常见不良反应，并告知患者须遵医嘱用药，不可自行减少服用激素的剂量，更不能擅自停药。

（5）定期随访：教会患者进行自我监测，定期复诊，告知患者若出现异常状况应及时就诊。

【参考文献】

［1］中华医学会．临床诊疗指南：肾脏病学分册［M］．北京：人民卫生出版社，2019.

［2］尤黎明，吴瑛．内科护理学［M］．6版．北京：人民卫生出版社，2017.

第四节　尿路感染

【概述】

尿路感染（urinary tract infection，UTI）是指由各种病原体侵入尿路引起的急性和慢性尿路炎症。常见的病原体主要包括细菌、病毒、支原体、真菌和寄生虫，最常见的致病菌是大肠杆菌[1]。尿路梗阻、尿路畸形、留置导尿管、年老体弱、免疫力差者和育龄期女性是高发人群。可根据感染后有无临床症状、发生的部位、有无尿路结石或功能异常进行分类。尿路感染最常用的是根据感染部位分类，根据感染部位可分为上尿路感染和下尿路感染。根据临床症状，可分为症状性尿路感染和无症状菌尿。根据是否存在结构或功能异常，可分为复杂性尿路感染和非复杂性尿路感染。留置导尿管的患者，若在留置导尿管时或在拔除尿管后48小时内出现的尿路感染称为导管相关性尿路感染。

【观察要点】

1. 膀胱炎

有无尿频、尿急、尿痛等临床表现。

2. 感染征象

观察体温变化，监测血常规中白细胞、中性粒细胞以及尿常规中白细胞的变化。

3. 用药

注意观察应用抗菌药物后药物的疗效以及有无不良反应发生。

【护理要点】

1. 病情观察

了解患者尿频、尿急、尿痛或腰痛等症状有无改善或加重，监测体温变化和排尿情况，尤其应注意尿液的性状，关注血常规、尿常规及尿液细菌学检查结果。若患者持续高热且腰痛加重，应考虑肾乳头坏死、肾周脓肿等并发症，及时告知医生。

2. 物理降温

低热患者可多饮水，保持室内空气流通。高热患者可采取冰敷、温水擦浴、酒精擦浴等物理降温措施。冰敷时要注意避开耳廓、腹部、阴囊、足底等禁忌部位，以免引起不良反应，还应避免冰敷时间过长，导致冻伤。若患者出现寒战，应停止冰敷，加强保暖。

3. 疼痛护理

指导尿痛患者在膀胱部位进行按摩或热敷，缓解膀胱肌肉痉挛和疼痛。腰痛患者应协助其采取舒适的体位，轻揉局部，但应避免用力按压腰部。如患者疼痛难以忍受，可根据医嘱给药，并监测用药效果和不良反应。

4. 休息

急性期的患者应卧床休息，可采取屈曲位，减轻膀胱的牵拉，从而减轻局部疼痛和不适。室内环境应安静、整洁、温湿度适宜，夜间应开启地灯，避免光线过多影响患者睡眠。过度紧张会加重尿频，故患者应保持良好的情绪。指导患者进行一些有助于放松的活动，如看电影、看电视、听轻音乐、看书或聊天等，从而分散患者的注意力，让患者保持心态平和，避免情绪激动，减轻焦虑和缓解症状。

5. 饮食护理

指导患者可摄入清淡、易消化、富含维生素的膳食，避免进食辛辣、刺激性的食物。当患者出现高热，应注意补充水分，同时应关注其血清电解质情况。对于自理能力好的患者，指导其保持口腔清洁。对于长期卧床患者，护理人员需关注患者口腔清洁状况，协助患者做好口腔护理，避免因口腔清洁程度不佳影响食欲。

6. 保证充足水分摄入

若患者无心力衰竭、无尿、水肿等禁忌证，应建议患者多喝水、勤排尿，以实现尿路的持续冲洗，缩短病原体在尿路停留时间。无禁忌证患者每天液体总摄入量应大于2 000mL，液体摄入量包括饮水、汤、食物和输入液体，每24小时尿量应大于1 500mL，每2～3小时排尿1次。

7. 会阴部护理

指导患者保持会阴部清洁，及时更换汗湿衣物，如厕后使用质地柔软的纸巾从前向后擦拭。卧床患者应帮助其保持会阴部干洁。大小便失禁的患者应在清洁排泄物后使用温水清洁会阴部。留置导尿管患者应进行会阴抹洗或冲洗，如病情允许，遵医嘱尽早拔除导尿管。

8. 用药护理

遵医嘱使用抗菌药物抗感染治疗，服用碳酸氢钠以碱化尿液，应监测药物的疗效及是否发生不良反应。

9. 健康宣教

（1）坚持规律作息的良好生活习惯。疼痛症状缓解后，保持体育锻炼，增强身体免疫力。但是需要劳逸结合，避免过度劳累。

（2）多喝水、勤排尿是预防尿路感染最简单、有效的措施。因此，医护人员应指导患者服用足够多的水分，以保证足够的排尿频率和尿量。

（3）医护人员应引导患者注意个人卫生，尤其是育龄妇女，要注意会阴、肛周区域的清洁，尤其是经期、孕期、产褥期等特殊时期。医护人员还应指导患者采取正确的会阴和肛周清洁措施。

（4）告知患者要遵医嘱服药，不要擅自停药，定期复诊，遵医嘱随访。

【参考文献】

[1] 中华医学会. 临床诊疗指南：肾脏病学分册［M］. 北京：人民卫生出版社，2019.

第五节　慢性肾衰竭

【概述】

慢性肾功能衰竭（chronic renal failure，CRF）是指各种慢性肾脏疾病引起肾小球滤过率进行性下降的综合征，可引发与其相关的代谢紊乱和临床症状[1]，简称为慢性肾衰竭。

【观察要点】

1. **实验室指标**

关注患者水、电解质和酸碱平衡状态，糖类、脂质、蛋白质代谢情况，肾功能程度。重点关注血钾、血钠、血尿素氮、肾小球滤过率、血肌酐、血红蛋白、炎症因子等实验室化验指标[2]。

2. **心血管系统**

有无心力衰竭、心包炎、高血压和左心室肥大、动脉粥样硬化等。

3. **神经系统症状**

慢性肾衰竭患者，尤其是进入透析的患者，因尿毒症毒素对神经系统的影响，可出现睡眠障碍、肌肉痉挛、性格行为改变。当出现严重的代谢紊乱、脑血管自动调节障碍时，患者可出现癫痫大发作，也称为尿毒症脑病[3]。

4. **消化系统症状**

关注患者食欲，观察有无出现恶心、呕吐、食欲不振等胃肠道症状[2]。

5. **营养不良**

关注患者有无握力下降、消瘦、低蛋白血症、前白蛋白低和转铁蛋白低等营养不良的表现。

6. **慢性肾脏病—矿物质和骨异常**（chronic kidney disease – mineral and bone disorder，CKD – MBD）

了解患者有无骨痛、病理性骨折、甲状旁腺功能亢进等问题，定期检测患者甲状旁腺素、血钙、血磷水平[4]。

【护理要点】

1. 利尿护理

水肿患者遵医嘱应用利尿剂治疗期间，应观察用药效果，关注患者有无出现电解质紊乱，尤其应注意血钠及血钾水平。

2. 降压护理

告知患者按时服用降压药的重要性，监测血压，观察用药效果。

3. 尿毒症脑病的护理

发作时立即就地平卧或侧卧，头偏一侧，保持呼吸道通畅，防止外伤；应用药物控制发作（首选地西泮）。抽搐症状缓解后，仍需要严密监控患者神志、生命体征，观察有无发作先兆（如肢体抽搐）[5]，还应减少刺激、防坠床、观察有无再发可能，遵医嘱长期预防用药。

4. 贫血护理

慢性肾衰竭后期患者可出现红细胞、血红蛋白降低。遵医嘱使用促红细胞生成素，定期监测红细胞、血红蛋白。对于缺铁性贫血使用铁剂进行治疗者，应关注患者血清铁、铁蛋白及转铁蛋白水平。服用铁剂患者可出现黑便，应告知患者停药后黑便可逐渐消失，应注意与消化道出血相鉴别。

5. 饮食护理

肾功能代偿期患者饮食与普通健康人群一致[6-7]。进入透析的慢性肾功能衰竭患者蛋白质的推荐日摄入量为 $1.0 \sim 1.2 g/kg$[8]。肾脏失代偿期未透析的患者应采用充足的热量和低蛋白饮食。对于高钾或低钾患者，应根据血钾水平进行饮食调整[9]，高血钾患者应避免进食过多的蔬菜和水果，低血钾患者应补充富含钾的食物。慢性肾衰竭患者应避免进食高磷食物。如患者无水肿或少尿，则无需严格限制水分摄入。对于少尿、心力衰竭或水肿的患者[9]，应根据患者的排出量计算每日的饮水量[10]。肾脏病失代偿期患者钠摄入量应小于 $3g/d$。

6. 口腔护理

保持口腔清洁，早晚漱口，进食清淡、易消化食物，避免辛辣、刺激性食物。

7. 皮肤护理

保持皮肤干洁，防止过分干燥。对于糖尿病肾病患者，应关注其足部皮肤；对于皮肤瘙痒的患者，需要保持皮肤适当湿润，指导患者避免搔抓皮肤，必要时可使用止痒膏。

8. 心理护理

耐心开导患者，用通俗易懂的语言给患者及其家属介绍疾病相关知识及日常生活注意事项，鼓励家庭成员参与到患者的疾病管理中，帮助患者尽快实现角色转变，帮助透析患者适应透析生活。

9. 透析治疗护理

透析患者应按透析护理常规处理。

10. 用药须知

避免使用对肾脏有害的药物，如链霉素、布洛芬、阿莫西林等。

11. 健康宣教

积极治疗各种可造成肾损害的疾病，向患者及家属讲解慢性肾功能衰竭的相关知识，避免可能导致病情加重的各种危险因素，指导患者遵医嘱用药。

【参考文献】

［1］中华医学会. 临床诊疗指南：肾脏病学分册［M］. 北京：人民卫生出版社，2019.

［2］葛均波，徐永健，王辰. 内科学［M］. 9版. 北京：人民卫生出版社，2018.

［3］BAUMGAERTEL M W, KRAEMER M, BERLIT P. Chapter 24 – Neurologic complications of acute and chronic renal disease［J］. Handbook of clinical neurology. 2014：pp. 383 – 393.

［4］KIDNEY DISEASE：IMPROVING GLOBAL OUTCOMES（KIDGO）CKD – MBD UPDATE WORK GROUP. KIDGO 2017 clinical practice guideline update for the diagnosis, evaluation, prevention, and treatment of chronic kidney disease – mineral and bone disorder（CKD – MBD）［J］. Kidney international supplements. 2017，7（3）：pp. 1 – 59.

［5］尤黎明，吴瑛. 内科护理学［M］. 6版. 北京：人民卫生出版社，2017.

［6］莫露璐，管葵芬，赖晓纯，等. 慢性肾脏病3~5D期患者饮食管理最佳证据总结［J］. 中华现代护理杂志，2022，28（16）：2152—2161.

［7］MONIGUE E C, SRINIVASAN B. Dietary recommendations for patients with nondialysis chronic kidney disease.［EB/OL］. （2022 – 03 – 28）［2023 – 05 – 10］. https：//www. uptodate. cn/contents/zh – Hans/dietary – recommendations – for – patients – with-nondialysis – chronic – kidney – disease.

［8］中国医师协会肾脏内科医师分会，中国中西医结合学会肾脏疾病专业委员会营养治疗指南专家写作组．中国慢性肾脏病营养治疗临床实践指南（2021 版）［J］．中华医学杂志，2021，101（8）：539－559.

［9］IKIZLER T A，BURROWES J D，BYHAM－GRAY L D，et al. KDOQI clinical practice guideline for nutrition in CKD：2020 update［J］．American journal of kidney diseases：the official journal of the National Kidney Foundation，2020，76（3）：pp. S1－S107.

［10］WS/T557－2017. 慢性肾脏病患者膳食指导［S］．北京：中华人民共和国国家卫生和计划生育委员会，2017.

第五章　内分泌系统疾病护理精要

第一节　糖尿病

【概述】

糖尿病（diabetes mellitus，DM）是由遗传和环境因素共同作用而引起的一组以长期慢性高血糖为特征的代谢性疾病，也是因胰岛素分泌和（或）作用不足引起的碳水化合物、蛋白质、脂肪、水和电解质等代谢紊乱[1]。随着病程的进展，患者可能出现眼、肾、神经、心脏、血管等多系统的损害。临床上现采用的是病因分型体系，据此，糖尿病可分为 1 型糖尿病、2 型糖尿病、妊娠糖尿病和其他特殊类型糖尿病四种类型。

【观察要点】

1. 代谢紊乱症候群症状

患者可能会出现多种代谢方面的症状，如多尿、多饮、多食和体重下降。

2. 营养状态

关注患者的体重情况，计算体重指数，评估其有无消瘦或肥胖。

3. 皮肤和黏膜

观察患者的皮肤温度和湿度情况，还要关注其皮肤有无发绀、水肿、感染、溃疡及坏疽等。

4. 眼部

关注患者视力情况，有无视力减退、失明等。

5. 其他

如关注患者四肢有无肢端感觉异常，肌张力及肌力是否有变差，有无存在腱反射及间歇性跛行等异常症状。

6. 实验室检查

了解血糖波动、口服葡萄糖耐量试验（OGTT）、胰岛 B 细胞功能检查、血脂、24 小时尿蛋白等情况。

【护理要点】

1. 饮食护理

要坚持三餐定时定量、控制总热量的原则，结合患者具体情况来制订合适的饮食计划，考虑各种可能影响患者 BMI 及消耗的因素，通过个体化的饮食处方来帮助患者达到控制合理体重的目的。此外，要告知患者烟酒摄入可能带来的不良影响，劝告患者戒烟限酒。

2. 运动护理

根据具体情况制定运动处方，采取适当的运动方式、时间及运动量，养成良好的生活习惯。帮助患者选择适合自己的运动时机，为达到既能预防低血糖又能降低餐后血糖的目的，一般建议从进餐的第一口开始计时，1 小时后开始运动。

3. 口服降糖药护理

口服降糖药的分类包括磺脲类、格列奈类、二肽基肽酶Ⅳ抑制剂、双胍类、噻唑烷二酮、α–葡萄糖苷酶抑制剂类和钠—葡萄糖共转运蛋白 2 抑制剂类等，使患者能够熟知自己所使用药物的作用及可能发生的不良反应，并知晓服用药物的相关要点。

4. 使用胰岛素的护理

告知患者胰岛素治疗的意义，指导其注射技巧及注意事项。

5. 健康宣教

（1）自我监测：包括血糖及血脂的监测、血压及体重的情况等，指导患者制定个体化的控制目标。

（2）足部护理：指导患者每天检查双足，洗脚时水温低于 37℃[2]，避免赤足走路，选择合适的鞋子和袜子，定时修剪趾甲等，一旦有问题及时找专科医师诊治。

（3）低血糖预防：告知患者不要随意更改降糖药物及其剂量，平日养成规律进食的好习惯，外出时可以携带糖果、饼干等含糖的食品，如果出现饥饿感、心慌、出冷汗、头晕、手抖等不适反应，立即食用。

（4）并发症预防：定期监测血糖，定期复诊，按医嘱用药，不随意停药。

【参考文献】

［1］尤黎明，吴瑛. 内科护理学［M］. 6 版. 北京：人民卫生出版社，2017.

［2］中华医学会糖尿病学分会. 中国 2 型糖尿病防治指南（2020 年版）［J］. 中华糖尿病杂志，2021，13（4）：315 – 409.

第二节　糖尿病酮症酸中毒

【概述】

糖尿病酮症酸中毒（diabetic ketoacidosis，DKA）是以高血糖、高血酮和代谢性酸中毒为主要表现，是胰岛素不足和升糖激素不适当升高所致的严重代谢紊乱综合征[1]。胰岛素减量不当或治疗突然中断、急性感染、胃肠道疾病、心肌梗死、饮食不当、手术、脑卒中、妊娠、分娩、外伤、精神刺激等都是比较常见的诱因。

【观察要点】

1. 一般状态

密切观察患者意识状态、生命体征、微量血糖、血酮和病情变化；小部分患者可能会出现腹痛现象。

2. 皮肤和黏膜

观察患者皮肤黏膜、皮肤弹性及尿量情况。

3. 其他

注意饮食营养、生活自理能力及活动情况。

4. 实验室检查

及时监测血糖及血酮情况，定期检查血气分析、血常规、电解质、血肌酐、渗透压、尿常规等化验指标。

【护理要点】

1. 补液治疗护理

为改善患者缺水，血糖及血酮过高的情况，应及时补液治疗。补液治疗遵循的原则是"先快后慢，先盐后糖"。水化的量和速度应取决于液体流失的程度，治疗中补液速度应先快后慢。鼓励患者多喝水，昏迷患者可短期置入胃管，分次注入温开水。

2. 小剂量胰岛素治疗护理

生理盐水加入 0.1U/（kg·h）的短效胰岛素持续静脉输注，密切监测患者血糖和血酮情况[1]，动态调整胰岛素的输注速度。

3. 纠正电解质及酸碱平衡

密切关注血钾的变化，视情况及时、动态调整补钾的量及速度，预防低血钾的发生。血气分析 pH≤6.9 的严重酸中毒者，应及时遵医嘱做好补碱治疗及护理，速度不宜过快；补碱后，需及时进行动脉血气检测[1]。

4. 记录出入量

准确记录 24 小时的出入量。

5. 治疗诱因和并发症

如急性感染、胃肠道疾病、心肌梗死或创伤等。

6. 健康宣教

规律服药或注射胰岛素，监测血糖，避免自行停药，规律饮食，预防感染，定期门诊复诊。

【参考文献】

[1] 尤黎明，吴瑛. 内科护理学［M］. 6 版. 北京：人民卫生出版社，2017.

第三节　甲状腺功能亢进症

【概述】

甲状腺功能亢进症（hyperthyroidism）简称甲亢，是甲状腺产生过多甲状腺激素（TH）所致的甲状腺毒症。甲状腺毒症（thyrotoxicosis）是一组临床综合征，其特征是血液循环中甲状腺激素过多，导致神经、循环和消化系统兴奋性增高和代谢亢进[1]。

【观察要点】

1. 一般状态

（1）生命体征：有无体温升高、脉搏加快、脉压增大等。

（2）精神状态：关注患者情绪波动情况，如是否突然淡漠少语或者突然情绪高涨激昂等。

（3）营养状况：关注患者体重及血象变化，及时发现贫血、消瘦等情况。

（4）皮肤黏膜：观察皮肤是否潮湿、有无瘀斑，黏膜有无出血，留意胫骨前皮肤是否有变粗厚的情况。

2. 眼征

观察患者眼裂、眼球变化，关注视力的改变等。

3. 甲状腺

观察甲状腺的大小、形态以及两侧是否对称及血流情况。

4. 心血管

有无心悸、心尖部收缩期杂音、心律失常等。

5. 其他

有无食欲明显增加、排便次数增加、大便性质改变等。

【护理要点】

1. 休息与活动

为患者创造温馨舒适、安宁的环境，合理安排各项护理及治疗。活动度以自我感觉不劳累为宜，保证足够的休息时间。

2. 饮食护理

给予高热量、高蛋白、高维生素及矿物质丰富的饮食。鼓励患者多饮水，每天约2 000～3 000mL[1]。给予个体化健康宣教，明确告知患者饮食禁忌，如避免选择含碘、含粗纤维丰富及刺激性的食物。

3. 用药护理

熟知药物可能产生的各种不良反应，坚持遵医嘱正确并规律用药。

4. 眼部护理

避免刺激眼睛，保持眼睛湿润状态，眼睑不能闭合者使用无菌纱布或眼罩覆盖双眼。卧床休息时可将头部垫高，从而缓解球后水肿和眼睛疼痛。

5. 心理护理

向患者及家属解释病情，用心倾听患者各种情绪的表达，关爱并理解患者。

6. 健康宣教

平时注意用眼卫生，外出可佩戴墨镜保护双眼；上衣领宜宽松，勿用手挤压甲状腺；教会患者晨起自数脉搏；关注患者的情绪、神志、心悸等情况，如有不适，及时到医院进行复诊。

【参考文献】

[1] 尤黎明，吴瑛. 内科护理学 [M]. 6版. 北京：人民卫生出版社，2017.

第四节　甲状腺功能减退症

【概述】

甲状腺功能减退症（hypothyroidism）简称甲减，以黏多糖在组织和皮肤进行性堆积，出现黏液性水肿为特征，是由各种原因导致的低甲状腺激素血症或甲状腺激素抵抗而引起的全身性低代谢综合征[1]。胎儿或新生儿时期的发病称为呆小病，又称克汀病，常伴有智力低下和发育迟缓。成年时期的发病称成年型甲减。

【观察要点】

1. 一般表现

（1）精神状况：有无疲劳、反应淡漠等情况。

（2）身体状况：有无记忆力减退、怕冷、皮肤颜色及毛发改变等。

（3）神志方面：比较严重的患者可出现幻觉、呆滞、昏睡或惊厥等神志改变。

2. 肌肉与关节

观察肌肉有无乏力、萎缩，关节有无病变、积液等。

3. 循环系统

因常并发冠心病，需关注心肌的情况，如收缩力有无减弱、心动是否过缓等。

4. 消化系统

有无出现厌食、腹胀、便秘等。

5. 内分泌生殖系统

关注患者性欲情况，有无出现减退现象；若是女性患者，需观察经期是否紊乱；未成年人要留意其发育情况，有无生长迟缓的问题等。

6. 黏液性水肿昏迷

观察患者神志改变，有无出现嗜睡甚至昏迷；关注体温、呼吸、血压、四肢肌肉及反射等情况。

【护理要点】

1. 加强保暖

调节室温为22℃～23℃，告知患者注意保暖防寒[1]。

2. 饮食护理

给予患者高蛋白、高维生素、低钠、低脂肪饮食，让其细嚼慢咽、少量多餐。

3. 排便指导

指导患者建立规律排便的习惯，坚持每天适度运动，如散步、快走等。

4. 用药护理

左甲状腺素每天服药一次，早餐前30～60分钟单药服用。大便不通畅的患者，及时报告医生，做好用药后的护理及观察，如大便的次数、性状和量。

5. 病情观察

关注患者神志、体温、皮肤及其他各项生命体征等变化，及时处理异常情况。

6. 黏液性水肿昏迷

做好保暖措施，保证静脉通路的顺畅，采用各种措施保持患者呼吸道的通畅，密切观察各项体征、化验等的变化，准确记录出入量。

7. 健康宣教

指导患者自我监测用药情况，若出现食欲增加、体重减轻、身体消瘦、脉搏加快（＞100次/分）、发热多汗、情绪激动等现象，需警惕甲状腺激素服用过量，应及时就医。

【参考文献】

［1］尤黎明，吴瑛．内科护理学［M］．6版．北京：人民卫生出版社，2017.

第六章　血液系统疾病护理精要

第一节　缺铁性贫血

【概述】

缺铁性贫血（iron deficient anemia，IDA）是指体内储存铁缺乏，导致红细胞内铁缺乏，血红蛋白合成减少而引起的小细胞低色素性贫血[1]。机体铁的缺乏可分为三个阶段，包括贮存铁耗尽、缺铁性红细胞生成和缺铁性贫血。缺铁性贫血是最常见的贫血。

【观察要点】

1. 观察缺铁原发病的表现

如消化性溃疡引起的黑粪、血便、腹部不适；肠道寄生虫感染者观察腹痛、大便性状的改变；女性关注月经量等。

2. 观察一般贫血的共有表现

观察患者有无皮肤黏膜苍白、乏力、心悸、头晕、头痛、耳鸣、眼花等症状。

3. 观察缺铁性贫血的特殊表现

（1）组织缺铁表现：如皮肤干燥无光泽，毛发易脱落，指（趾）甲呈反甲或匙状甲。

（2）神经、精神系统异常：观察未成年人生长发育、性格及智商情况，有无异食癖，有无神经痛、周围神经炎、颅内压增高等。

【护理要点】

1. 饮食护理

（1）纠正不良饮食习惯：保持均衡饮食，避免偏食或挑食；定时定量、细嚼慢咽、少食多餐。

（2）增加含铁丰富食物的摄取，如动物肉类、肝、血、蛋黄、海带与黑木耳等。

2. 铁剂治疗的配合

（1）口服补铁的配合：按医嘱服药，定期复查。指导饭后服用铁剂，减轻因口服铁剂出现的恶心、呕吐、胃部不适和排黑便等胃肠道反应。使用吸管，防止牙齿变黑。避免与茶、咖啡、牛奶等同服，避免同时服用抗酸药以及 H_2 受体拮抗剂，可服用维生素 C 等酸性药物或食物促进铁吸收。服药期间粪便会变成黑色，停药后即可好转。

（2）注射铁剂的配合：观察注射部位有无肿痛、硬结形成。不在暴露部位注射；抽取药液后更换注射针头；采用"Z"形注射法或留空气注射法；采用深部肌肉注射法，缓慢推注，经常更换注射部位。首次用药先用试验剂量，同时备用肾上腺素以便急救。若 1 小时后无过敏反应，即可按医嘱给予常规剂量治疗。

3. 组织缺氧的护理

（1）休息与运动：根据贫血的程度、发展速度和基础疾病，指导患者合理休息和活动，减少机体耗氧量。

（2）给氧：严重贫血患者给予常规氧气吸入，改善组织缺氧状况。

4. 健康宣教

指导患者自我监测病情，包括自觉症状、静息状态下呼吸与心率变化、能否平卧、有无水肿及尿量变化，若出现上述不良症状及时就医。

【参考文献】

［1］尤黎明，吴瑛．内科护理学［M］．6 版．北京：人民卫生出版社，2017．

第二节　白血病

【概述】

白血病（leukemia）是一类造血干细胞克隆增殖性恶性疾病，白血病细胞增殖失控、分化障碍、凋亡受阻，停滞在细胞发育的不同阶段[1]。在骨髓和其他造血组织中，白血病细胞大量增生累积，并浸润其他器官和组织，正常造血功能受抑制，临床上以进行性贫血、持续发热或反复感染、出血和组织器官浸润等为主要表现，外周血中出现形态各异、为数不等的幼稚细胞。

【观察要点】

1. 注意观察生命体征及病情变化

观察有无继发感染导致的全身毒性反应，如畏寒、高热、乏力、食欲减退、体重下降、血压下降、严重者合并感染性休克等表现。

2. 观察有无贫血、出血等表现

观察患者皮肤、黏膜是否苍白、有无新鲜出血点或瘀斑，有无血尿、黑便，女性患者有无月经量异常增多，活动力有无下降等。

3. 观察有无器官或组织浸润的表现

如肝、脾、淋巴结肿大，以及胸骨下段压痛、牙龈增生肿胀、皮肤浸润、中枢性白血病等。

4. 观察营养与体征

评估患者饮食营养状况、睡眠状况、心理状况及自理能力。

5. 并发症的观察

（1）恶心、呕吐：是化疗药物的常见不良反应，着重观察呕吐频率、量及性状，关注饮食及营养状况。

（2）电解质与代谢紊乱：白血病细胞的迅速凋亡破裂，会诱发高钾血症、低钙血症、高尿酸血症等电解质紊乱的表现，以及肿瘤溶解综合征、乳酸酸中毒、假性低血糖和动脉血氧饱和度降低等表现。肿瘤溶解综合征表现为急性肾损害、致死性心律失常、手足抽搐、肌痉挛等。

【护理要点】

1. 一般护理

（1）饮食与运动：给予高热量、高维生素、清淡易消化的饮食，根据病情适当活动，增加休息时间，积极进行深静脉血栓预防运动。

（2）预防、治疗、控制感染：严密观察患者有无感染灶，早期发现、早期干预。发热或畏寒寒战时正确留取血培养，合理使用抗生素，高热时给予物理降温，保持皮肤清洁，及时更换汗湿衣物，指导患者多饮水，保持 2 000 ~ 3 000mL/d。保持环境清洁，定时开窗通风，减少探视，戴口罩，必要时进行保护性隔离。

（3）预防和控制出血：血小板计数 $\leqslant 50 \times 10^9$/L，增加卧床休息时间；血小板计数 $\leqslant$

$20 \times 10^9 / L$，绝对卧床休息。观察患者有无出血表现，警惕脑出血。护理操作轻柔，提高穿刺成功率，尽量避免深部肌肉注射。

（4）纠正贫血：观察患者面色、甲床及双睑结膜颜色，注意有无头晕、疲乏、气促症状，动作缓慢，必要时需家属陪同，预防跌倒发生。

（5）遵医嘱输血，观察有无输血不良反应及输血后效果评价。

（6）化疗患者合理选择血管，建议使用中心静脉导管进行化疗，预防静脉炎及药物外渗发生。

2. 心理护理

鼓励并耐心倾听患者表达自己的感受，组织患者与病友进行经验交流。鼓励家属共同参与疾病治疗，增强患者信心。

3. 健康宣教

（1）向患者及家属讲解疾病相关知识及自我防护方法，避免去人流密集的公共场所。提醒患者定期返院治疗，指导 PICC 置管患者的居家维护方法。

（2）生活指导。①饮食护理：指导患者避免进食生冷、辛辣、刺激、腌制等食物，注意饮食卫生，防止口腔黏膜损伤及感染。多饮水，多进食新鲜蔬菜及水果，保持大便通畅。②休息和活动：保证充足的休息和睡眠，适当进行有氧运动，如打太极拳、练八段锦、慢步走等，提高机体的免疫能力。③用药指导：白血病治疗间歇期须定期回院巩固治疗，缓解后仍需定期复查或争取造血干细胞移植，积极有效的治疗可提高白血病的治疗效果，延长生存期。

【参考文献】

［1］尤黎明，吴瑛．内科护理学［M］．6 版．北京：人民卫生出版社，2017.

第三节　淋巴瘤

【概述】

淋巴瘤（lymphoma）是一种起源于淋巴结和淋巴组织的免疫系统恶性肿瘤，以无痛性进行性淋巴结肿大和局部肿块为特征，严重者可引起器官受压或浸润等症状，主要分为霍奇金淋巴瘤和非霍奇金淋巴瘤两大类[1]。

【观察要点】

1. 观察患者生命体征

监测体温变化，注意有无夜间盗汗及体重进行性下降。

2. 观察淋巴结

观察肿大的部位、质地、大小、活动度及有无器官压迫症状。

3. 观察营养与体征

观察患者营养状况、活动度、睡眠质量，有无乏力、失眠等情况。评估患者生活及饮食习惯。

4. 观察治疗引起的变化

观察放化疗不良反应，监测血常规变化、肿块消减程度及皮肤改变。

5. 关注患者心理变化

有无焦虑、抑郁等情况，了解患者的社会支持情况。

【护理要点】

1. 一般护理

（1）饮食、休息、运动：给予高热量、清淡易消化饮食，注意饮食卫生，少量多餐。根据病情适当活动，增加休息时间。

（2）预防、治疗、控制感染：严密观察患者有无感染灶，早发现早治疗。发热时正确留取血培养，给予物理降温，指导患者多饮水，保持 2 000～3 000mL/d。保持皮肤清洁，保持环境卫生，定时开窗通风。减少探视，戴口罩。

（3）预防和控制出血：血小板计数 $\leqslant 50 \times 10^9/L$，增加卧床休息时间；血小板计数 $\leqslant 20 \times 10^9/L$，绝对卧床休息。观察患者有无出血表现，警惕脑出血的发生。护理操作轻柔，避免过多的穿刺操作。

（4）纠正贫血：观察患者面色、甲床及睑结膜颜色，观察患者有无头晕、疲乏、气促等症状，增加卧床休息时间，预防跌倒。遵医嘱输血。

（5）纵隔淋巴结受累引发上腔静脉综合征时，给予半坐卧位及高流量面罩吸氧。

（6）如患者出现腹腔淋巴结或肠道受累表现（如有腹痛、腹泻等），应及时予以处理。

（7）化疗患者合理选择血管，建议使用中心静脉导管输注化疗药物，避免静脉炎或药物外渗发生。

2. 皮肤护理

部分淋巴瘤患者需进行放疗，应充分评估放疗后皮肤反应[2]。避免局部皮肤冷热刺激，避免阳光直射，避免使用刺激性化学物品。选择宽松、质软的衣物。

3. 心理护理

（1）心理支持：鼓励患者表达自己的感受并耐心倾听，组织与病友进行经验交流。

（2）社会支持：鼓励家属共同参与，增强患者积极配合治疗的信心。

4. 健康宣教

（1）向患者及家属讲解疾病及用药相关知识，指导患者定期返院治疗。若有身体不适，如疲乏无力、发热盗汗、消瘦咳嗽、皮肤瘙痒、口腔溃疡等或发现肿块，及早就诊。

（2）指导患者自我护理的方法，嘱患者避免去人流密集的场所。适当参加体育锻炼，如散步、打太极拳和练八段锦等。食谱多样化，有口腔及咽喉部溃疡者可进食牛奶、麦片粥及清淡食物。注意个人卫生，加强口腔清洁及手部卫生。

（3）指导 PICC 置管患者居家护理的方法。

【参考文献】

[1] 中国抗癌协会淋巴瘤专业委员会，中国医师协会肿瘤医师分会，中国医疗保健国际交流促进会肿瘤内科分会. 中国淋巴瘤治疗指南（2021 年版）[J]. 中华肿瘤杂志，2021，43（7）：707 – 735.

[2] 中国临床肿瘤学会. 中国淋巴瘤患者全程管理模式专家共识（2021 年版）[J]. 中华血液学杂志，2021，42（5）：364 – 368.

第四节　多发性骨髓瘤

【概述】

多发性骨髓瘤（multiple myeloma，MM）是一种克隆浆细胞异常增殖性恶性肿瘤。患者骨髓中浆细胞克隆性增殖，导致广泛性溶骨性骨骼破坏、非老年性骨质疏松，血清中出现单克隆免疫球蛋白（M 蛋白），其他的正常多克隆免疫球蛋白合成受抑制，尿中出现本周蛋白，从而引起不同程度的肾损害、贫血及免疫功能异常[1]。本病多见于中老年患者，近年来中青年患病比率有所升高。

【观察要点】

1. 生命体征及病情变化

观察患者有无畏寒、发热、乏力、食欲减退、体重减轻、呼吸衰竭等表现。

2. 骨痛

观察患者骨痛的部位、疼痛的程度及性质。多数患者表现为腰骶部疼痛，如突发剧烈疼痛及活动受限，可能为病理性骨折。骨髓瘤细胞浸润骨骼时可出现局部肿块。

3. 其他症状的观察

（1）肝、脾、淋巴结和肾浸润：累及肝脾时可引起轻中度肿大，累及淋巴结时多引起颈部淋巴结肿大，或引起骨髓瘤肾。

（2）大量 M 蛋白分泌：引发感染、高黏滞综合征、贫血、出血和淀粉样变性等表现。

（3）肾损害：准确记录出入量，定时测量腹围，观察有无全身及眼睑浮肿；监测肾功能检测指标有无异常。

（4）观察有无高钙血症、高尿酸血症等表现。

4. 观察营养与体征

评估患者饮食营养状况、睡眠状况、心理状况及躯体活动能力。

【护理要点】

1. 疼痛护理

（1）疼痛评估：规范使用疼痛量表进行疼痛评估，记录患者疼痛的程度、性质及使用止痛药物的效果。

（2）心理—社会支持：关心、体贴患者，答疑解惑。鼓励患者与家人、同事、病友等沟通交流，以获得情感支持，积极配合治疗。

（3）缓解疼痛：指导患者采取舒适体位，适当进行按摩，但避免用力过度，以防病理性骨折。指导患者采用放松疗法等转移疼痛注意力。

2. 活动与生活护理

（1）指导患者适度进行床上活动，避免卧床过久引起肌肉萎缩，关节失用。截瘫患者保持肢体处于功能位，定时按摩肢体，防止下肢萎缩。鼓励患者深呼吸及有效咳嗽，避免坠积性肺炎。观察患者皮肤情况，预防压疮发生。

（2）不做剧烈活动和扭腰、转体等动作。避免突然改变体位。翻动患者时，避免推、拖、拉、拽，并注意上、下身保持在同一平面上，防止病理性骨折。适当进行肢体活动，促使血液循环。使用硬板床或床垫。

（3）外出活动时，应由家属陪同以防跌倒。

3. 饮食护理

指导患者摄入高热量、高维生素、易消化的清淡饮食。多进食含粗纤维食物，如蔬菜、水果等，保持排便通畅，预防便秘。戒除烟酒，消除引起钙吸收障碍的因素。

4. 健康宣教

（1）遵医嘱用药，肾损害者避免应用可能引起肾功能下降的药物，病情缓解后需定期复查与治疗。

（2）若活动后出现剧烈疼痛，可能为病理性骨折，应立即就医；老年患者应注意劳逸结合，避免剧烈活动和快速转体等动作。

【参考文献】

［1］中国医师协会血液科医师分会．中国多发性骨髓瘤诊治指南（2022年修订）［J］．中华内科杂志，2022，61（5）：480－487.

第五节　原发免疫性血小板减少症

【概述】

原发免疫性血小板减少症（primary immune thrombocytopenia，ITP）主要是由于血小板自身抗原免疫耐受性丢失，免疫细胞异常活化，导致外周血中血小板数目减少的一种获得性自身免疫性出血性疾病。临床表现以无症状的血小板减少、自发性的皮肤黏膜、内脏及颅内出血为特征[1]。

【观察要点】

1. 密切观察病情变化

注意区别急性型与慢性型发作患者的临床表现，观察有无皮肤黏膜、消化、泌尿等各个系统以及颅内出血的表现。

2. 观察肤色和药物反应

观察皮肤、黏膜是否苍白、黄染；有无药物不良反应导致的脱发、满月脸、女性男性化等。

3. 并发症的观察

（1）颅内出血：突发视野缺损或视力下降，常提示眼底出血。如出现头痛、喷射性呕吐甚至意识改变，双侧瞳孔不等大，对光反射迟钝，则提示颅内出血。

（2）感染：密切监测体温，及时汇报及记录。观察口腔、肛周皮肤黏膜及中心静脉导管穿刺处是否红肿、疼痛、破溃或有脓性分泌物。

4. 了解相关专科检验结果

如血小板计数、出凝血时间等。

5. 了解日常生活习惯和心理状况

评估患者生活及饮食习惯，了解患者心理状况。

【护理要点】

1. 治疗和用药的护理

（1）遵医嘱规范使用糖皮质激素，不可自行减量或者停药，以免病情反复。口服激素药物应在饭后进行。注意预防各种感染。定期复查血常规，了解血小板数目的变化。患者可出现满月脸、水牛背、色素沉着、肥胖、面部痤疮等表现，应予以心理护理。关注患者血压及血糖变化，观察有无消化道出血症状，指导患者观察粪便颜色，遵医嘱预防性用药。

（2）应用丙种球蛋白后，个别患者会出现寒战、发热、恶心、皮肤瘙痒等不良反应，需及时汇报并对症处理。注意保护局部血管，避免发生静脉炎。

2. 生活护理

（1）血小板 $\leqslant 50 \times 10^9/L$ 时，增加卧床休息时间；血小板 $\leqslant 20 \times 10^9/L$ 时，绝对卧床休息。

（2）做好皮肤护理，避免搔抓皮肤，防止皮肤摩擦或受压，保持床单位清洁平整。

（3）保持口腔清洁，不使用牙签剔牙，血小板 $\leqslant 20 \times 10^9/L$ 时避免刷牙，增加漱口频次。避免用手抠鼻，可用薄荷脑滴鼻液滴鼻。

3. 饮食护理

高维生素、优质蛋白质饮食，禁食过硬、油炸、刺激性、粗糙及过烫的食物。

4. 健康宣教

（1）指导患者居家护理方法，避免去人流密集的场所，勿进行激烈的撞击性运动，定期返院治疗，复查血象。避免服用可能导致血小板减少或功能异常的药物，如阿司匹林等。春夏交替时易发本病，出院后避免受凉感冒，以免诱发疾病发作。

（2）自我监测：监测皮肤黏膜出血的情况，警惕有无内脏出血或脑出血，如月经量明显增多、便血、血尿、头痛、意识改变等。一旦发现出血表现应及时就医。

【参考文献】

[1] 中华医学会血液学分会血栓与止血学组. 成人原发免疫性血小板减少症诊断与治疗中国指南（2020 年版）[J]. 中华血液学杂志，2020，41（8）：617 – 623.

第六节　血友病

【概述】

血友病（hemophilia）是一组 X 染色体连锁的隐性遗传性出血性疾病，包括血友病 A（Ⅷ因子缺乏）和血友病 B（Ⅸ因子缺乏），其中血友病 A 占血友病的 85%。病理机制为凝血因子基因缺陷导致其水平和功能降低而使血液不能正常凝固[1]。

【观察要点】

1. 出血的观察

（1）肌肉血肿：观察有无血肿、局部肿痛、活动受限等肌肉出血表现。

（2）关节出血：观察有无肿胀、疼痛、皮温升高、关节畸形、活动受限和功能丧失等关节出血表现。

（3）其他部位出血：观察有无呕血、便血、血尿、腰腹部疼痛等内脏出血表现；有无头痛、呕吐、意识障碍等颅内出血表现。

2. 血肿压迫的表现

观察有无局部血肿形成所致的压迫症状和体征。

3. 疾病的认识

了解患者对疾病的认识程度。

【护理要点】

1. 休息与活动

急性出血期，患者绝对卧床休息，关节功能制动，出血得到控制后，可进行患肢活动，循序渐进，防止关节挛缩、强直、肌肉萎缩和功能丧失。

2. 饮食护理

指导患者补充如动物肝脏、瘦肉、蛋、奶等食物，忌食香菇、黑木耳、海鲜、辣椒、洋葱等食物。

3. 关节康复训练

对于反复关节腔出血的患者及时进行关节康复训练，训练从出血停止、肿胀消退后开始。

4. 用药指导

指导患者正确及时使用凝血因子进行替代治疗，以预防或治疗出血。避免使用阿司匹林等影响血小板功能。

5. 健康宣教

指导患者及家属正确对待疾病，说明本病为遗传性疾病，需终身治疗。定期门诊检测凝血因子浓度及抑制物，如有出血及时治疗。做好血友病的遗传咨询，做好产前诊断。

【参考文献】

［1］中华医学会血液学分会血栓与止血学组，中国血友病协作组．血友病治疗中国指南（2020年版）［J］．中华血液学杂志，2020，41（4）：265－271.

第七章 风湿性疾病护理精要

第一节 类风湿关节炎

【概述】

类风湿关节炎（rheumatoid arthritis，RA）是一种以侵蚀性、对称性多关节炎为主要临床表现的慢性、全身性自身免疫性疾病[1]。类风湿关节炎主要侵犯外周关节，肺、心、血液系统、神经系统、眼等器官和组织也可受累。

【观察要点】

1. 临床症状及体征的观察

（1）关节表现：晨僵、关节疼痛和压痛、关节肿胀、关节畸形、关节功能障碍、特殊关节（颞颌关节、颈椎、肩、髋关节等）症状。

（2）关节外表现：皮下结节、肺部表现（干咳、乏力、呼吸困难等）、心脏表现（心包炎、心肌炎等）、神经系统表现（肌肉无力、肌萎缩等）、其他（干燥性角膜炎、眼膜炎等）。

2. 辅助检查的观察

（1）血常规：贫血。

（2）血沉增快、C 反应蛋白增高。

（3）自身抗体阳性：类风湿因子、瓜氨酸相关蛋白抗体（抗 CCP、抗 AKA 等）阳性。

（4）滑膜炎检查。

（5）关节 X 线、CT、MRI 检查异常。

【护理要点】

1. 一般护理

（1）饮食护理：①宜进食清淡、易消化，富含维生素、蛋白质及钾钙的食物。贫血者可适当增加含铁丰富的食物，如海带、黑木耳等[2]。②忌食用辛辣刺激食物，禁酒戒烟，控制体重，避免肥胖，以免增加关节的负荷。③多数饮食应来自全谷物食品、新鲜蔬菜、豆类、种子和坚果[2]。

（2）环境与休息：居住环境应干燥、阳光充足。急性期应卧床休息，减少受累关节活动，疼痛缓解后，可适当活动，逐渐加强关节功能锻炼。

（3）心理护理：鼓励患者，建立战胜疾病的信心。

2. 专科护理

（1）常见症状的护理。①关节肿痛：采取舒适的体位，疼痛部位避免受压；指导患者使用放松技巧，转移注意力；根据病情可适当给予冷热敷、温水浸泡或理疗等；增加肿痛关节休息时间，避免诱发因素；遵医嘱给予药物镇痛，并及时评价其疗效。②晨僵：晨起可用热水浸泡僵硬关节；睡眠或休息时可戴手套保暖。③关节畸形及功能障碍：评估关节畸形程度及关节功能；鼓励患者完成力所能及的日常活动；协助完成补偿性生活护理；注意患者安全，防止跌倒；卧床患者应定时翻身，防止压疮的发生[2]。④疲劳、睡眠障碍：要规律作息，限制喝浓茶、咖啡等具中枢兴奋作用的饮料，主动关心患者，重视患者的感受。

（2）功能锻炼：原则是循序渐进、量力而行、持之以恒。①急性期关节肿痛明显，而且全身症状较重的患者，应卧床休息，待症状缓解后进行肢体的主动和被动运动。②缓解期患者，应每天定时进行全身和局部相结合的关节活动[2]。活动幅度及时间依据身体状况而定，以不感劳累和疼痛为度。活动前先进行局部按摩和热敷，然后轻拉肢体，尽量维持在功能位[3]。可进行的关节活动包括全面关节活动，如指关节、腕关节、肘关节、肩关节、踝关节、膝髋关节；日常生活的训练，如手指的抓、捏、握等练习。注意保暖，避免小关节的负重创伤。

（3）用药护理。①非甾体抗炎药：应饭后服用，注意消化道不良反应。②缓解病情抗风湿药：如甲氨蝶呤、来氟米特，应饭后服用。患者用药期间，应定时监测血常规及肝、肾功能等。③糖皮质激素：服药时间应尽量选择在上午 8 点以前顿服，可减少糖皮质激素的不良反应，并在用药期间密切监测血糖、血压、血脂和骨密度等指标。

（4）生物制剂：有活动性感染（结核、病毒性肝炎等）的患者禁忌使用。用药期间避免去人群密集的地方，防止交叉感染，并定期监测结核、肿瘤等相关指标，用药期间禁止接种减毒疫苗或活疫苗。

3. 并发症的处理及护理

（1）内脏血管炎：一般表现为多系统损害，如发热、头痛、胸闷、咳嗽、呼吸困难等。应及时评估患者相关临床表现，出现异常时及时给予针对性的处理。

（2）淀粉样变：几乎所有的器官可受累，以肾脏受累最为突出，主要表现为蛋白尿、肾病综合征。应了解出入量，监测患者肾功能、电解质等，并嘱其注意休息。

4. 健康宣教

（1）注意患者生活方式的调整，肥胖和吸烟不仅会提高类风湿关节炎的发病率，也会加重类风湿关节炎的病情。

（2）合理饮食有助于类风湿关节炎患者的病情控制。每周坚持 1～2 次的有氧运动（而非高强度的体育运动），不仅有助于改善患者的关节功能和提高生活质量，还有助于缓解疲劳感[3]。

（3）避免诱因。

（4）规范用药：不得擅自加量、减量或停药。

（5）保护关节，恢复关节功能。

（6）知晓自我监测。

（7）定期复查。

【参考文献】

［1］尤黎明，吴瑛. 内科护理学［M］. 6 版. 北京：人民卫生出版社，2017.

［2］陈红，梁燕，王英. 风湿免疫科护理手册［M］. 2 版. 北京：科学出版社，2015.

［3］中华医学会风湿病学分会. 2018 中国类风湿关节炎诊疗指南［J］. 中华内科杂志，2018，57（4）：242－251.

第二节　系统性红斑狼疮

【概述】

系统性红斑狼疮（systemic lupus erythematosus，SLE）是一种以致病性自身抗体和免疫复合物形成并介导器官、组织损伤的慢性自身免疫性疾病。患者血清可检出以抗核抗体为代表的多种自身抗体[1]。女性患病率明显高于男性，尤其是 20~40 岁的育龄期女性。其临床表现复杂多样，患者可出现多器官系统损害症状。多数患者呈缓解与发作交替病程。

【观察要点】

1. 临床症状和体征的观察

（1）皮肤和黏膜：蝶形红斑、光过敏、脱发、口腔鼻腔黏膜损伤等。

（2）发热：多见长期低热。

（3）骨、关节、肌肉：疼痛、乏力等。

（4）肾：肾炎、肾病综合征等。

（5）心血管：心包炎、心肌炎等。

（6）呼吸系统：干咳、乏力、呼吸困难等。

（7）神经系统：狼疮脑病等。

（8）消化系统：食欲减退、恶心、呕吐等。

（9）造血系统：血红蛋白下降，白细胞减少，血小板减少。

（10）眼及其他：结膜炎、视神经病变、口干、眼干等。

2. 辅助检查的观察

（1）一般检查：血红蛋白下降，血小板减少，白细胞减少，血细胞沉降率增快，尿蛋白阳性、血尿、管型尿，肝肾功能异常。

（2）免疫学异常：抗核抗体（ANA）、抗双链 DNA（dsDNA）抗体、抗 Sm 抗体、抗磷脂抗体异常。

【护理要点】

1. 一般护理

（1）皮肤黏膜护理：①光过敏者避免阳光照射，外出戴宽檐帽或用遮阳伞，穿长袖衣裤，保持皮肤清洁。②皮肤避免接触刺激性物品。③避免引起脱发加重的因素，如烫、染发，脱发时建议剪成短发[2]。④注意口腔清洁。

（2）饮食护理：①可适当多食鸡蛋、牛奶、瘦肉等优质蛋白食物，饮食宜低盐、低脂、低糖、富含维生素，注意补充钙质，以防止使用糖皮质激素引起的骨质疏松等不良反应。②忌食芹菜、无花果、蘑菇、苜蓿、烟熏食物、海产类食物及辛辣刺激性食物。③戒烟酒。

（3）休息与环境：①急性期患者应休息，慢性期或病情稳定的患者可适当进行运动，注意劳逸结合，少去人口密集的公共场所。②灯光柔和，避免阳光直射床位。③有关节疼痛的患者建议取舒适体位减轻疼痛，注意使关节处于功能位，必要时使用放松术等控制疼痛。

（4）心理护理：帮助患者建立利于治疗的最佳环境和心理状态，使其积极配合治疗。

2. 专科护理

（1）狼疮肾炎的护理：给予低盐、低脂、优质蛋白饮食，如瘦肉、鸡蛋等。观察小便性质和量；记录出入量，有下肢水肿的患者，予抬高患肢。

（2）心脏受损的护理：饮食应低盐、清淡、易消化。心力衰竭或大量心包积液患者应卧床休息，出现呼吸困难时，予半坐卧位，并吸氧。密切监测血压、脉搏、呼吸变化。

（3）狼疮肺炎的护理：严重者宜卧床休息，保持病房空气流通及适当的温湿度，呼吸困难的患者予半坐卧位，并给予吸氧，发热患者按发热常规护理。

（4）神经系统受损的护理：①卧床休息，保持病房安静，躁动不安或者精神分裂症状患者，遵医嘱予镇静剂治疗，防止患者自伤、自杀或他伤。②患者癫痫发作时，注意癫痫发作规律，保持患者呼吸道通畅，防舌咬伤、防坠床，遵医嘱及时予镇静剂治疗。③肢体瘫痪者注意加双边床栏防坠床。④患者有脑出血或颅内压高时，遵医嘱给予脱水剂降颅压治疗。

（5）血液系统受损的护理：①单纯贫血者，适当休息，尽量减少机体氧耗；严重者应卧床休息，并予吸氧治疗。②血小板减少患者，有出血时，针对不同的出血部位，积极采取止血措施；无出血者，注意出血的预防，减少有创操作，避免外伤等。③白细胞降低患者，为预防感染应限制探视，必要时予以保护性隔离。

（6）用药护理。①糖皮质激素：服药时间应尽量选择在上午8点以前顿服，可减少糖皮质激素不良反应，并在用药过程中密切监测血糖、血压、血脂和骨密度等指标。②免疫抑制剂：常用药物有环磷酰胺、甲氨蝶呤等，用药期间应多饮水，观察尿液颜色变化，定期复查血常规和肝肾功能。③避免使用可能诱发本病的药物，如普鲁卡因胺、异烟肼等。④注意药物不良反应，如患者出现大便变黑或血便、皮肤痤疮、髋关节疼痛、视线模糊等症状时，应及时返院就诊，积极采取措施。

3. 健康宣教

（1）药物：不得擅自加量、减量或停药。

（2）日常自我护理：皮肤护理；避免去人群聚集的公共场所等。

（3）自我监测，育龄妇女在病情活跃期注意避孕。

（4）定期复查。

【参考文献】

［1］葛均波，徐永健，王辰．内科学［M］．9版．北京：人民卫生出版社，2018.

［2］陈红，梁燕，王英．风湿免疫科护理手册［M］．2版．北京：科学出版社，2015.

第三节　强直性脊柱炎

【概述】

强直性脊柱炎（ankylosing spondylitis，AS）是脊柱关节炎（spondyloarthritis，SpA）常见的临床类型，以中轴关节受累为主[1]，主要侵犯骶髂关节、脊柱骨突等，可伴发关节外表现，严重者可导致脊柱畸形和关节强直，是一种慢性自身炎症性疾病。目前病因尚未明确，强直性脊柱炎以累及骶髂关节，引起脊柱强直和纤维化，同时造成眼、肺、肌肉、骨骼等不同程度病变为特征，骶髂关节炎和脊柱附着点炎症为其主要表现[1]。

【观察要点】

1. 临床症状和体征的观察

（1）关节表现：骶髂关节表现（早期下腰背痛伴晨僵，以晨起较为明显，活动后晨僵症状可缓解，休息或静息状态可加重。夜间疼痛是最突出的症状之一。随疾病进展腰椎生理弯曲消失，胸椎后凸畸形，枕墙距＞0，"4"字试验阳性，晚期脊柱各方向活动受限，脊柱强直），外周关节表现（下肢大关节如髋关节、膝关节、踝关节疼痛）。

（2）关节外症状：反复发作的葡萄膜炎和虹膜炎。

2. 辅助检查的观察

（1）血液检查：血沉、C反应蛋白、免疫球蛋白升高。90%左右的患者HLA－B27呈阳性。

（2）影像学检查：脊柱、骶髂关节及髋关节的X线、CT、MRI检查等。

【护理要点】

1. 一般护理

（1）饮食护理：饮食宜高蛋白、高营养，如肉类和鱼类；同时补充钙质和维生素，如牛奶和水果、蔬菜等。避免不洁饮食，不吃生食，不喝生水，少吃冷冻寒凉食品。

（2）个人生活护理：禁酒戒烟，预防感冒，避免创伤。

（3）心理护理：进行心理辅导及有效引导，调动社会支持，提供个体化护理。

2. 专科护理

（1）活动：急性期以休息及被动运动为主，缓解期可进行主动和被动运动，但应避免剧烈运动。减少或避免可引起持续性疼痛的体力活动，如腰背部负重活动，可进行慢跑、游泳等轻度运动，游泳是较好的全身运动[2]。

（2）药物护理：使用柳氮磺吡啶、甲氨蝶呤、非甾体抗炎药、糖皮质激素、生物制剂等药物期间，应定期检查血常规和肝肾功能，加强对肝肾功能的保护；使用生物制剂注意观察药物不良反应和预防感染等。

（3）功能锻炼：功能锻炼在整个治疗的过程中起至关重要的作用，对缓解疼痛、保持脊椎正常活动度、提高生活质量均有帮助。原则上只要能活动关节的运动均可，鼓励患者多做脊柱操、扩胸运动、呼吸操、伸展运动，尤其是伸展脊椎的运动，以维持胸廓活动范围和预防脊椎的变形。适宜的运动有瑜伽、跳舞、游泳、散步等，其中游泳对疼痛、社会功能和精神健康方面的改善优于陆地运动[3]。

3. 健康宣教

日常生活中要注意保持正常姿势和活动能力，如坐位、站立和行走时应挺胸收腹；睡觉时卧硬板床，不用枕或用薄枕，多取仰卧位或俯卧位，每天早晚应各俯卧半小时以上；积极进行力所能及的日常劳动和体育活动；工作时注意采取正确的姿势，防止脊柱弯曲畸形等。

【参考文献】

[1] 尤黎明，吴瑛. 内科护理学［M］. 6 版. 北京：人民卫生出版社，2017.

[2] 陈红，梁燕，王英. 风湿免疫科护理手册［M］. 2 版. 北京：科学出版社，2015.

[3] 谢雅，杨克虎，吕青，等. 强直性脊柱炎/脊柱关节炎患者实践指南［J］. 中华内科杂志，2020，59（7）：511 - 518.

第四节　特发性炎症性肌病

【概述】

特发性炎症性肌病（idiopathic inflammatory myositis，IIM）是一组以横纹肌和皮肤慢性炎症为特征的异质性疾病[1]，包括多发性肌炎（polymyositis，PM）、皮肌炎（dermatomyositis，DM）、包涵体肌炎（inclusion body myositis，IBM）等，其中 PM 和 DM 最为常见，前者主要为肌肉病变而无皮肤损害，后者常具有特征性的皮肤表现。临床特征均有对称性四肢近端肌、颈肌和咽部肌肉无力。肌肉有压痛，血清肌酶升高，也可累及心、肺、血管、关节等其他脏器和组织。病情严重者出现肺间质病变、肺部感染、呼吸肌无力等，导致呼吸衰竭而危及生命。

【观察要点】

1. 临床症状和体征的观察

（1）对称性四肢近端肌、颈肌、呼吸肌和吞咽肌无力。

（2）全身症状：发热、关节疼痛、全身乏力。

（3）DM 特征性皮疹：①眶周皮疹，表现为上眼睑或眶周的水肿性紫红色皮疹，光照加重，或出现在颈胸 V 形区和肩背部（披肩征）。②Gottron 征：出现在掌指关节、近端指间关节伸面的紫红色斑丘疹。③甲周病变。④"技工手"。

（4）其他系统受累表现。①呼吸系统：间质性肺病（干咳、呼吸困难和发绀）等。②消化系统：吞咽困难，饮水呛咳，洼田饮水试验结果异常等。③心血管系统：心肌炎、心律失常等。④肾：蛋白尿、血尿等。⑤关节：关节疼痛等。

2. 辅助检查的观察

（1）免疫学异常：抗核抗体和抗细胞质抗体阳性。

（2）血清肌酶测定异常：肌酸激酶（CK）、天门冬氨酸氨基转移酶（AST）、丙氨酸氨基转移酶（ALT）升高。

（3）血清肌红蛋白异常：可作为衡量疾病活动程度的指标。

（4）肌电图：多呈肌源性损伤。

（5）肌肉活检。

（6）MRI。

【护理要点】

1. 一般护理

（1）饮食护理：应进食高蛋白、高维生素、低盐、易消化的食物，禁油腻、辛辣及刺激性的食物，并戒烟酒。

（2）休息与运动：急性期应卧床休息，以免肌肉损伤；病情稳定后可适当进行肢体被动运动与主动运动，防止肌肉萎缩。

（3）心理护理：进行心理辅导及有效引导，调动社会支持，提供个体化护理。

2. 专科护理

（1）肌无力的护理：①四肢无力、长期卧床患者，应定时翻身，按摩皮肤，预防压疮。缓解期进行肢体被动运动，预防肌肉强直，肢体挛缩。②吞咽困难、进食反流、呛咳患者，应选择合适体位，缓慢进食流质或半流质食物，少量多餐，进食后保持坐位或立位30~60分钟，严重者必要时可留置胃管鼻饲。③呼吸肌受累的患者，予吸氧和排痰护理，预防肺部感染。④发音困难患者，鼓励进行肢体语言及书面交流。

（2）皮肤护理：评估皮损面积、部位和形态。保持局部皮肤清洁、干燥，用清水清洁皮肤，避免使用化妆品、碱性皂液，避免接触刺激性物品（如染发剂、烫发剂等），静脉注射尽量使用留置针。避免日光浴。

（3）关节、肌肉肿痛护理：急性期卧床休息，减轻关节及肌肉的负荷，恢复期应适当进行功能锻炼。合理使用止痛措施，如放松疗法，必要时遵医嘱使用止痛药物。

（4）功能锻炼：①吞咽功能训练。②呼吸功能训练。③全身功能锻炼：急性期应以卧床休息为主，避免剧烈运动，可用软枕垫高疼痛关节，保持舒适的体位，适当做关节、肌肉的被动运动，以防肌肉萎缩。恢复期指导进行适当的被动和主动运动，如梳头、握拳、屈伸肘、抬双膝、屈膝抬臀等[2]。锻炼应循序渐进，活动度以患者不感觉劳累为宜。切忌剧烈运动。

（5）用药护理：①糖皮质激素：服药时间应尽量选择在上午8点以前顿服，可减少糖皮质激素不良反应，并在用药过程中密切监测血糖、血压、血脂和骨密度等指标；②免疫抑制剂：常用药物有甲氨蝶呤、环磷酰胺、硫唑嘌呤等，使用期间应多饮水，观察尿色变化，定期复查血常规及肝肾功能。

3. 健康宣教

（1）药物：不得擅自加量、减量或停药。

（2）饮食：缓慢吞咽、少量多餐。

（3）日常自我护理：皮肤护理，避免去人群聚集的公共场所等。

（4）自我监测：吞咽困难、呼吸困难应及时就医，育龄妇女在病情活跃期注意避孕。

（5）复查：定期门诊随访，复查血常规、肝肾功能、肌酶等。

【参考文献】

［1］葛均波，徐永健，王辰．内科学［M］．9版．北京：人民卫生出版社，2018：.

［2］陈红，梁燕，王英．风湿免疫科护理手册［M］．2版．北京：科学出版社，2015.

第五节　系统性硬化症

【概述】

系统性硬化症（systemic sclerosis，SSc）曾称硬皮病（scleroderma）、进行性系统性硬化，是一种原因不明，临床上以局限性或弥漫性皮肤增厚和纤维化为特征，可导致内脏器官（包括胃肠道、肺、肾、心脏等）结构功能异常的全身性疾病[1]。根据病变累及的范围，可分为局限型、弥漫型、重叠型、无硬皮型。

【观察要点】

1. 临床症状和体征的观察

（1）雷诺现象（雷诺现象是一种由寒冷或情绪应激诱发的肢端动脉过度反应。指/趾发白提示肢端动脉血管痉挛，青紫提示静脉血流淤滞导致缺氧。血流恢复后的反应性充血可以导致皮肤发红[2]）、胃纳差等早期症状。

（2）皮肤表现：皮肤增厚纤维化，如腊肠指、面具脸、口唇变薄等。

（3）肌肉关节疼痛。

（4）消化系统：张口受限、胸骨后烧灼感、反酸及吞咽困难等。

（5）呼吸系统：劳力性呼吸困难、肺间质纤维化等。

（6）心脏表现：心悸、水肿等。

（7）肾脏表现：硬皮病肾危象（主要表现为突发恶性高血压和急进性肾衰竭）、高血压、蛋白尿等。

2. 辅助检查的观察

（1）一般检查：贫血，蛋白尿，血尿，血肌酐，尿素氮，血沉升高等。

（2）免疫学检查：①抗核抗体（ANA）阳性；②Scl－70 阳性；③抗着丝点抗体阳性。

（3）皮肤活检。

（4）X线、CT 检查。

（5）肌电图。

【护理要点】

1. 一般护理

（1）饮食护理：饮食宜高蛋白、高维生素，可多食新鲜水果及蔬菜，忌食辛辣刺激性食物。戒烟酒，吸烟能使血管收缩，应积极劝导患者戒烟。少食多餐，餐后取立位或坐位，以减少胃—食管反流，必要时遵医嘱予抗返流药物治疗。吞咽困难严重者，必要时留置胃管予鼻饲流质或静脉营养，保证机体基本能量供应。

（2）环境与休息：居住环境应避免阴冷潮湿，注意空气流通，注意保暖。恢复期患者应适当运动，防止关节变形及肌肉萎缩。

（3）心理护理：进行心理辅导及有效引导，调动社会支持，提供个体化护理。

2. 专科护理

（1）常见症状的护理。①雷诺现象的护理：加强保暖，秋冬季节时，手足应用棉手套、棉袜保护，外出可加帽子、口罩、耳套等保暖。避免冷水洗手。戒烟、忌饮咖啡[3]。②皮肤的护理：穿着柔软、保暖性强的棉质衣物，注意个人卫生，预防皮肤感染，对卧床患者要定时翻身，防止因局部受压形成压疮和溃疡。对皮肤干燥、瘙痒的患者，洗浴后可用温和的润滑剂润肤止痒。注意防晒，避免阳光暴晒和冷热刺激。③骨骼肌肉受累的护理：早期功能锻炼，病情允许者可打太极拳，保护关节功能位。④消化系统症状护理：坐位进食，少食多餐，避免夜间进食。必要时予流质、鼻饲或胃肠外营养。⑤呼吸系统受累的护理：避免着凉感冒，注意休息，防止劳累，必要时予吸氧，监测肺功能。⑥肾脏受累的护理：观察有无水肿及头痛等表现，监测血压变化，低盐、优质蛋白饮食。

（2）功能锻炼：可防止肌肉萎缩及关节僵硬屈曲畸形。锻炼强度和幅度应循序渐进，以患者可耐受为宜。鼓励患者进行屈伸双臂、双肘、双膝和抬腿等活动，进行上臂的旋转运动，促进血液循环。对已有关节僵硬者，可予以按摩、热浴或物理治疗。

（3）药物护理：使用糖皮质激素和免疫抑制剂等药物期间，应定期检查血常规、肝肾功能，加强对肝肾功能的保护。

3. 并发症的处理及护理

（1）肺动脉高压：始发症状为劳力性呼吸困难、乏力，亦是该病死亡的主要原因。应予卧床休息，吸氧，定期监测心、肺功能。

（2）硬皮病肾危象：本病的一个主要死亡原因，表现为剧烈头痛、恶心、呕吐、视力下降、少尿、无尿、抽搐、癫痫发作、意识模糊甚至出现昏迷。应监测肾功能、血压变化，遵医嘱使用降压药物。必要时血液透析，予低盐、优质蛋白饮食。

（3）肠吸收不良：表现为营养不良、体重下降、恶病质，可遵医嘱予微生物调节剂口服及高营养饮食，必要时给予胃肠外营养。

4. 健康宣教

（1）药物：不得擅自加量、减量或停药。

（2）饮食：缓慢吞咽，少量多餐。

（3）日常自我护理：注意保暖，坚持肢体按摩。

（4）自我监测：病情加重时应及时就医。

（5）复查：定期门诊随访，复查血常规、肝肾功能等。

【参考文献】

［1］葛均波，徐永健，王辰．内科学［M］．9版．北京：人民卫生出版社，2018.

［2］Gary S. Firestein, Ralph C. Budd, Sherine E. Gabriel，等．凯利风湿病学［M］．栗占国，主译．10版．北京：北京大学医学出版社，2020.

［3］陈红，梁燕，王英．风湿免疫科护理手册［M］．2版．北京：科学出版社，2015.

第六节　痛风

【概述】

痛风（gout）是嘌呤代谢紊乱和（或）尿酸排泄障碍所致的一组异质性疾病[1]。长期高尿酸血症可引起关节和周围软组织尿酸盐晶体沉积，由此引起反复发作性急性关节炎，软组织炎症，慢性关节炎，关节损坏、畸形，痛风石等。高尿酸血症亦可累及肾脏，引起慢性间质性肾炎和尿酸盐结石形成，严重者可引起急性肾衰竭。

【观察要点】

1. 临床症状和体征观察

（1）急性期痛风性关节炎：好发于下肢关节，常以第一跖趾关节为首发关节，并出现明显的红肿热痛。

（2）痛风石和慢性关节炎：关节肿大、僵硬、畸形、功能障碍。耳轮、第一跖趾关节、指、腕、肘及膝等地方出现痛风石。

（3）肾脏病变：尿酸结石、急性尿酸性肾病。

（4）过度劳累、潮湿、寒冷、紧张、饮酒、饱餐、关节扭伤等诱发因素。

2. 辅助检查的观察

（1）血清尿酸测定，正常男性一般≤420μmol/L（7mg/dL），绝经前女性比男性低1mg/dL左右。

（2）滑囊液。

（3）X线检查。

（4）关节超声。

（5）CT、MR。

【护理要点】

1. 一般护理

（1）饮食护理：①坚持"四低一高"的饮食原则，低嘌呤、低蛋白、低脂肪、低热量饮食，多饮水[2]，每天饮水约2 500～3 000mL，应选用pH为7或者普通的白开水，使每日尿量达2 000mL以上，促进尿酸排泄。②严格限制高嘌呤食物，每日嘌呤摄入量应控制在100～150mg。可选用低嘌呤食物，如牛奶、红薯、小麦等。③采取合理的食物烹调方法，减少食物中嘌呤的含量，如将肉类先煮，将汤弃去后再行烹调。④以牛奶、鸡蛋为优质蛋白的主要来源。⑤以精白面和米为热量摄入的主要来源，少食蔗糖及蔗糖类加工食品。⑥限制脂肪摄入量，控制在＜50g/d为宜，宜选植物油，少食动物油。⑦增加碱性食品摄取，如蔬菜、奶类、柑橘等，碱化尿液，促进尿酸排出。⑧有肥胖、高血压、高脂血症者，应限制钠盐摄入，合并糖尿病者应少食糖。⑨限制吸烟、饮酒，避免摄入刺激性食物和兴奋性饮料。⑩饮食控制应循序渐进，不可过度，以免导致营养失调而加重痛风。急性期患者避免减肥，以免尿酸增加，使病情加重。

（2）环境与休息：夏天保持适宜的室温，吹空调时勿贪凉，避免受凉潮湿。急性发作期应卧床休息，抬高患肢，保持功能位。缓解期适当运动能预防痛风发作，早晚各30分钟，每周3～5次，以散步、打网球等有氧运动为宜。控制体重。

（3）心理护理：积极消除应激状态，进行心理辅导及有效引导。

2. 专科护理

（1）急性期护理：①饮食护理同上。②关节肿痛护理：遵医嘱予止痛药物治疗，注意卧床休息，抬高患肢，保持肢体功能位。急性发作期，局部不宜冷敷或热疗。③病情观察：注意受累关节红肿热痛的变化，观察有无肾脏损害的表现。

（2）缓解期护理：①饮食护理同上。②适度运动：锻炼应循序渐进，以中等运动量、少量出汗为宜。每日早晚各30分钟，每周3～5次，以散步、打网球等有氧运动为好，尽量避免剧烈运动。

（3）药物护理：常用药物有苯溴马隆、别嘌醇、非布司他、NSAIDs类消炎止痛药、糖皮质激素，指导患者正确用药，观察药物疗效，及时处理不良反应。

3. 健康宣教

（1）药物：缓解期坚持降尿酸治疗。

（2）饮食：低嘌呤、低蛋白、低脂肪、低热量饮食，多饮水，每天约2 500～3 000mL。

（3）日常自我护理：注意保暖、合理饮食、控制体重。

（4）自我监测：病情加重时及时就医。

（5）复查：定期门诊随访，复查血常规、肝肾功能等。

【参考文献】

［1］葛均波，徐永健，王辰．内科学［M］．9版．北京：人民卫生出版社，2018.

［2］陈红，梁燕，王英．风湿免疫科护理手册［M］．2版．北京：科学出版社，2015.

第八章　肿瘤疾病护理精要

第一节　肿瘤化疗

【概述】

肿瘤化学治疗（tumor chemotherapy），简称肿瘤化疗，是利用化学药物阻止肿瘤细胞的增殖、浸润、转移，最终杀灭肿瘤细胞的一种治疗方式。它是一种全身性治疗手段，和手术、放疗并称为恶性肿瘤的三大治疗手段。

【观察要点】

1. 病情

主要包括营养状况、既往史、现病史、既往抗肿瘤治疗情况。

2. 全身情况

有无癌症的远处转移征象，血常规，心、肝、肾功能，特别是造血功能状况，有无发热。

3. 有无化疗药物不良反应

药物外渗、消化道反应、骨髓抑制、神经毒性、肾毒性等症状。

4. 心理状况

有无恐惧、焦虑、抑郁等症状。

【护理要点】

1. 血管通路的选择

建议患者选择深静脉置管，如 PICC、输液港、CVC 等。拒绝行深静脉置管的患者，应注意保护静脉，注射部位每次更换，有计划地使用。

2. 用药观察及护理

主要包括：①正确溶解及稀释药物，现用现配。如联合用药应根据药物的性质进行排序。②用药前先注入少量生理盐水或5%葡萄糖溶液，确保针头在静脉后再注入化疗药物。③若出现药物外渗，应立即停止输入，根据药物性质给予相应解毒剂外敷或局部封闭，抬高患肢48小时。④遵医嘱调节给药速度，并加强巡视。⑤化疗期间，严密监测患者生命体征的变化，发现异常立即报告医生。

3. 药物不良反应的观察与护理

（1）恶心、呕吐：少量多餐，改变食物色泽，进食可口的食物。合理安排用药时间，分散注意力，创造良好的进餐环境，遵医嘱予止吐药物。对不能进食者，遵医嘱予静脉补充营养以预防电解质紊乱，准确记录出入量。

（2）骨髓抑制[1]：当白细胞、红细胞或血小板低于正常值时，指导患者注意休息，限制不必要的活动，更换体位应缓慢，观察全身有无出血点，注意体温变化，预防感染，多进食补血的食物，如瘦肉粥、菠菜、肝脏等。并遵医嘱适当应用升白细胞、升红细胞、升血小板药物。

（3）口腔黏膜炎[2]：保持口腔清洁，用软毛刷刷牙，进食前后用生理盐水或温开水漱口，给予温凉流质饮食或软食，避免吃粗糙辛辣和含糖多的食物。伴有疼痛明显者用2%利多卡因注射液5mL、维生素 B_{12} 5mg 加入生理盐水500mL中，分次含漱。

（4）脱发[3]：化疗后2周出现脱发现象，一般停药3~5月后头发会再生，护理头发时应轻柔，避免烫发，使用吹风机时应控制温度。

4. 健康宣教

（1）化疗前：告知血管保护重要性及方法，建议中心静脉置管；如使用外周静脉留置针化疗，需向患者讲解减少穿刺侧肢体活动，防止外渗。患者要保持良好的心理状态，要正视现实，树立战胜疾病的信心；有烟酒嗜好者，要戒掉烟酒；化疗前，需要完善各项检查，包括血常规、肝肾功能等；化疗前一晚要保证休息，如患者入睡困难可根据医嘱适当应用催眠药物，睡前温水泡脚，饮热牛奶，可避免或减轻发生恶心、呕吐等胃肠道反应。

（2）化疗中：讲解药物外渗的临床表现，如果出现局部隆起、疼痛或输液不通畅时，及时呼叫护士。化疗期间，多饮水，保持2 000~3 000mL/d，进食易消化的清淡食物，多吃高蛋白、高纤维素的食物，如肉、蛋、奶、鱼、新鲜蔬菜水果等。每周查1~2次血常规；讲解各种化疗药物的作用及不良反应，指导患者应对化疗不良反应的技巧。

（3）化疗后：预防感染；安排好活动与休息；调整饮食及加强营养；记牢出院后相关

注意事项，如依照医生指示准时、坚持服药，如出现发烧及时到院诊治；定期复诊、按时回院检查。

【参考文献】

[1] 范奎，代良敏，伍振峰，等．放化疗所致骨髓抑制的研究进展 [J]．中华中医药杂志，2017，32（1）：210－214．

[2] 马婷婷，吴琼，欧阳静，等．中国癌症症状管理实践指南——口腔黏膜炎 [J]．护士进修杂志，2020，35（20）：1871－1878．

[3] 王悦，李妞妞，刘飞，等．化疗所致脱发预防和管理的最佳证据总结 [J]．中华现代护理杂志，2019，25（36）：4713－4718．

第二节　肿瘤放疗

【概述】

肿瘤放射治疗（tumor radiotherapy），简称放疗，是使用高能射线的电离辐射作用杀死癌细胞来治疗肿瘤的方法，X 射线、γ 射线、带电粒子、电子、质子和重离子是用于肿瘤放疗的常见辐射类型。

【观察要点】

1. 病情

主要包括营养状况、既往史、现病史、既往抗肿瘤治疗情况。

2. 全身及局部情况

放射治疗区域皮肤状况，血常规，心、肺、肝、肾功能，头颈部放射治疗需关注口腔情况。

3. 放射治疗不良反应

有无放射性皮肤损伤、放射性肺炎、放射性心脏损伤、消化道反应、骨髓抑制、营养不良等不良反应。

4. 心理状况

有无恐惧、焦虑、抑郁等症状。

【护理要点】

1. 饮食护理

鼓励患者多喝水，摄入清淡、易消化食物，提供高蛋白、高热量、高维生素的食物，头颈部放疗患者宜以流质或半流质为主。食欲差、进食量不足者，根据病情予以口服肠内营养，鼻饲、补充性肠外营养、全胃肠外营养。

2. 放射治疗不良反应的观察与护理

（1）放射性皮肤损伤[1]：建议患者选用全棉柔软内衣，避免粗糙衣物摩擦；照射区可用温水和柔软毛巾轻轻蘸洗，局部禁用肥皂、化妆品、热水、酒精等刺激性消毒剂；禁止在照射区剃毛发，防止损伤皮肤引起感染；照射区皮肤禁用作注射点，外出防止阳光直射；腋窝、腹股沟、外阴等多汗区皮肤处保持清洁干燥。

（2）骨髓抑制[2]：患者常有白细胞下降、血小板减少等状况，因此应密切观察血象变化，注意患者是否有发热现象，预防继发性感染发生。并遵医嘱适当应用升白细胞、升血小板药物。

（3）口腔黏膜炎[3]：保持口腔清洁，用软毛刷刷牙，进食前后用生理盐水或温开水漱口，给予温凉流质饮食或软食，避免吃粗糙辛辣和含糖多的食物。

（4）放射性肺炎[1]：指导患者多休息，每天行扩胸、深呼吸等呼吸功能锻炼。减少探视，注意体温变化及咳嗽、咳痰情况，如出现呼吸困难等症状时及时进行氧疗。

3. 心理护理

向患者及家属介绍有关放疗知识及需要配合的事项，放疗前，陪同患者到放疗操作室参观，解释放疗过程，使患者消除紧张恐惧心理，积极配合治疗。

4. 功能锻炼

指导患者加强放射治疗区的功能锻炼，如头颈部放疗后进行张口锻炼，乳腺癌放疗后进行患肢锻炼及淋巴手法引流等。

5. 健康宣教

（1）放疗前：告知患者放疗相关注意事项，评估身体及营养状况，一般情况较差者应设法调整，如纠正贫血、脱水以及水和电解质紊乱，并应做肝功能、肾功能及血常规等检查。头颈部放疗患者尤应注意口腔情况，牙周炎或牙龈炎患者在放射治疗前应予相应治疗，有龋齿者应拔除龋齿。

（2）放疗期间：应注意放射区皮肤变化，加强营养，多饮水，保持 2 000~3 000mL/d，吃易消化的清淡食物，多吃肉、蛋、奶、鱼、新鲜蔬菜、水果等高蛋白、高纤维素、高维生素的食物。每周查 1~2 次血常规；如果发现白细胞及血小板有降低情况或血象骤降，应及时通知医生，对血象有影响的药物应禁用。

（3）放疗后：放疗结束后，应指导患者进行一次肝肾功能的全面体检。注意放射区皮肤的防护，避免摩擦，避免强烈的物理化学刺激。口腔经放射后 3~5 年内不能拔牙，尤其是放射性龋齿引起的牙齿断裂，更不能拔除牙根。仍需加强放射区的功能锻炼。嘱患者按时复查。

【参考文献】

［1］中国医师协会放射肿瘤治疗医师分会．乳腺癌放射治疗指南（中国医师协会 2020 版）［J］．中华放射肿瘤学杂志，2021，30（4）：321－342.

［2］中国医师协会放射肿瘤治疗医师分会，中华医学会放射肿瘤治疗学分会，中国抗癌协会肿瘤放射治疗专业委员会．中国食管癌放射治疗指南（2021 年版）［J］．国际肿瘤学杂志，2022，49（1）：12－25.

［3］中国医师协会放射肿瘤治疗医师分会，中华医学会放射肿瘤治疗学分会，中国抗癌协会肿瘤放射治疗专业委员会．中国头颈部肿瘤放射治疗指南（2021 年版）［J］．国际肿瘤学杂志，2022，49（2）：65－72.

第三节 肿瘤靶向治疗

【概述】

肿瘤靶向治疗（tumor targeted therapy），又称肿瘤分子靶向治疗，是利用分子靶向药物杀灭癌细胞的一种治疗方式。分子靶向药物是指利用靶细胞与正常细胞之间分子生物学上的差异（包括基因、酶、信号转导等不同特性），定向将药物作用于靶细胞，抑制该细胞的生长增殖，最后使靶细胞灭亡的一类药物[1]。分子靶向治疗特异性高，不良反应相对较少，已成为目前较为理想的一种抗肿瘤治疗手段。

【观察要点】

1. 病情

主要包括营养状况、既往史、现病史、过敏史、既往抗肿瘤治疗情况、联合用药情况等。

2. 全身情况

有无癌症的远处转移征象，血常规，心、肝、肾功能，特别是造血功能状况，有无发热。

3. 靶向药物不良反应

有无皮肤不良反应、消化系统不良反应（如腹泻等）、高血压、蛋白尿、出血、间质性肺疾病等。

4. 心理状况

有无恐惧、焦虑、抑郁等症状。

【护理要点】

1. 血管通路的选择

可通过外周留置针、中心静脉导管等静脉通路进行输注，输注前需抽回血，判断血管是否通畅[2]。

2. 用药观察及护理

主要包括：①正确溶解及稀释药物，现用现配。如联合用药应根据药物的性质进行排序。②用药前先抽回血，确保针头在静脉后再注入靶向药物。③若出现药物渗出，应立即停止输入，尽可能回抽皮下组织药液后给予喜疗妥外涂。④遵医嘱调节给药速度，并加强巡视。⑤用药期间，严密监测患者生命体征的变化，发现异常立即报告医生。

3. 药物不良反应的观察与护理

（1）皮肤不良反应。指导患者不要抓挠皮肤，勤剪指甲，必要时晚间睡觉戴手套以防止抓伤皮肤。勿使用易导致皮肤干燥的物品，在沐浴后或睡眠前涂抹润肤露。避免直接日晒。穿戴柔软、合适的鞋袜、手套，鞋袜不宜过紧，以防摩擦；避免接触碱性洗涤剂。如皮肤出现严重不良反应遵医嘱使用药物治疗。

（2）消化系统不良反应。①腹泻是常见的不良反应之一，应告知患者腹泻时，饮食宜清淡，减少油腻、不易消化及刺激性食物，适当多饮水。记录排便情况。严重者服用洛哌丁胺（易蒙停）。年老患者腹泻易造成脱水，需要适当补液；严重腹泻引起脱水或病情加重者，应遵医嘱暂停用药，同时给予补充水和电解质。严重腹泻导致肛周皮肤红肿糜烂者，每次排便后应予温水冲洗和氧化锌软膏外涂肛周。②恶心、呕吐和食欲减退，饮食调节可减轻症状，建议饮食以高蛋白、高热量、清淡为主，少量多餐。轻度症状者可遵医嘱用护胃止吐药物治疗；严重脱水者要适当补充水和电解质。③口腔黏膜炎：保持口腔清洁，用软毛刷刷牙，进食前后用生理盐水或温开水漱口，给予温凉流质饮食或软食，避免吃粗糙辛辣和含糖多的食物。

（3）高血压：应告知患者减少钠盐摄入、合理均衡膳食、控制体重、戒烟限酒、适当运动、减轻精神压力和保持心理平衡等。指导患者进行每日血压监测，如出现头痛、头晕、视觉障碍等及时就医。

（4）骨髓抑制：当白细胞、红细胞、血小板低于正常值时，指导患者注意休息，对不必要的活动加以限制，更换体位应缓慢，观察全身有无出血点，注意体温变化，预防感染，适当多吃瘦肉粥、菠菜、肝脏等补血的食物，并遵医嘱适当应用升白细胞、升血小板、升红细胞药物。

4. 健康宣教

（1）休息与活动：告知患者用药后应卧床休息，起床时不可过急，下床活动应注意安全，以免发生意外。

（2）饮食指导：规律进食，少量多餐，摄入清淡、易消化、营养丰富的食物，保证患者营养均衡；口服靶向药物期间避免与西柚、石榴、杨桃等水果同食，以免影响药效。

（3）病情自我观察：用药期间指导患者注意皮肤变化及大小便情况，定期复查血常规及肝肾功能，每日定时监测血压变化。

【参考文献】

［1］CÁCERES W，CRUZ－CHACÓN A. Renal cell carcinoma：molecularly targeted therapy［J］. P R Health Sci J，2011，30（2）：pp. 73－77.

［2］GORSKI L A，HADAWAY L，HAGLE M E，et al. Infusion therapy standards of practice（8th Edition）［J］. J Infus Nurs. 2021，44（Suppl 1）：pp. S1－S224.

第九章　神经内科疾病护理精要

第一节　短暂性脑缺血发作

【概述】

短暂性脑缺血发作（transient ischemic attack，TIA）指由局部脑组织或视网膜缺血所引起的短暂性神经功能缺损，临床症状通常在 1 小时以内，不超过 24 小时[1]。TIA 可反复发作不遗留神经功能缺失的症状和体征。

【观察要点】

1. 病情

观察每次发作的形式、持续时间、间隔时间和伴随症状，观察肢体乏力或麻木症状是否减轻或加重，观察有无头晕、头痛或其他脑功能受损的表现。

2. 用药不良反应

是否有恶心、腹痛、腹泻等消化道症状和皮疹，定期检查凝血常规；使用抗凝药物注意观察有无出血倾向，如皮肤瘀斑、牙龈出血等；注意观察大便颜色。

【护理要点】

1. 观察患者病情变化

观察患者的症状和体征，如单侧肢体乏力、感觉异常、单盲或复视、眼球震颤、共济失调等；观察生命体征变化，注意病情是否突然加重；观察疾病伴随症状。定期复查相关生化检查，例如血糖、血脂、凝血功能等。患者发作或症状加重时，及时告知医护人员。

2. 安全护理

指导患者发作时立刻卧床休息，枕头避免过高（以 15°~20°为宜），以保证头部的血供。缓慢改变体位，避免快速仰头或转头，防止颈部活动过快、过急导致发作而跌倒。发作频繁者应避免高风险活动，如厕、沐浴及外出等需有家人陪同。

3. 用药指导

指导患者依照医嘱正确服药，不能随意调整或停用药物。告诉患者所用药物的机制和不良反应。抗血小板聚集药物（如阿司匹林）宜在饭后服用，注意观察有无恶心、腹痛、腹泻、排黑便等消化道症状，以及皮肤瘀斑、牙龈出血等出血倾向。

4. 健康宣教

（1）疾病知识：短暂性脑缺血发作是脑卒中的一种先兆表现或警示，如不及时治疗并采取正确措施，大约30%的患者将在数年内发展为完全性脑卒中[1]。护士应了解患者及其家属对脑血管病的认知状况；协助他们了解短暂性脑缺血发作的根本病因、危害、主要风险因素、早期症状、医治时机和治疗与预后的关系；指导掌握疾病的预防措施以及自我护理方法；帮助他们发现并消除本身的危险因素，采取预防措施，改变不健康的生活方式。定期进行体检，了解其心脏功能、血压、血糖和血脂水平。

（2）饮食指导：需限制盐的摄入量和（或）遵循地中海饮食，即食用简单、清淡及富含营养的食物，如蔬菜、水果、鱼、海鲜、坚果类食物等[2]。进食不宜过饱，防止暴饮暴食。卧床者进食高纤维饮食和补充充足的水分，保持大、小便通畅。

（3）安全指导：发作频繁者应避免重体力劳动及高风险活动，外出等需有家人陪同。避免爬楼梯、驾车，以防跌倒和外伤等意外发生。

（4）戒烟、禁止酗酒：吸烟和酗酒可使血管痉挛，心跳加快，血压升高，血浆纤维蛋白含量增加，血液黏稠度增加，可减少脑血流量及加速动脉硬化等，可采用心理咨询、口服戒烟药物等综合性护理措施，帮助患者戒烟，保持良好生活习惯。

（5）心理健康：指导患者保持心态平衡、情绪稳定。长期的精神压力容易影响血压及脑部的血液供应，鼓励患者积极调整心态，培养兴趣，与家属或朋友多交流，多参加有益身心的社交活动。

【参考文献】

［1］尤黎明，吴瑛. 内科护理学［M］. 6版. 北京：人民卫生出版社，2017.

［2］KLEINDORFER D O，TOWFIGHI A，CHATURVEDI S，et al. 2021 guideline for the prevention of stroke in patients with stroke and transient ischemic attack：a guide line from the American Heart Association/American Stroke Association［J］. Stroke，2021，52（7）：e364 - e467.

第二节　脑梗死

【概述】

脑梗死（cerebral infarction，CI）又称缺血性脑卒中，包括脑栓塞、动脉粥样硬化性血栓性脑梗死、腔隙性脑梗死及分水岭梗死，是指由于脑血液循环障碍和缺血缺氧引起的局部脑组织缺血性坏死或软化[1]。脑梗死的主要原因是供应脑血液的颅内或颅外动脉发生闭塞性病变，同时未能获得及时、充分的侧支循环供血，导致局部脑组织缺血缺氧。

【观察要点】

1. 观察患者的意识状态、生命体征

注意观察患者神志变化、睁眼反应、言语反应及运动反应。观察双侧瞳孔变化，是否等大等圆，对光反射是否灵敏。观察生命体征，尤其注意血压及呼吸变化，避免血压骤升或骤降。

2. 观察患者神经功能症状

观察患者肌力变化，及时发现肌力进展情况。观察有无头痛、头晕、视力下降、呕吐等全脑症状。观察有无失语、吞咽障碍、二便障碍等局灶定位症状。

3. 观察特殊药物的使用情况

使用溶栓药物时，密切观察患者有无出血倾向；使用甘露醇等高渗药物时，观察有无外渗情况，避免静脉炎的发生；使用抗凝或抗血小板聚集药物时，警惕发生消化道出血。

4. 观察患者心理状态

突发偏瘫或失语等容易引起患者恐惧及焦虑，观察患者是否存在心理问题。

【护理要点】

1. 密切观察患者病情变化

详细记录包括神志、瞳孔、生命体征、神经功能症状等。出现颅内高压的症状（例如剧烈头痛、喷射状呕吐）或躯体症状加重时，及时通知医生处理。

2. 用药护理

观察患者使用溶栓、抗凝、降纤及扩张血管等药物治疗的情况；注意患者有无头痛、呕吐等颅内压增高或出血倾向，观察有无排黑便、牙龈出血、皮肤瘀斑等出血表现。患者使用降压药及防止血管痉挛药物时，应严格控制输入速度，防止血压的骤升骤降。使用甘露醇时保证药物能快速静滴，用药后观察患者尿量和尿液颜色，观察有无因脱水速度过快所致的头痛、呕吐等低颅压综合征表现。注意患者心肺功能情况，防止发生心衰、肺水肿等。

3. 生活护理

卧床患者定时翻身、保持皮肤干洁，协助其每天进行床上浴、口腔护理等，尤其注意做好肛周及会阴清洁，避免失禁性皮炎或压力性损伤。做好呼吸道管理，定时叩背排痰，必要时使用负压吸痰清理呼吸道。保持良肢位摆放，避免发生脱臼等二次伤害。

4. 吞咽障碍护理

动态评估患者吞咽功能，根据评估结果选择合适的进食方法。例如，保留经口进食者通过改变食物性状以及摄食管理，保证进食安全，避免吸入性肺炎的发生，保证营养供给。需要管饲者根据个体选择胃管、间歇性管饲、鼻肠管等[2]，做好管道护理，避免发生非计划性拔管。

5. 肢体功能锻炼

患者病情稳定后，及早进行床上、床边、被动、主动等活动。正确的运动训练有助于缓解痉挛和改善已形成的异常运动模式。可进行 Bobath 握手、桥式运动、关节被动运动、起坐训练、恢复期运动训练等。

6. 安全护理

对眩晕、定向力差的患者要注意活动安全，预防跌倒等意外伤害；床铺高度适中，有保护性床栏，生活用品置于易取处，建立"无障碍通道"，做好陪人安全健康宣教；对于认知障碍患者，向家属交代注意事项并陪护，防止走失等情况发生。

7. 心理护理

给患者提供有关疾病、治疗及预后的可靠信息，关心尊重患者，鼓励患者表达自己的感受，保持开朗心态，建立良好的生活习惯，主动配合参与治疗和锻炼。避免任何不良刺激和伤害患者自尊的行为发生。

8. 健康宣教

（1）疾病知识指导：《中国脑卒中防治报告 2019》[3] 显示，卒中有较高的复发率，18

岁及以上缺血性卒中患者，发病 3 个月、6 个月和 1 年内卒中复发率分别为 10.9%、13.4% 和 14.7%。因此，有效的二级预防是减少卒中复发和死亡的重要手段。告知患者及家属疾病的基本病因和主要危险因素、早期症状和及时就诊的指征；指导患者遵嘱服用药物，告知患者药物常见的不良反应，定期复查。

（2）饮食指导：需限制盐的摄入量和（或）遵循地中海饮食，即食用简单、清淡及富含营养的食物，如蔬菜、水果、鱼、海鲜、坚果类食物等[4]。

（3）康复指导：告知患者及家属康复训练的知识及方法，落实康复计划，教会患者日常活动所需辅具的使用方法，例如转运的方法、轮椅的使用、拐杖的选择和使用方法等。

（4）自我赋能：鼓励患者从事力所能及的家务劳动，避免过度依赖家人；告知患者功能恢复的进程，坚持锻炼，循序渐进；指导家属给予患者精神上及物质上的帮助与支持，树立战胜疾病的信心。

【参考文献】

［1］尤黎明，吴瑛. 内科护理学［M］. 6 版. 北京：人民卫生出版社，2017.

［2］国家卫生健康委脑卒中防治工程委员会. 中国脑卒中防治指导规范［M］. 2 版. 北京：人民卫生出版社，2021.

［3］《中国脑卒中防治报告 2019》编写组.《中国脑卒中防治报告 2019》概要［J］. 中国脑血管病杂志，2020，17（5）：272 - 281.

［4］KLEINDORFER D O，TOWFIGHI A，CHATURVEDI S，et al. 2021 guideline for the prevention of stroke in patients with stroke and transient ischemic attack：a guide line from the American Heart Association/American Stroke Association ［J］. Stroke，2021，52（7）：e364 - e467.

第三节　面神经炎

【概述】

面神经炎（facial neuritis）也称特发性面神经麻痹（idiopathic facial palsy）或贝尔（Bell）麻痹，是茎乳孔内急性非化脓性面神经炎症，患者可出现周围性面神经瘫痪的临床表现[1]。其表现为患侧面部表情运动丧失、额纹消失、不能皱眉及闭眼、鼻唇沟变浅、口角下垂并向健侧歪斜、鼓腮漏气等。

【观察要点】

1. 观察患者面肌瘫痪情况

有无额纹消失、不能皱眉、眼睑闭合不全等情况，闭眼时是否露出白色巩膜，吹口哨及鼓腮时是否漏气，饮水时是否口角漏水等。

2. 观察患者合并症状

是否有耳后疼痛，耳廓及外耳道是否感觉减退，外耳道是否有疱疹，舌前味觉是否消失等。

3. 观察心理变化

关注患者是否因担心面瘫不能彻底治愈而出现焦虑、自卑、失望等心理症状。

【护理要点】

1. 疾病一般护理

急性期注意休息，避免直接对着面部长时间吹风，注意面部防风防寒，避免直吹冷风。外出时戴帽子、围巾和口罩，睡觉时避免靠近窗边、空调、风扇，避免冷水洗脸等。保持皮肤干洁，避免过度牵拉瘫痪侧面肌。指导患者睡眠时尽量采用健侧卧位，避免瘫痪侧长时间受压。

2. 康复护理

患侧面部可用50℃~60℃的湿热毛巾外敷，每日3~4次，每次15~20分钟；指导患者进行面部肌肉运动，包括主动和被动运动，如对镜子做皱眉、提额、闭眼、呲齿、鼓腮、吹口哨等动作，每天3~4次，每次5~15分钟。按摩脸部，尤其对瘫痪一侧进行环形按摩。

3. 预防并发症

尤其注意眼部卫生，预防眼部感染，保护角膜。如果眼睑闭合不全或不能闭合，应使用眼罩和眼镜进行保护，并可使用眼药水和眼膏保持局部湿润防止感染。

4. 饮食护理

选择容易咀嚼的食物，避免粗糙、干硬、辛辣食物，有味觉障碍的患者应注意食物的冷热，避免损伤口腔黏膜；指导患者进食后及时漱口，清除患侧口腔残留的食物，保持口腔清洁，预防口腔感染。

5. 心理护理

患者突然出现面瘫，自身形象发生变化，害怕与熟人见面，容易导致焦虑、抑郁、易怒。观察患者的心理和情绪变化，鼓励患者表达真实的心理感受，给予耐心的解释和疏导，告知患者本病一般预后总体良好，增强其战胜疾病的信心，积极配合治疗。

6. 健康宣教

（1）疾病预防指导：病毒感染、自主神经功能失调等均可导致局部血管痉挛，神经缺血、水肿而发病，指导患者应保持健康心态，保持良好的生活习惯，避免面部长时间吹冷风、受凉或感冒[2]。

（2）疾病知识指导：指导患者清淡饮食，保持口腔清洁，预防口腔感染；保护角膜，预防角膜溃疡；外出注意使用围巾、口罩等保暖和修饰。

（3）康复指导：遵嘱予针灸或理疗；保护面部，避免过冷刺激；教会患者面肌功能训练的方法，坚持每日进行面部按摩。

【参考文献】

［1］尤黎明，吴瑛. 内科护理学［M］. 6 版. 北京：人民卫生出版社，2017.

［2］贾建平，陈生弟. 神经病学［M］. 8 版. 北京：人民卫生出版社，2018.

第四节　癫痫

【概述】

癫痫（epilepsy）是多种原因导致的脑部神经元高度同步化异常放电所致的临床综合征，临床表现具有发作性、短暂性、重复性和刻板性的特点。异常放电神经元的位置不同及异常放电波及的范围差异，导致患者的发作形式不一，可表现为感觉、运动、意识、精神、行为、自主神经功能障碍或兼有之。临床上每次发作或每种发作的过程称为痫性发作（seizure），一个患者可有一种或数种形式的痫性发作。在癫痫发作中，一组由具有相似症状和体征特性所组成的特定癫痫现象统称为癫痫综合征。[1]

【观察要点】

1. 病情观察

注意发作时意识变化，有无心率加快、血压升高、呼吸缓慢或停顿、牙关紧闭、瞳孔扩大、大小便失禁等症状。使用地西泮后，注意观察用药效果和有无出现呼吸抑制、肾脏损害等不良反应。

2. 记录癫痫发作的类型

主要包括部分性发作（单纯部分性发作、复杂部分性发作、部分性继发全身发作）、全面性发作（失神发作、强直性发作、阵挛性发作、强直阵挛性发作、肌阵挛发作、失张力发作）以及不能分类的发作等。记录每次发作的频率和持续时间；观察患者发作后意识完全恢复的时间，以及有无头痛、疲劳和行为异常等症状出现。

3. 用药观察

首次用药后 5 ~ 7 天检查抗癫痫药物的血药浓度，每 3 ~ 6 个月复查一次；每月进行血常规检查、每季度进行肝肾功能检查，动态观察抗癫痫药的血药浓度及不良反应。

【护理要点】

1. 休息与活动

病房内保持安静，避免强光刺激；发作间歇期可适当下床活动；如有发作征兆，立即卧床休息。

2. 体位

发作时取侧卧位或平卧位，头偏向一侧。

3. 饮食护理

癫痫发作时不能强迫喂食，按医嘱留置胃管。间歇期宜进食清淡、易消化食物。避免进食刺激和辛辣的食物，如辣椒、咖啡、浓茶等。

4. 安全护理

根据患者病情，做好各种抢救准备工作，如床头备好压舌板、开口器、负压吸引器、氧气等；做好对患者的安全防护工作，使用保护性床栏，住院期间应有专人守护。

5. 病情观察

（1）癫痫发作时，注意观察患者的意识、瞳孔变化、血压、呼吸、血氧情况、抽搐起始部位、扩散情况、伴随症状（有无大小便失禁、口吐白沫、深浅反射消失）、发作持续时间等，并详细记录。

（2）癫痫发作后，注意观察患者意识是否完全恢复，有无头痛、疲倦及行为异常的表现，有无出现肢体瘫痪情况。

6. 对症处理

（1）癫痫发作和持续该状态时，应有专人守护在床边，防止跌倒、坠床或伤人，观察患者发作状态，并详细记录。保持呼吸道通畅，及时吸出口腔分泌物，并给予吸氧，有假牙者立即取出。发作时不可强压患者抽搐的四肢，避免骨折的发生。在患者出现发作的先兆时，用缠有纱块的压舌板放在患者口腔一侧上下臼齿之间，以防舌、口唇和颊部咬伤。

（2）癫痫大发作后，如出现高热，应积极降温处理。

7. 用药护理

（1）抗癫痫药：遵医嘱按时给予抗癫痫药物，派发口服药时要保证服药到口。动态观察抗癫痫药的血药浓度及不良反应（如胃肠道症状、意识改变、头晕、头痛、肝肾功能损害、皮疹、体重改变、感觉异常等）。

（2）地西泮：癫痫发作时常使用地西泮控制发作，在使用时要严格控制速度，并密切观察有无呼吸抑制、血压降低、尿潴留。观察癫痫发作的次数是否减少、间歇期是否延长、发作时长是否缩短等。

8. 健康指导

（1）疾病知识指导：向患者及其家属介绍疾病及其治疗相关知识和自我护理的方法，告知不宜进行游泳、驾驶、攀岩等发作时有危险的活动。应注意劳逸结合，避免辛辣刺激性食物，戒烟酒。避免易诱发癫痫发作的行为，如睡眠不足、饥饿、饮酒、便秘、情绪激动、怀孕、强烈的声光刺激等。

（2）用药指导：按医嘱用药，不可随意更改或停用药物。原则上，在发作完全且持续控制至少2~3年后，才能考虑逐渐停药。不同患者在用药过程中存在显著的个体差异，少数患者甚至需要终身用药。

（3）病情监测：绝大多数癫痫患者需要长期的药物治疗，应在医护人员的指导下进行定期随访，了解患者用药依从性，监测药物疗效和不良反应。对癫痫发作控制较好者，建议每3~6个月随访一次。对于难治性癫痫和某些特殊癫痫综合征，应增加随访次数[2]。

（4）婚育注意事项：癫痫妇女在结婚及怀孕前，应进行详细的咨询，孕前充分告知癫痫药物有导致胎儿畸形的风险，应在医生调整好药物治疗方案后再怀孕。妊娠后定期做好产检。[3]

【参考文献】

［1］贾建平，陈生弟．神经病学［M］．8 版．北京：人民卫生出版社，2018.

［2］成人癫痫患者长程管理共识专家协作组．关于成人癫痫患者长程管理的专家共识［J］．中华神经科杂志．2013，46（7）：496－499.

［3］李洪葳，尹倩，钟梅．英国皇家妇产科医师学会（RCOG）"妊娠期癫痫指南2016 版"要点解读［J］．现代妇产科进展，2017，26（8）：629－633.

第五节　重症肌无力

【概述】

重症肌无力（myasthenia gravis，MG）是由自身抗体介导的获得性神经—肌肉接头传递障碍的获得性自身免疫性疾病[1]。

【观察要点】

1. 观察肌无力情况

观察是否有眼外肌麻痹，包括上睑下垂、斜视和复视，眼球活动受限甚至固定；观察面肌受累情况，是否出现表情淡漠、连续咀嚼无力、饮水呛咳、发音障碍等；观察四肢肌力受累情况，是否有肌力下降、活动后出现肌无力甚至瘫痪。

2. 观察肌无力的特点

是否活动后加重，休息后减轻；是否有晨轻暮重的现象，表现为晨起肌力正常或症状较轻，下午或傍晚症状明显加重。

【护理要点】

1. 生活护理

指导患者注意休息，保持情绪稳定。症状较轻时才进行活动，自我调节活动量，以不感到疲劳为原则。症状明显时，协助患者生活护理。注意避免过于积极的物理疗法以及剧烈运动，避免加重病情。

2. 进食管理

存在吞咽困难的患者根据吞咽功能情况选择合适的进食途径以及食物类型。进食时宜取坐位，特别要掌握食物的量、温度、速度，以防止出现误吸。

3. 预防并发症

密切观察患者生命体征，尤其注意呼吸频率、节律与深度的变化，观察有无呼吸困难加重、发绀、咳嗽无力、腹痛、瞳孔变化、出汗、唾液分泌增多等现象，避免感染、外伤、疲劳、过度紧张等诱发重症肌无力危象的因素。如发生重症肌无力危象，立即通知医生，并配合抢救，及时清理口鼻腔分泌物，遵嘱用药，必要时配合气管插管、气管切开和人工辅助呼吸等。

4. 用药护理

（1）使用抗胆碱酯酶药：如溴吡斯的明，存在吞咽费力的患者应在餐前30分钟服药，注意有无恶心、呕吐、腹痛、腹泻、流涎、支气管分泌物增多等不良反应[2]。

（2）使用皮质类固醇：如甲强龙、美卓乐。注意观察不良反应，如骨质疏松、满月脸、水牛背等，长期服药者，注意有无消化道出血、股骨头坏死等并发症。

5. 心理护理

鼓励患者采用有效方式向医护人员和家属表达自己的诉求，耐心倾听患者的感受，关爱患者，减轻患者恐惧心理。

6. 健康宣教

（1）疾病知识指导。帮助患者认识疾病，指导患者建立健康的生活方式，保证充足的睡眠与休息，避免精神刺激等，注意保暖，避免受凉感冒。

（2）用药指导与病情监测。向患者及家属讲解所用药物的名称、剂量、常见不良反应等，指导患者遵嘱正确服用药物，避免漏服、自行停服和改量等，因其他疾病就医时应告知患有本病及正在服用的药物。

（3）饮食指导。告知患者避免进食干硬、粗糙等食物；进餐时尽量取坐位；进餐前充分休息或服药后30分钟产生药效时再进食，当出现吞咽困难、饮水呛咳时，避免强行进食；如出现进食量明显减少、消瘦等状况时，及时就医。

【参考文献】

［1］中国免疫学会神经免疫分会. 中国重症肌无力诊断和治疗指南（2020版）［J］. 中国神经免疫学和神经病学杂志，2021，28（1）：1–12.

［2］尤黎明，吴瑛. 内科护理学［M］. 6版. 北京：人民卫生出版社，2017.

第六节　阿尔茨海默病

【概述】

阿尔茨海默病（Alzheimer's disease，AD）是发生于老年和老年前期、以进行性认知功能障碍和行为损害为特征的中枢神经系统退行性病变。临床上表现为记忆障碍、失语、失用、失认、视空间能力损害、抽象思维和计算力损害、人格和行为改变等。AD 是老年期最常见的痴呆类型，约占老年期痴呆的 50%～70%[1]。

【观察要点】

1. 观察患者认知状态

主要评估患者记忆力、注意力、执行能力、语言能力、视空间能力。常借助于简易精神状态检查（Mini‑mental State Examination，MMSE）量表、蒙特利尔评估量表（Montreal cognitive assessment，MoCA）、阿尔茨海默病评估量表认知部分（Alzheimer's disease assessment scale‑cognitive section，ADAS‑cog）等评估患者认知状态。

2. 观察患者生活自理能力

可使用 Barthel 评估量表评估患者生活自理能力；中重度 AD 患者需要评估患者吞咽功能及进食情况，协助生活护理。

3. 观察患者精神行为情况

观察患者是否出现行为异常、性格改变、乱语等情况；评估有无情绪低落、焦虑、抑郁等情绪。

【护理要点】

1. 正确评估

评估患者的认知功能，如记忆力、判断力、计算能力、定向能力和语言能力，尤其应注意患者精神行为异常症状，如情绪不稳定、易激惹、攻击破坏、吵闹或木僵等极端行为，注意有无幻觉、妄想、焦虑、抑郁、睡眠障碍等症状；是否伴随偏瘫、感觉障碍、构音障碍等脑神经受损表现。避免刺激患者，保持患者情绪稳定。安抚患者家属，告知其病情演变，需要得到家庭关爱和耐心支持。

2. 安全防护

对有精神、智能障碍的患者，应注意其安全，留陪人陪护，防止自伤和伤人，避免走失、跌伤等意外情况。告知家属患者潜在的安全问题和应采取的安全防范措施。

3. 生活护理

协助并提醒患者生活自理，包括个人卫生、进食、排泄大小便等。

4. 心理护理

建立医患之间的信任，鼓励患者多与周围人沟通交流，强调合理简单的社交要求，反复强化纠正患者的不良生活行为。鼓励患者做力所能及的事情，提高生存信心。

5. 用药护理

按时服用药物，服药时喂药到口，确保患者将药全部吞下，以免遗忘或错服。制定用药时间表，放在显眼处，训练患者自我服药能力。

6. 健康宣教

（1）疾病知识指导：向家属讲解疾病的进展，指导家属给予患者更多耐心与支持。鼓励患者适当参加社会活动，延缓病情进展。

（2）安全指导：向家属讲解预防不良事件的方法，避免患者单独外出，防止走失，外出时可给患者携带备注有家庭住址及紧急联系人的标识牌。

（3）饮食指导：饱和脂肪酸的过多摄入会增加 AD 的发病风险，而地中海饮食，即主要摄入鱼类、水果蔬菜、富含多不饱和脂肪酸的橄榄油，适度饮用红酒而较少食用猪肉等红肉，则被多个研究证实能够降低 AD 的发病风险[2]。

【参考文献】

[1] 贾建平，陈生弟.神经病学［M］.8 版.北京：人民卫生出版社，2018.

[2] 中国痴呆与认知障碍诊治指南写作组，中国医师协会神经内科医师分会认知障碍疾病专业委员会.2018 中国痴呆与认知障碍诊治指南（七）：阿尔茨海默病的危险因素及其干预［J］.中华医学杂志，2018，98（19）：1461-1466.

第十章　传染性疾病护理精要

第一节　登革热

【概述】

登革热（dengue fever，DF）是由登革病毒（*Dengue virus*）引起的由伊蚊（主要是白纹伊蚊和埃及伊蚊）传播的急性传染病。其临床特点为突发高热、头痛，全身肌肉、骨骼、关节疼痛，极度疲乏，皮疹，淋巴结肿大，白细胞减少[1]等。

【观察要点】

1. 评估流行病学史

评估患者有无被蚊虫叮咬，有无与登革热患者接触，发病前14天有无去过登革热流行地区等流行病学史[1]。

2. 观察症状

观察患者有无高热、头痛、肌肉关节疼痛、皮疹等临床表现。

3. 评估实验室资料

主要包括血常规、尿常规及血清学检查结果，重点观察白细胞和血小板的变化。

4. 评估认知与心理

评估患者对疾病的认知程度和心理状况。

【护理要点】

1. 休息与活动

（1）按传染病护理常规护理。

（2）按虫媒隔离，患者应安置在有防蝇、防蚊设备的带有纱门、纱窗的病室内，挂蚊帐防蚊隔离至起病后超过 7 天[2]。

（3）病房保持安静，光线柔和，空气流通、新鲜。病室内配备灭蚊灯、灭蚊拍，彻底灭蚊。

（4）急性期患者宜卧床休息，不宜过早活动，体温和血小板恢复正常、无出血征象后，方可逐渐增加活动量。

2. 饮食护理

发热期宜给予流质或半流质饮食，补充足够水分；恢复期给予高热量、高蛋白、高维生素、易消化饮食。

3. 对症护理

（1）高热患者慎用止痛退热药，以免因大量出汗引起虚脱；避免酒精擦浴，以防皮肤血管扩张加重皮疹和出血。持续高热及毒血症严重的患者，可遵医嘱短期使用小剂量肾上腺皮质激素治疗[1]。

（2）如血小板明显降低，应严密观察血压及活动性出血征象。观察皮肤黏膜有无瘀点、瘀斑，有无鼻衄、牙龈出血及便血、血尿等。有出血倾向者，遵医嘱给予酚磺乙胺、维生素 K 等药物止血治疗，必要时输注新鲜全血或血小板。

（3）出汗较多、伴有呕吐和腹泻等消化道症状的患者，应及时口服补液，尽量减少静脉补液量，以避免诱发脑水肿[1]。

4. 心理护理

登革热患者起病急骤，病情发展迅速，患者和家属多有紧张和恐惧心理，加上重症患者恢复期较长，容易情绪低落，需加强心理护理。

5. 健康宣教

（1）登革热在人与人之间接触不会直接传播，仅通过携带登革热病毒的蚊虫叮咬在人群中传播。

（2）预防登革热的根本措施是防蚊灭蚊，改善环境卫生，居家实行翻盆倒罐、清除积水、勤换水缸等措施消灭蚊虫滋生地，喷洒灭蚊剂消杀成蚊，外出涂抹昆虫驱避药以防蚊虫叮咬[3]。

（3）病后抵抗力差，避免去人群密集的公共场所。

【参考文献】

[1] 李兰娟，任红. 传染病学 [M]. 9 版. 北京：人民卫生出版社，2018.

[2] 彭文伟. 传染病学 [M]. 6 版. 北京：人民卫生出版社，2006.

[3] 尤黎明，吴瑛. 内科护理学 [M]. 6 版. 北京：人民卫生出版社，2017.

第二节　慢性乙型肝炎

【概述】

慢性乙型肝炎（chronic hepatitis B，简称慢乙肝）是指由乙型肝炎病毒持续感染引起的肝脏慢性炎症性疾病[1]，病程超过半年或发病日期不明确而临床有慢性肝炎表现者也可诊断为慢乙肝[2]。

【观察要点】

1. 全身情况

观察患者全身皮肤有无黄染或瘀点瘀斑，有无肝病面容，有无肝掌及蜘蛛痣，下肢及会阴部有无水肿；询问患者睡眠、饮食及大小便情况，有无发热、乏力、厌油等；了解患者有无皮肤瘙痒，有无皮肤黏膜出血、牙龈出血、鼻出血、便血等出血倾向。[3]。

2. 腹部情况

观察有无腹胀、上腹部不适、肝区疼痛，肝脏有无增大或者缩小、质地如何，脾脏有无肿大，有无腹壁静脉曲张，腹部有无膨隆。

3. 心理状况

了解患者对慢性乙肝相关知识的了解情况，评估患者有无自卑、抑郁、焦虑等负面情绪，了解家属对患者的关心支持情况，了解患者家庭经济状况。

4. 检查结果

尽快完善相关检查，关注血常规、尿常规、肝功能、凝血功能、血氨、血糖、血胆固醇、血胆汁酸、补体、甲胎蛋白、肝纤维化指标、乙肝两对半、乙肝病毒 DNA、B 超、彩超、CT、MR、肝组织病理等检查的结果，为病情提供诊治依据。

【护理要点】

1. 休息与活动

对肝炎患者来讲,休息是重要的治疗措施之一。患者应注意养成良好的生活习惯,保证足够的睡眠时间,避免劳累。肝功能正常者可从事轻体力活动,以不感到疲劳为宜[3];肝炎活动期应卧床休息,以右侧卧位为佳,利于增加肝脏血流量,保证肝脏营养供应,促进肝脏的再生修复[3],同时放松精神,避免思虑过重。

2. 饮食护理

饮食治疗对慢性乙肝患者来说有重要的辅助治疗作用。肝脏是人体的"化工厂",肝炎患者由于肝功能受损,三大营养物质出现代谢障碍,科学、合理的饮食可以为机体提供足够的营养,提高机体免疫力,从而利于肝脏修复,促进肝功能恢复[3]。

(1)充足的蛋白质供应:足够的蛋白质供应能提高机体的免疫力,利于肝脏修复。应以豆制品、瘦肉、鸡蛋、鸡肉、牛奶、鱼等优质蛋白为主。

(2)适量的碳水化合物供应:适量的碳水化合物可以增加肝糖原储备,利于肝脏修复,过多热量则会加重肝脏负担,甚至引起脂肪肝。

(3)合理的脂肪摄入:适当的脂肪可以增加食物的口感,提高患者的食欲,应尽量选择植物油。

(4)保证充足的维生素和矿物质摄入:多进食新鲜水果及蔬菜,保证维生素供应,增强肝脏的解毒功能。慢乙肝患者容易缺钙,应坚持饮用牛奶或者食用钙补充剂。

(5)食物烹饪应以蒸、煮、炖、炒、烩、汆为主,避免煎、炸、熏、烤,应清淡易消化饮食,少量多餐,进食规律,切忌进食过饱或暴饮暴食。

(6)禁止吸烟及饮酒:烟酒中的有害物质会损害肝脏功能。

3. 皮肤黏膜护理

(1)注意观察皮肤、巩膜有无黄染,皮肤黏膜有无出血及水肿。

(2)注意皮肤清洁,如有皮肤瘙痒,应避免搔抓,以免抓破皮肤导致继发感染;应用清水沐浴,避免使用刺激性洗浴用品;瘙痒难忍时可用炉甘石外涂或按医嘱使用抗组胺类药物。

4. 用药护理

(1)在患者对抗病毒治疗充分了解及同意的前提下,向患者宣教口服抗病毒药物的注意事项以及注射干扰素的注意事项。

(2)指导患者遵医嘱规律服用抗病毒药物或注射干扰素,切忌随意漏服、增减剂量或停用抗病毒药物，否则可能会引起病毒变异、病情反弹诱发重型肝炎或引起药物不良反应[3]。抗病毒治疗期间要注意观察药物不良反应，定期进行肝功能、血液中病毒指标、肝脏纤维化指标及肝脏影像学等检查。

（3）在医生指导下用药，避免服用对肝脏有损伤的药物或保健品等。[3]

5. 心理护理

（1）帮助患者正确认识慢乙肝，做好同乙肝长期共存、抗争的心理准备。告知患者抗病毒药物疗效显著，在医生的指导下合理用药有望达到治愈[4]，鼓励患者树立战胜疾病的信心。

（2）医护人员对待患者要热情、耐心、细心，引导患者表达自己的感受，尊重理解患者，使其负面情绪得以疏导，避免不良情绪加重病情。

（3）与家属充分沟通，鼓励家属关心支持患者，与患者共同努力，提高治疗积极性，以利于疾病康复。

（4）创造温馨放松的环境，利于患者放松休息，鼓励患者保持积极乐观的生活态度。

6. 健康宣教

（1）向患者及家属讲解慢性乙型肝炎的传播途径，患者用品专用，并定期消毒，防止血液、体液污染家中的环境，建议家庭成员接种乙肝疫苗[3]。

（2）HBsAg、HBeAg、HBV－DNA 阳性者应禁止献血以及从事托幼和饮食行业工作[2]。

（3）定期复查，发现病情变化，及时就医。

【参考文献】

［1］林果为，王吉耀，葛均波．实用内科学［M］．15 版．北京：人民卫生出版社，2017.

［2］李兰娟，任红．传染病学［M］．9 版．北京：人民卫生出版社，2018.

［3］尤黎明，吴瑛．内科护理学［M］．6 版．北京：人民卫生出版社，2017.

［4］中华医学会感染病学分会，中华医学会肝病学分会．慢性乙型肝炎防治指南（2019 年版）［J］．中华肝脏病杂志，2019，27（12）：938－961.

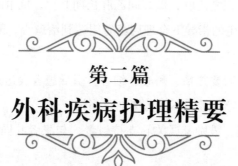

第二篇
外科疾病护理精要

第一章　心胸外科疾病护理精要

第一节　食管癌

【概述】

食管癌（esophageal carcinoma）是常见的上消化道恶性肿瘤之一，主要发生在食管上皮组织，以胸中段多见。其病因至今尚未完全明了，但吸烟和过量饮酒已被证实是重要的致病原因。其主要表现为吞咽困难症状逐渐加重。癌转移主要经淋巴途径，血行转移发生较晚。食管癌主要通过手术治疗，辅以放疗及化疗[1]。

【观察要点】

1. 食道梗阻程度

吞咽功能情况，进食后有无呕吐、潴留和反流现象[2]，饮食种类。

2. 全身营养状况

有无体重下降、贫血、脱水或脏器衰竭[2]；经鼻肠管行肠内营养的实施效果如何。

3. 管道引流

胃管、颈部管道、胸管等管道引流液的量、色和性状、流出速度及温度。

4. 疼痛

胸部疼痛的性质、伴随症状和持续时间。

5. 伤口护理

敷料是否干洁，有无渗液渗血，有无红肿疼痛，有无皮下气肿及皮下气肿范围大小。

6. 肺康复锻炼

戒烟、深呼吸及有效咳嗽、早期下床、运动锻炼等。

7. 预防并发症

观察有无出血、肺部感染、吻合口瘘、乳糜胸、吻合口狭窄等。

【护理要点】

1. 术前护理

（1）饮食护理。根据病情，能进食者给予富含热量、多种维生素和蛋白的易消化食物；吞咽困难者，可遵医嘱经静脉进行肠外营养。

（2）呼吸道护理。术前严格禁烟两周。指导进行深呼吸运动、有效咳嗽咳痰等锻炼，防范术后肺部并发症的发生[2]。

（3）胃肠道准备。无胃肠道动力障碍者，麻醉6小时前允许进食固体食物、2小时前允许进食清流质。但有吞咽困难或梗阻的患者应予以注意。对肠道准备无要求的食管癌手术患者，建议术前使用缓泻剂[3]。

（4）皮肤准备。按手术要求进行备皮。

2. 术后护理

（1）生命体征。密切留意患者神志、心率、血压、血氧以及呼吸频率、节律等生命体征的变化[2]，尤其是呼吸、血压和血氧的变化。神志清醒且病情稳定者予半卧位。

（2）呼吸道护理。关注患者的呼吸型态、频率和节律，双肺呼吸音，血氧变化等。气管插管患者应按需清除气道分泌物，保持呼吸道通畅。术后根据病情尽早鼓励患者进行呼吸练习和咳嗽排痰锻炼、吹气球运动、使用呼吸训练器等，促使肺膨胀[2]。遵嘱给予雾化吸入，以达到解痉、化痰、抗感染等目的。

（3）胸腔闭式引流护理。保持管道固定妥善，胸腔闭式引流装置完整密闭，观察和记录引流液的色、量和性状。观察水封瓶长管中水柱波动情况，以判断引流管是否通畅。一般术后胸腔引流液呈鲜红色或暗红色，如引流量超过200mL/h持续3小时以上，应考虑有胸腔内持续性出血[2]；如胸腔闭式引流管引出粉红色浑浊液或乳白色液时，应考虑乳糜胸；观察有无吻合口瘘的发生。

（4）胃肠道护理。①胃肠减压护理：保持胃肠减压管的通畅及维持有效负压。根据术式对胃管的留置深度进行调整，妥善固定管道，按需更换胶布。密切观察与记录引流的情况。②肠内营养护理：禁食期间需进行肠内或肠外营养。患者宜取 >30°的半坐卧位，注意输注肠内营养液的温度和速度，观察患者有无腹痛腹胀等不适。每次输注前后、连续输注过程中每间隔4小时、特殊注药前后，均以温开水30mL冲洗，防止营养液残留堵塞管腔。③饮食护理：胃肠减压期间需禁饮禁食。鼻肠管开放后可进行肠内营养。胃管拔除后，观察患者有无胸闷、气促、胸痛和全身中毒症状等吻合口瘘表现。遵医嘱评估患者吞咽功能情况，给予全流饮食，再过渡到半流质饮食，2周后进软食。注意患者口腔卫生，少量多餐，让患者不要进食质硬难咽下的食物或药物。

（5）疼痛护理。术后留置镇痛泵的观察；同时，观察患者是否出现呼吸抑制、皮肤瘙痒、恶心呕吐、头晕、血压低等麻醉药的不良反应。

（6）并发症观察。以肺部感染、肺不张多见，此外还有出血、吻合口瘘、乳糜胸、喉返神经损伤、吻合口狭窄等。

（7）早期康复锻炼。术后患者生命体征平稳后调整为半卧位，指导进行床上踝泵运动、下肢抬高等训练。协助进行术侧肩关节及手臂的抬举运动。术后早期下床，从床边站立、下床扶床活动到独立行走，逐渐增加活动量，防止下肢深静脉血栓发生和促进肺康复。

3. 健康宣教

（1）饮食指导。指导患者养成良好的饮食方式，勿进食太热、质硬、有刺激的食物，减慢进食速度。选择易消化、易咽下的富含优质蛋白、高热量以及高维生素的食物，餐后适当采取半卧位，可有效防止进食后胃内容物的反流及呕吐。

（2）活动与锻炼。指导患者加强呼吸功能锻炼，如呼吸运动及排痰锻炼。注意休息，劳逸结合，逐渐增加活动量，避免疲劳及重体力活动。

【参考文献】

［1］陈孝平，汪建平，赵继宗. 外科学［M］. 9版. 北京：人民卫生出版社，2018.

［2］李乐之，路潜. 外科护理学［M］. 7版. 北京：人民卫生出版社，2021.

［3］中国医师协会胸外科分会快速康复专家委员会. 食管癌加速康复外科技术应用专家共识（2016版）［J］. 中华胸心血管外科杂志，2016，32（12）：717－722.

第二节　肺癌

【概述】

肺癌（lung cancer）是一种主要起源于支气管黏膜上皮或肺泡上皮的恶性肿瘤，又称支气管肺癌[1]。肺癌目前病因尚未明晰，抽烟是其重要的风险因素[1]。根据肿瘤起源部位的不同，可分为中央型肺癌和周围型肺癌。其临床表现主要与癌肿的部位、大小、是否压迫侵犯邻近器官以及有无转移情况等相关，其中最常见的症状为咳嗽。

【观察要点】

1. 生命体征

呼吸的频率、节律，胸廓的运动，胸片结果，血氧等指标的变化。

2. 疼痛

胸部疼痛的性质、伴随症状和持续时间。

3. 管道引流

胸腔闭式引流管引流液的量、色、性状、流出速度及温度等。

4. 伤口情况

敷料是否干洁、有无渗液渗血、有无红肿疼痛、皮下气肿的范围等。

5. 并发症观察

有无出血、肺炎、肺不张、心律失常、肺水肿、肺栓塞、心肌梗死等。

【护理要点】

1. 术前护理

（1）呼吸道护理（参考食管癌的"术前的呼吸道护理"）。

（2）营养支持。保持口腔清洁，均衡膳食。营养不良者经肠内或肠外途径，改善自身状况，增强机体抵抗力。

（3）心理护理。根据患者的特点，向其介绍疾病相关知识，如手术的目的、方法、术前术后需要配合的要点及注意事项，并介绍手术成功实例，增强患者的信心。

2. 术后护理

（1）病情观察。密切观察生命体征变化。全麻清醒且生命体征平稳后，可以采用半坐卧位，有利于促进肺复张和胸腔引流。肺叶切除后可取健侧卧位或平卧位；全肺切除术后取1/4患侧卧位或平卧位，避免纵隔移位和压迫健侧肺导致呼吸循环功能障碍[2]。

（2）呼吸道护理（参考食管癌的"术后的呼吸道护理"）。

（3）疼痛护理。开胸手术给予留置镇痛泵。指导患者在咳嗽时固定胸部伤口，减轻由于胸廓震动所致的伤口疼痛。

（4）胸腔闭式引流护理。①一般护理：关注胸腔闭式引流瓶内水柱波动情况，定期挤压，保持引流通畅。观察引流液颜色、性状和量。每日引流量小于300mL，无气体逸出，胸部 X 线显示肺复张良好，可拔除胸腔引流管。②持续负压吸引护理：术后水封瓶内如有气体逸出，可在瓶的短管处接负压吸引器（压力：−0.5 ~ −1.5kPa），一般多接位于胸部上端的胸管。负压吸引时应关注有无缺氧症状、引流液增多等情况。③全肺切除术后胸腔引流管护理：通常保持钳闭状态，根据气管位置决定引流管的开放时间及次数，防止出现纵隔明显移位的情况。每次放出的液量最好小于 100mL，速度宜慢[2]。

（5）术后并发症的预防。术后除了常见的胸腔内出血、肺部感染、肺不张等并发症外，还有以下特殊的并发症：如急性肺水肿、支气管胸膜瘘等[3]。

（6）控制输液量和速度。全肺切除术后患者应控制钠盐摄入量。严格限制输液量和速度，防止心脏前负荷过重而引起肺水肿。24 小时输液量一般限制在 2 000mL 内，速度为 20 ~ 30 滴/分[2]。记录出入液量，维持液体平衡。

（7）早期康复锻炼（参考食管癌的"早期康复锻炼"）。

3. 健康宣教

（1）休息和营养。注意休息，加强营养，预防感冒。

（2）活动锻炼。半年内避免疲劳和重体力活动[2]。术后数周内，坚持进行腹式呼吸活动和有效咳嗽咳痰锻炼；指导患者进行抬肩、抬臂、手达对侧肩部、举手过头或拉床带等活动，预防术侧肩关节僵直。

（3）复诊指导。定期返院复查；如出现伤口疼痛或愈合不良、发热、剧烈咳嗽、咯血、气促、乏力等症状，及时返院复诊；如术后需进行放射治疗和化学治疗等，应交代相关注意事项。

【参考文献】

［1］陈孝平，汪建平，赵继宗. 外科学［M］. 9 版. 北京：人民卫生出版社，2018.

［2］李乐之，路潜. 外科护理学［M］. 7 版. 北京：人民卫生出版社，2021.

［3］李梅，刘莉，余艳. 心胸外科护理健康教育［M］. 北京：科学出版社，2018.

第三节　气胸

【概述】

当气体进入胸膜腔造成积气状态时，称为气胸（pneumothorax）[1]。根据胸膜腔的压力情况，气胸可分为三类：闭合性气胸、开放性气胸和张力性气胸[2]。

【观察要点】

1. 生命体征

观察体温、脉搏、呼吸、血压、血氧饱和度等指标的变化，观察患者有无缺氧症状。

2. 肺部情况

观察呼吸的频率、节律，胸廓的运动，听诊双肺呼吸音，气管位置，胸片结果。

3. 疼痛

胸部疼痛的性质、伴随症状和持续时间。

4. 管道引流

胸腔闭式引流管引流液的量、色、性状、流出速度及温度。

5. 伤口情况

敷料是否干洁，有无渗液渗血，有无红肿疼痛，皮下气肿的范围。

【护理要点】

1. 术前护理

（1）营养支持。根据病情，能进食者给予富含热量、多种维生素和蛋白质的易消化食物。

（2）呼吸道护理（参考食管癌的"术前呼吸道护理"）。

（3）预防感染。遵医嘱合理应用抗生素。

（4）管道护理。向患者简要说明行胸腔闭式引流治疗的目的、意义、过程及注意事项，以取得患者的配合。关注胸腔闭式引流瓶内水柱波动情况，定期挤压，保持引流通畅。观察引流液颜色、性状和量。

（5）术前准备。按手术要求进行备皮。急诊手术者做好血型鉴定、交叉配血、药物过敏试验等准备工作。择期手术者术前晚禁食禁饮。

2. 术后护理

（1）病情观察。密切观察生命体征变化。全麻清醒且生命体征平稳后，可以采用半坐卧位，有利于促进肺复张和胸腔引流。

（2）呼吸道护理。指导患者深呼吸及有效咳嗽咳痰的方法，做好气道湿化，定时协助患者翻身、叩背排痰。

（3）疼痛护理。开胸手术根据患者需求给予留置镇痛泵。指导患者在咳嗽时固定患侧胸壁，减轻由于胸廓震动所致的伤口疼痛。关注疼痛的部位、性质及持续时间，必要时给予止痛药。

（4）胸腔闭式引流护理[3]。

第一，管道密闭。①严密覆盖胸壁引流管周围；②保持水封瓶直立，长管没入水中3～4cm；③更换引流瓶或搬动患者时，用止血钳双向夹闭引流管，防止空气进入；④放松止血钳时，先将引流瓶安置在低于胸壁引流口平面的位置；⑤检查引流装置密闭性，防止管道脱落。

第二，无菌操作。①保持引流装置无菌，定时更换引流装置；②保持敷料干洁，如有渗血渗液应及时更换；③引流瓶位置低于胸壁引流口平面60～100cm，以防瓶内液体逆流入胸腔，造成逆行感染。

第三，引流通畅。定时挤压引流管，防止引流管受压、扭曲和阻塞。取半坐卧位，鼓励患者咳嗽和深呼吸，以利于胸膜腔内液体和气体的排出，促进肺复张。

第四，观察记录。①观察并记录引流液的颜色、性状和量；②关注水封瓶长管中水柱波动的情况，以判断引流管是否通畅；③若患者出现气促、胸闷、气管向健侧偏移等肺受压症状，则提示血块阻塞引流管，应及时捏挤或使用负压间断抽吸引流瓶中的短玻璃管，促使其恢复通畅，并立即通知医师处理。

第五，管道脱落事件处理。①若引流管从胸腔滑脱，立即用手捏闭胸壁伤口处皮肤，消毒处理后，以凡士林纱布封闭伤口，并协助医师进一步处理；②若引流瓶损坏或引流管从胸壁引流管与引流装置连接处脱落，立即用双钳夹闭胸壁引流管，并更换引流装置。

第六，拔管护理。①拔管指征：如引流瓶中无气体逸出且引流液颜色变浅，24小时引流液量＜300mL，脓液＜10mL，胸部X线显示肺复张良好无漏气，患者无呼吸困难或气促，即可考虑拔管；②拔管方法：协助医师拔管，嘱患者先深吸一口气，在深吸气末屏气，迅速拔管，并立即用凡士林纱布和厚敷料封闭胸壁伤口，包扎固定；③拔管后护理：拔管后24小时内，应注意观察患者是否有胸闷、呼吸困难、发绀、切口漏气、渗液、出血和皮下气肿等，如发现异常及时通知医师处理。

（5）术后并发症的预防。术后常见并发症有切口感染、肺部感染和胸腔内感染等。

3. 健康宣教

（1）运动和营养。注意休息，加强营养，预防感冒。告知患者恢复期胸部仍有轻微不适或疼痛，应尽早开展循序渐进的患侧肩关节功能锻炼，促进功能恢复。但在气胸痊愈1个月内，不宜参加剧烈的体育活动，如打球、跑步、抬举重物等。

（2）呼吸功能锻炼。指导患者练习深呼吸和有效咳嗽、咳痰的方法，出院后继续坚持锻炼。

（3）复诊指导。定期返院复查。

【参考文献】

［1］葛均波，徐永健. 内科学［M］. 9 版. 北京：人民卫生出版社，2018.

［2］陈孝平，汪建平，赵继宗. 外科学［M］. 9 版. 北京：人民卫生出版社，2018.

［3］李乐之，路潜. 外科护理学［M］. 7 版. 北京：人民卫生出版社，2021.

第四节　主动脉夹层

【概述】

主动脉夹层（aortic dissection，AD）是主动脉夹层动脉瘤的简称，指主动脉壁内膜与部分中层裂开，血液在主动脉压力作用下进入裂开间隙，形成血肿并主要向远端延伸扩大。主动脉夹层常发生于近端胸主动脉。该病隐匿、凶险，诊断率较低，易发生主动脉夹层破裂，死亡率极高[1]。传统主动脉夹层分类方法中应用最为广泛的是 Stanford 分型和 De Bakey 分型。目前临床上常用 Stanford 分型分为 2 型：Stanford A 型病变累及升主动脉，夹层远端可以终止于不同部位；Stanford B 型病变始于降主动脉。

【观察要点】

1. 疼痛

疼痛为主动脉夹层的主要特征。观察疼痛的部位、性质、持续时间和伴随症状。

2. 生命体征

意识、体温、血压、心率（律）、血氧饱和度、中心静脉压、末梢循环情况等。

3. 呼吸系统

双肺呼吸音、呼吸频率及节律、胸廓运动、血氧饱和度、氧合指数等情况。

4. 管道引流

心包、纵隔引流管引流液的量、色、性状、流出速度及温度等。

5. 出入量

关注输液、饮食、管道引流、尿量等。

6. 药物不良反应

使用降压药时，注意有无恶心、呕吐、烦躁、头晕、头痛等；使用利尿药物时，注意有无低钾的症状及表现；使用 β 受体阻滞剂时，注意有无心动过缓、乏力等。

7. 累及症状

累及主动脉分支，如冠状动脉、头臂干动脉、肾动脉、肠系膜动脉等，引起的重要脏器供血障碍。

【护理要点】

1. 术前护理

（1）基础护理。严格控制活动量，绝对卧床休息，避免情绪波动。避免增加胸腹腔压力的活动，如剧烈活动、咳嗽、屏气等[1]。必要时使用镇静剂。

（2）病情观察。密切观察患者生命体征，有无疼痛、心脏并发症、其他脏器灌注不良等表现。

（3）疼痛护理。评估疼痛的部位及性质，必要时给予药物缓解。

（4）控制心率和血压。应根据实时血压及时进行输注药量的调节，维持收缩压在100～120mmHg，心率在60～80次/分[3]。并发马凡氏综合征的患者，使用血管紧张素转换酶抑制剂或血管紧张素受体拮抗剂可进一步减轻主动脉扩张的速度，减少并发症的发生[2]。

2. 术后护理

（1）生命体征。持续心电监护，动态观察患者意识、瞳孔、心率、血压、中心静脉压等情况。对于苏醒延迟、焦虑躁动、抽搐者，应遵医嘱给予脱水、神经营养等治疗。维持血流动力学稳定，控制血压（控制标准同术前），避免夹层血管再次分离和保护吻合口。

（2）呼吸道护理。术后常规使用呼吸机辅助通气，关注血气化验结果及血氧的变化。观察呼吸型态、频率、双肺呼吸音的情况，按需吸痰，保证气道的湿度和通畅度。拔除气管插管后给予充足吸氧，指导患者做呼吸运动及有效咳嗽，预防各种原因导致的低氧血症对各重要器官的损害。

（3）引流管护理。妥善固定心包及纵隔引流管，保持管道通畅，按需挤压管道。记录管道引流液的色、量和性质。如引流的血性液体持续 2 小时超过 4mL／（kg·h），应考虑活动性出血，须立即通知医生，协助做好开胸止血的准备；如引流量突然减少，伴有血压下降、中心静脉压升高，提示心包引流不畅、心脏压塞，应及时通知医生并协助处理。

（4）维持水、电解质平衡。术后做好每小时及 24 小时出入量的记录，保持尿量 >1mL/（kg·h）。评估患者血容量及心功能情况，调整液体的摄入量及速度，合理使用利尿剂。定时监测电解质等生化检查结果，根据检验结果调整电解质的输入。

（5）外周循环及肢体运动的观察。定时监测患者皮肤的温度、颜色，动脉搏动等情况，评估患者术后肢体血运情况，同时还需评估患者肢体活动程度、肌力和神经感觉情况。

（6）术后并发症。主要有呼吸系统并发症、急性肾功能衰竭、神经系统并发症、出血、感染等[3]。

3. 健康宣教

（1）休息与活动。根据自身体力恢复情况进行适度的活动，避免重体力劳动和剧烈运动。

（2）自我监测。指导患者学会血压测量的方法，遵医嘱服用降压药，掌握药物常见不良反应。观察有无胸闷、心悸、气促、尿少、浮肿等情况，如有异常，及时来院就诊。

（3）复诊指导。定期返院复查。如有心悸、腰背部疼痛等情况，应及时就诊。

【参考文献】

［1］李乐之，路潜. 外科护理学［M］. 7 版. 北京：人民卫生出版社，2021.

［2］罗建方，刘华东. 2014 年欧洲心脏病学会主动脉疾病诊治指南解读［J］. 岭南心血管病杂志，2014，20（6）：691 – 696.

［3］中国医师协会心血管外科分会大血管外科专业委员会. 主动脉夹层诊断与治疗规范中国专家共识［J］. 中华胸心血管外科杂志，2017，33（11）：641 – 654.

第五节　心脏瓣膜疾病

【概述】

心脏瓣膜疾病（valvular heart disease）是单个或多个瓣膜结构（包括瓣叶、瓣环、腱索或乳头肌）的功能或结构异常，导致瓣膜口狭窄及（或）关闭不全的一类心脏病[1]。

病变常可累及一个瓣膜，常见于二尖瓣；或累及多个瓣膜，二尖瓣合并主动脉瓣病变较多见[2]。通过内科保守治疗无效时，需行人工心脏瓣膜置换术。

【观察要点】

1. 心功能状态

心脏功能相关指标的化验及检查，卧位情况，活动量，有无心悸、头晕、乏力、呼吸困难、咳嗽、咯血等症状。

2. 血流动力学

血压、心率（律）、中心静脉压、末梢循环情况等。

3. 管道引流

心包、纵隔引流管引流液的量、色、性状、流出速度及温度。

4. 出入量

关注输液、饮食、管道引流、尿、大便等。

5. 抗凝效果监测

有无皮下出血点、血尿、牙龈出血等出血倾向。

【护理要点】

1. 术前护理

（1）基础护理。①休息：取舒适体位，患者有明显呼吸困难、气喘时停止活动，卧床休息。静息时呼吸困难明显者，应取半卧位或端坐位，双腿下垂以减少回心血量，降低心脏前负荷。②饮食护理：可进食高热量、多维生素、富含优质蛋白、少盐、少油且易消化的食物。少量多餐，每日食盐摄入量在5g以下。

（2）病情观察。根据心功能情况分级，严密观察病情，注意有无发热，心率、心律的变化，及时记录报告医生，必要时予强心、利尿治疗，调整心功能。注意呼吸困难症状有无改善，听诊有无肺部湿啰音，必要时监测血气分析及血氧饱和度。定时测量患者体重，一般为晨起体重。准确记录患者24小时出入量，注意患者有无腹部不适，注意颈静脉充盈程度、肝脏情况、水肿消退情况，注意监测血压及电解质结果。

2. 术后护理

（1）生命体征。动态观察患者意识、瞳孔、心率、血压、中心静脉压等情况。及时判断和识别常见心律失常的心电图波形。注意观察患者有无低血钾、低血容量、低氧血症、酸碱紊乱等诱发心律失常的危险因素，及早发现和控制。准确记录每小时及 24 小时出入量，根据病情制订输液计划，使用输液泵调整速度和量。遵医嘱持续微泵入血管扩张药物和正性肌力药物，注意保证药物有效输注。

（2）呼吸道护理（参考主动脉夹层的"呼吸道护理"）。

（3）引流管护理（参考主动脉夹层的"引流管护理"）。

（4）维持水、电解质平衡。一般血清钾最好维持在 4～5mmol/L[3]。高浓度补钾时，一定要选择用微泵匀速深静脉输入。

（5）抗凝治疗。术后 24～48 小时进行抗凝治疗，根据患者的凝血化验结果合理地调整每次抗凝药物的用量。行生物瓣膜置换术者，需要抗凝的治疗时间是 3～6 个月。行机械瓣膜置换术者需要接受终身抗凝治疗[2]。用药期间需特别注意观察有无发生抗凝过量（出血）或抗凝不足（血栓和栓塞）的现象。

（6）预防感染。加强对管道及手术切口的管理，严格执行无菌操作，定期更换敷料。

（7）术后并发症。如急性心脏压塞、低心排综合征、感染、出血、栓塞、心律失常、肾功能不全、脑部并发症等。

3. 健康宣教

（1）休息与活动。注意休息，根据心功能和身体状况逐渐增加活动量，以活动后不感到胸闷、气促为宜。

（2）用药指导。按时、按量服药。观察有无出血倾向，如瘀斑、鼻出血、血尿、便血、女性月经量增多、神志变化等。术后半年内每月定期复查凝血功能，半年后置入机械瓣的病人至少每 3 个月定期复查一次。避免食用对抗凝药有影响的食物和药物。

（3）饮食指导。合理搭配膳食结构，控制高脂肪食物，限制盐的摄入量，少量多餐，以免增加心脏负担。

【参考文献】

[1] 尤黎明，吴瑛. 内科护理学 [M]. 7 版. 北京：人民卫生出版社，2022.

[2] 李乐之，路潜. 外科护理学 [M]. 7 版. 北京：人民卫生出版社，2021.

[3] 中华医学会心血管病学分会心力衰竭学组，中国医师协会心力衰竭专业委员会，中华心血管病杂志编辑委员会. 中国心力衰竭诊断和治疗指南 2018 [J]. 中华心血管病杂志，2018，46（10）：760－789.

第二章　神经外科疾病护理精要

第一节　颅脑损伤

颅脑损伤（traumatic brain injury，TBI）可分为头皮损伤、颅骨损伤和脑损伤，这三者往往单独存在或同时存在，颅脑损伤死亡率和致残率极高，多因外界暴力作用于头部引起[1]。颅内血肿是颅脑损伤最常见的继发性病变。下面将分述颅骨损伤、脑损伤和颅内血肿的外科护理精要。

一、颅骨损伤

【概述】

颅骨损伤是指颅骨受暴力作用，引起颅骨正常结构的改变。颅骨骨折本身不危及生命，其危险在于颅内血肿、脑组织、神经血管的损伤引起的并发症。

【观察要点】

1. 密切观察生命体征

密切观察患者血压、脉搏、体温及呼吸变化，注意有无呼吸困难、血压增高、心率减慢或加快等。

2. 观察意识、瞳孔及肌力情况

密切观察患者的意识程度，GCS 评分有无下降；观察患者双侧瞳孔大小，直接、间接对光反射变化；观察患者的肢体肌力、肌张力变化。

3. 观察颅骨情况

观察患者的颅骨外观有无凹陷和开放性伤口，有无压痛、肿胀。

4. 观察颅内压增高情况

观察患者有无颅内压增高症状，如头痛、呕吐、意识障碍等。

5. 观察局灶性症状

关注患者有无运动障碍、视野缺损、偏瘫等局灶性症状及体征；有无认知、吞咽、语言、感觉等功能障碍；有无癫痫发作。

6. 观察颅底骨折症状及体征

根据骨折的部位可分为颅前窝、颅中窝和颅后窝骨折，主要症状为皮下或黏膜下瘀斑、脑脊液外漏和颅神经损伤。

表 1　颅底骨折的症状

骨折部位	瘀斑部位	脑脊液漏	颅神经损伤
颅前窝	眼睑、球结膜下（熊猫眼征）	鼻漏	嗅神经、视神经损伤
颅中窝	耳后迟发性瘀斑（Battle 征）	耳漏	颞骨岩部折损伤面神经、听神经，伤及海绵窦则可致动眼、滑车、三叉或外展神经麻痹
颅后窝	乳突区和枕下部（Battle 征）、咽后壁黏膜下	无	可能损伤舌咽神经、迷走神经、副神经，但临床并不多见

脑脊液漏和鼻炎渗出液，可以使用尿糖试纸，测定其中有没有葡萄糖，有则可以确定为脑脊液。

7. 观察伤口

注意观察伤口敷料情况，有无发生渗血或渗液，行手术治疗的患者观察引流情况，如有异常及时通知医生。

8. 辅助检查

颅盖骨折患者需完善头颅正侧位 X 线检查，颅底骨折患者行头颅薄层 CT。

9. 观察检验结果

密切关注患者血常规、凝血功能、血清电解质水平等。

【护理要点】

1. 非手术治疗的护理要点

（1）体位管理：卧床休息，无禁忌者床头可抬高30°。脑脊液耳漏者，头偏向患侧。

（2）病情观察：密切观察患者的生命体征、意识状态、瞳孔变化、头皮下瘀斑变化，及早发现脑疝症状，尽快手术治疗。对头痛、头晕、恶心、呕吐的患者，及时进行镇静、止痛、止吐、止血及脱水等对症处理，密切观察有无迟发性颅内血肿的发生。

（3）伤口护理：观察伤口有无渗血及感染征兆，保持头部敷料干洁。

（4）脑脊液漏护理：预防逆行感染，保持局部干洁，禁止用棉球堵塞漏液的耳鼻。脑脊液耳漏者予患侧卧位，若脑脊液外漏多，指导患者取平卧位，头稍抬高，以防颅内压过低。保持鼻前庭和外耳道清洁，观察并记录漏出液的量、颜色和性状。避免颅内压增高的因素，如用力咳嗽、大笑、打喷嚏、擤鼻涕、用力大便，便秘患者遵医嘱予通便药，必要时运用直肠指力扩肛法，促进大便排出。脑脊液鼻漏者禁忌冲洗、滴药，严禁经鼻腔吸痰或留置胃管，禁忌行腰椎穿刺。当脑脊液漏经保守治疗持续2周以上不能自愈者，考虑手术治疗。

（5）营养管理：结合NRS2002评分，根据患者的疾病状况、胃肠道功能等进行营养评估和过程动态评价[2-3]。能量供应达到25~30kcal/（kg·d），无禁忌证情况下持续抬高床头30°~45°，进食时调高至90°坐位。指导患者每餐≥18g的蛋白质摄入，保证每日蛋白质需要量[3]。

（6）并发症预防：长期卧床患者注意预防下肢深静脉血栓、肺部感染、尿路感染和压疮等常见并发症。

（7）心理护理：神经系统功能的恢复过程缓慢，需要长时间的精心护理及康复训练。关注患者有无焦虑、自卑心理，评估家庭对患者的支持能力，帮助顺利回归社会。

2. 手术治疗的护理要点

（1）体位管理：全麻未清醒者，取侧卧位或去枕平卧，头偏向一侧。若患者的病情平稳，床头抬高30°以上。

（2）病情观察：严密观察患者的生命体征、意识、瞳孔、肢体活动、头皮瘀斑、脑脊液漏情况，病情变化时及时报告医生。观察头部术口敷料有无渗血及渗液。

（3）引流管护理：保持引流管引流通畅，予固定稳妥，观察并记录引流液的颜色、速度、性状和量，如有异常及时报告医生。

（4）术后并发症：主要为呼吸道感染[4]、癫痫、颅内压增高，颅内感染[5]等，做好观察与护理。

3. 健康宣教

（1）生活方式：去骨瓣患者外出需佩戴安全帽，防止骨窗受压。注意休息，劳逸结合。帮助患者培养生活自理能力。调整膳食结构，多进食高热量、高蛋白、富含维生素的食物。避免刺激性食物，如烟酒、浓茶、咖啡、辛辣食物等。

（2）疾病康复：告知患者及家属疾病相关知识，嘱脑脊液漏患者勿抓挠鼻腔、耳道，减少用力咳嗽、打喷嚏，保持心情愉快，积极配合治疗及护理。结合病因，进行安全宣教。帮助患者建立自信心，指导语言、记忆力等功能康复锻炼。

（3）疾病知识：①伤口护理：伤口避免抓挠，避免感染。伤口愈合后可洗头，若出现伤口渗血渗液，及时就诊。去骨瓣患者术后 3 ~ 6 个月后可行颅骨修补。②就诊指导：术后 3 ~ 6 个月门诊复查 CT 或 MR。患者应定期回门诊复查，检查伤口愈合情况、调整后续诊疗计划等。当患者的原有症状如头痛、头晕、呕吐、抽搐等加重时，须立刻就医。

二、脑损伤

【概述】

脑损伤是指外力导致脑膜、脑组织、脑血管、神经的损伤。按脑与外界是否相通，可分为开放性脑损伤和闭合性脑损伤。

【观察要点】

1. 密切观察生命体征

密切观察患者血压、脉搏、体温及呼吸变化，注意有无呼吸功能紊乱、血压下降等。伤后一般出现较短的生命体征紊乱，重度脑挫裂伤患者伤后会出现持续的生命体征紊乱。

2. 观察意识情况

密切观察患者的意识程度、GCS 评分的变化。脑震荡出现短暂的意识障碍一般不超过 30 分钟，清醒后大多逆行遗忘，无法回忆受伤时的情况。脑挫裂伤会出现意识障碍，重者甚至长期昏迷。

3. 观察瞳孔及肌力

观察患者双侧瞳孔大小，直接、间接对光反射变化。中脑损伤患者瞳孔大小形态可正常，但对光反射消失，眼球固定；桥脑损伤患者双侧瞳孔极小，眼球向同侧凝视；弥漫性轴索损伤患者瞳孔不等，对光反应消失，眼球同向凝视或分离；原发性动眼神经损伤，伤后会立即出现瞳孔散大、眼睑下垂。观察患者的肢体肌力、肌张力变化。

4. 观察局灶性症状

关注患者的眼球活动、视野缺损、肢体偏瘫等局灶性症状及体征；有无认知、吞咽、语言、感觉等功能障碍；有无癫痫发作。

5. 观察伤口

注意观察伤口敷料情况，有无发生渗血和渗液，引流管是否通畅。

6. 辅助检查

完善 CT、MR 等影像学检查，必要时行腰椎穿刺术。

7. 观察检验结果

密切关注患者血常规、凝血功能、血清电解质水平。

【护理要点】

1. 非手术治疗的护理要点

（1）体位管理：卧床休息，无禁忌者床头可抬高30°。

（2）病情观察（参考颅骨损伤的"病情观察"）。

（3）伤口护理：观察伤口有无渗血及感染，保持头部敷料干洁。

（4）营养管理（参考颅骨损伤的"营养管理"）。

（5）并发症预防：主要为蛛网膜下腔出血、颅内压增高、脑疝、颅内感染[5]、废用综合征[6]、癫痫等。

（6）心理护理：神经系统功能的恢复过程缓慢，需要长时间的精心护理及康复训练。关注患者有无焦虑、自卑心理，能否顺利回归社会，评估家庭对患者的支持能力。

2. 手术治疗的护理要点

（1）体位管理：全麻未清醒者取侧卧位或去枕平卧，头偏向一侧。若患者的病情平稳，维持30°以上的半坐卧位。

（2）病情观察：严密观察患者的生命体征、意识、瞳孔、肢体活动情况，病情变化时及时向医生汇报。观察头部术口敷料有无渗血及渗液。

（3）引流管护理：保持引流管引流通畅，予固定稳妥，观察并记录引流液的颜色、速度、性状和量，及时报告医生。

（4）术后并发症：主要为颅内压增高、废用综合征[6]、呼吸道感染[4]、下肢深静脉血栓等。

3. 健康宣教

（1）生活方式。鼓励轻型脑损伤患者尽早生活自理、恢复活动，帮助其培养生活自理能力。调整膳食结构，多进食高热量、高蛋白、富含维生素的食物。避免刺激性食物，如烟酒、浓茶、咖啡、辛辣食物等。

（2）疾病康复。告知患者及家属疾病相关知识，保持心情愉快，积极配合治疗及护理。结合病因，进行安全宣教。帮助患者建立自信心，指导语言、记忆力等功能康复锻炼。

（3）疾病知识（参考颅骨损伤的"疾病知识"）。

三、颅内血肿

【概述】

颅内血肿是颅脑损伤最常见但又可逆的继发性病变。因血肿直接压迫脑组织，引起局部神经功能障碍及颅内压增高，如未及时处理，可导致脑疝，危及生命。颅内血肿按部位可分为硬膜外血肿、硬膜下血肿和脑内血肿。

【观察要点】

1. 密切观察生命体征

密切观察患者血压、脉搏、体温及呼吸变化，注意有无呼吸困难、脉搏变缓、血压升高、体温变化等。

2. 观察意识情况

密切观察患者的意识程度，有无 GCS 评分下降、出现烦躁不安、昏迷等。硬膜外血肿轻者可无意识障碍，较重者可出现中间清醒期，严重者可出现伤后持续昏迷。硬膜下血肿患者多出现伤后意识障碍。脑内血肿会出现进行性加重的意识障碍。

3. 观察瞳孔及肌力

观察患者双侧瞳孔大小，直接、间接对光反射变化。观察患者的肢体肌力、肌张力变化。

4. 观察局灶性症状

关注患者的运动障碍、言语障碍、视野缺损、偏瘫等局灶性症状及体征；有无认知、吞咽、语言、感觉等功能障碍；有无癫痫发作；有无发热。

5. 观察伤口

注意观察伤口敷料情况，有无渗血和渗液，手术患者术后引流管是否通畅。

6. 辅助检查

完善头颅 X 线、CT、MR 等影像学检查。

7. 观察检验结果

密切关注患者血常规、凝血功能、血清电解质水平。

【护理要点】

1. 非手术治疗的护理要点

（1）体位管理：卧床休息，注意体位管理，无禁忌者床头可抬高30°。

（2）病情观察：密切观察患者的生命体征、意识状态、瞳孔变化，及早发现脑疝症状，尽快手术治疗。对头痛、头晕、恶心、呕吐的患者及时进行镇静、止痛、止吐、止血及脱水等对症处理，动态 CT 扫描，密切观察颅内血肿有无进展，一旦发现血肿增大，配合医生立即做好手术治疗准备。

（3）伤口护理：观察伤口有无渗血及感染，保持头部敷料干洁。

（4）营养管理（参考颅骨损伤的"营养管理"）。

（5）并发症预防及护理：指导偏瘫患者进行肢体的主被动运动，如 Bobath 握手、桥式运动等，长期卧床患者注意预防下肢深静脉血栓、肺部感染、尿路感染和压疮等常见并发症。

（6）心理护理。神经系统功能的恢复过程缓慢，需要长时间的精心护理及康复训练。关注患者有无焦虑、自卑心理，能否顺利回归社会，评估家庭对患者的支持能力。

2. 手术治疗的护理要点

（1）体位管理：全麻未清醒者取侧卧位或去枕平卧，头偏向一侧。若患者的病情平稳，维持30°以上的半坐卧位。

（2）病情观察：严密观察患者的生命体征、意识、瞳孔、肢体活动情况，病情变化时及时向医生汇报。观察头部术口敷料有无渗血及渗液。

（3）引流管护理：保持引流管引流通畅，予固定稳妥，观察并记录引流液的颜色、性状和量，及时报告医生。

（4）术后并发症：主要为呼吸道感染[4]、废用综合征[6]、暴露性角膜炎、下肢深静脉血栓、颅内压增高、颅内再出血、脑疝等。

3. 健康宣教

（1）生活方式（参考颅骨损伤的"生活方式"）。

（2）疾病康复：告知患者及家属疾病相关知识，保持心情愉快，积极配合治疗及护理。结合病因，进行安全宣教。帮助患者建立自信心，指导语言、记忆力等功能康复锻炼。指导进行辅助治疗，如高压氧、针灸、理疗等。

（3）疾病知识（参考颅骨损伤的"疾病知识"）。

【参考文献】

[1] NANCY C，ANNETTE M T，CINDY O'R，et al. Guidelines for the management of severe traumatic brain injury，fourth edition [J]. Neurosurgery，2017，80（1）：pp. 6 – 15.

[2] 中华医学会肠外肠内营养学分会，中国医药教育协会加速康复外科专业委员会. 加速康复外科围术期营养支持中国专家共识（2019 版）[J]. 中华消化外科杂志，2019，18（10）：897 – 902.

[3] ARVED W，MARCO B，FRANCO C，et al. ESPEN guideline：clinical nutrition in surgery [J]. Clinical nutrition，2017，36（3）：pp. 623 – 650.

[4] 车国卫，吴齐飞，邱源，等. 多学科围手术期气道管理中国专家共识（2018 版）[J]. 中国胸心血管外科临床杂志，2018，25（7）：545 – 549.

[5] 中国医师协会神经外科医师分会神经重症专家委员会，北京医学会神经外科学分会神经外科危重症学组. 神经外科中枢神经系统感染诊治中国专家共识（2021 版）[J]. 中华神经外科杂志，2021，37（1）：2 – 15.

[6] 中国康复医学会康复护理专业委员会. 颅脑创伤临床康复护理策略专家共识 [J]. 护理学杂志，2016，31（18）：1 – 6.

第二节　颅内动脉瘤

【概述】

颅内动脉瘤（intracranial aneurysm）是由各种原因引起的脑动脉血管局部异常膨出，是蛛网膜下腔出血的常见原因[1-2]。在动脉瘤破裂前，绝大部分患者无明显症状和体征。部分未破裂动脉瘤可出现局部占位效应或压迫症状[2]。

【观察要点】

1. 密切观察生命体征

密切观察患者血压、脉搏、体温及呼吸变化，注意有无呼吸困难、呼吸节律异常、脉搏减慢等。

2. 观察神志情况

密切观察患者的意识程度和 GCS 评分变化，注意有无出现谵妄、异常躁动等。

3. 观察瞳孔

观察患者双侧瞳孔大小，直接、间接对光反射变化。

4. 观察肌力、肌张力变化

观察患者的肢体肌力、肌张力变化，有无出现肢体乏力、肌力下降，有无出现肌张力增高。

5. 动脉瘤破裂的前驱症状

注意患者主诉，有无头晕、头痛，有无单侧眼眶或眼球后痛伴动眼神经麻痹、眼睑下垂、恶心、呕吐、感觉及运动障碍[3]。

6. 神经系统功能障碍

患者有无出现语言障碍、感觉障碍、吞咽障碍、运动功能障碍、视力障碍、精神症状、癫痫发作等动脉瘤破裂出血引起的局灶性症状。是否存在深浅反射减弱或亢进及病理反射、脑膜刺激征等。

7. 影像学结果

观察患者的脑血管造影、CT、MRA 等检查的结果。

8. 监测电解质及酸碱平衡

监测患者血清电解质水平结果，有异常及时报告医生。

【护理要点】

1. 非手术治疗的护理要点

（1）一般护理：嘱患者卧床休息，予抬高床头 15°～30°，尽量保持病房环境安静，避免人员探视，减少搬动。

（2）饮食与排泄护理：可进食者给予高热量、高蛋白、高维生素、低盐低脂、易消化的饮食，禁止吸烟喝酒。评估患者排便情况，给予相应的干预措施，病情允许时鼓励患者每日液体摄入量为 1 500 ~ 2 000mL，保持大便通畅，避免用力排便、咳嗽等，以免引起颅压增高，避免诱发动脉瘤破裂。

（3）病情观察：严密观察患者的意识、瞳孔大小和对光反射、生命体征、肌力及肌张力情况，警惕有无头痛或眼球后疼痛、肢体活动障碍、失语等动脉瘤破裂先兆表现，一旦发现应立即做好术前准备，完善相关检查。

（4）血压管理[1-4]：应密切监测血压，减少血压波动的诱因。蛛网膜下腔出血患者建议将血压控制在收缩压 150mmHg 以下，平均动脉压维持在 100 ~ 110mmHg，常用扩血管药物为尼莫地平、乌拉地尔、硝酸甘油等，应尽量避免使用硝普钠，因其可能有升高颅内压和抑制血小板聚集的不良反应，降压过程需平稳。

（5）血糖管理：监测血糖及控制在 8.0 ~ 10.0mmol/L[5]。

（6）并发症预防及护理：发热患者给予物理降温，癫痫患者按医嘱予抗癫痫药物治疗。偏瘫患者进行肢体的主动和被动运动，如 Bobath 握手、桥式运动等，长期卧床患者注意预防下肢深静脉血栓、呼吸道感染、尿路感染和压疮等常见并发症。

（7）心理护理：安慰鼓励患者，增强患者对治疗的信心；向患者及家属解释该病的病因和相关治疗措施以及预后情况，消除患者及家属的焦虑、恐惧心理。

2. 手术治疗的护理要点

（1）体位管理：全麻未清醒者去枕平卧，头偏一侧，开颅夹闭术后且清醒无禁忌者予抬高床头 15° ~ 30°，介入治疗后按医嘱予制动术肢。

（2）病情观察：严密观察患者的生命体征、意识、瞳孔、肢体活动情况，尤其注意患者血压波动情况[4,6]，病情变化时及时向医生汇报。观察术口有无渗血渗液。介入手术患者注意穿刺部位敷料情况，局部有无血肿、硬结、瘀斑，触摸感知双侧足背动脉搏动情况和皮温[3]。保持良好的脑灌注。

（3）药物护理：遵医嘱予止血药止血，必要时予抗血管痉挛药物、脱水剂、糖皮质激素等药物治疗，并注意观察疗效及不良反应。其中，尼莫地平片作为预防脑血管痉挛药物，应该在保证正常血压状态下使用，术后 5 ~ 7 天后，减量改为口服，应用 14 天。

（4）饮食管理：术后当天清醒患者，评估吞咽功能正常，术后当天予功能性饮料。术后第一天予流质饮食，逐渐过渡到半流质至普食。指导患者每餐≥18g 的蛋白质摄入[7-8]，保证达到每日蛋白质需要量。吞咽障碍患者，首先进行吞咽功能评估，根据评估结果给予不同性状的食物，指导患者安全进食技巧，必要时留置胃管或鼻肠管给予营养支持[9]。

（5）呼吸道管理：保持患者呼吸道通畅，予吸氧，协助翻身拍背，指导并落实有效咳嗽。气管切开患者做好气道管理，注意无菌操作。舌、喉部肌肉失衡等吞咽障碍易引起坠积性肺炎，应定期行吞咽功能评估，开展相关吞咽功能训练。

（6）脑室外引流管护理：①妥善固定引流袋：悬挂于床头，引流管口须高出脑室水平10～20cm，进行护理操作时应避免牵拉引流管。②控制引流速度：遵医嘱控制每日引流量，勿过多过快，防止出血或低颅压。③引流液的量与性质：当引流量过多，需要适当调整引流管的高度；当引流液颜色加深，应当立刻报告医生，并协助处理。④保持引流通畅：避免管道受压、扭曲、折叠，发现异常，及时报告医生处理。⑤预防感染：更换引流管敷料和引流袋时，须严格执行无菌操作，更换引流袋前及搬运患者前须夹闭引流管，避免倒灌和逆行感染。

（7）术后并发症：主要为颅内压增高、血管痉挛[10]、术后再出血[11]、脑梗死[12]等。

3. 健康宣教

（1）生活方式：指导患者戒烟戒酒，注重睡眠，劳逸结合，避免情绪激动和剧烈运动。指导患者减重，男性腰围控制在85cm以下，女性腰围控制在80cm以下，体重指数BMI控制在26kg/m^{2}以下。指导患者避免单独外出或锁门洗澡。

（2）药物宣教：指导患者定时定量服用降压药、降糖药、降脂药，若服用抗凝药，应注意皮肤、黏膜、消化道有无出血表现，嘱患者切勿自行停药，定期监测血压、血糖、血常规和凝血功能，必要时专科门诊随诊。

（3）饮食与运动指导：指导患者低盐低脂饮食，进食高纤维食物，严格控制血压、血糖水平。每日摄入新鲜蔬菜400～500g，水果100g，肉类50g，鱼虾类50g，蛋类每周3～4个，奶类每日250g，食用油每日20～25mL，少吃糖类和甜食。指导患者每日饮水量1 500～2 000mL，保持大便通畅，保持情绪稳定，避免诱发因素。指导患者规律运动，一周运动至少5天，每日至少30～45分钟。

（4）康复训练[13]：向患者及家属说明康复锻炼应在病情稳定之后开始，指导患者开展日常生活活动能力训练，提高自理能力，如翻身、穿衣、行走、上下轮椅等；指导吞咽困难患者安全进食技巧和口腔操训练，做好摄食情况记录；指导患者进行肢体主动及被动运动，锻炼语言及记忆能力，帮助患者尽快回归社会。

（5）就诊指导：患者应定期回门诊复查，术后第3个月、6个月、1年返院复查全脑血管造影。当出现头痛、呕吐、意识障碍等症状时，及时就诊。

（6）头部切口管理：开颅夹闭术后注意头部切口的保护与清洁，拆线后可以用无香料洗发液（如婴儿洗发液）洗发，洗发时宜动作轻柔，勿搔抓及摩擦切口。切口处如有血痂，不可剥脱，应待其自然脱落。术后3～4周切口痊愈后可戴假发或帽子，但要保证清洁。术后4周内勿浸泡切口（如游泳），切口愈合后1个月内不可使用护发产品，如护发素、护发喷雾、护发油等。3 个月内勿染发或烫发。如有切口红肿、疼痛或渗漏等症状，及时复诊。

【参考文献】

[1] 中国医师协会神经介入专业委员会，中国颅内动脉瘤计划研究组. 中国颅内破裂动脉瘤诊疗指南 2021 [J]. 中国脑血管病杂志，2021，18（8）：546 – 574.

[2] 中国医师协会神经介入专业委员会，中国颅内动脉瘤计划研究组. 中国颅内未破裂动脉瘤诊疗指南 2021 [J]. 中国脑血管病杂志，2021，18（9）：634 – 664.

[3] 中华医学会神经外科学分会神经介入学组. 颅内动脉瘤血管内介入治疗中国专家共识（2013）[J]. 中国脑血管病杂志，2013，10（11）：606 – 616.

[4] 中华医学会麻醉学分会神经外科麻醉学组. 中国颅脑疾病介入治疗麻醉管理专家共识 [J]. 中华医学杂志，2016，96（16）：1241 – 1246.

[5] 陈莉明，陈伟，陈燕燕，等. 成人围手术期血糖监测专家共识 [J]. 中国糖尿病杂志，2021，29（2）：81 – 85.

[6] 姜睿璇，张娟，边立衡. 2013 年欧洲卒中组织关于颅内动脉瘤及蛛网膜下腔出血的管理指南（第一部分）[J]. 中国卒中杂志，2014，9（6）：508 – 512.

[7] 中华医学会肠外肠内营养学分会，中国医药教育协会加速康复外科专业委员会. 加速康复外科围术期营养支持中国专家共识（2019 版）[J]. 中华消化外科杂志，2019，18（10）：897 – 902.

[8] ARVED W, Marco B, Franco C, et al. ESPEN guideline：clinical nutrition in surgery [J]. Clinical nutrition, 2017, 36 (3)：pp. 623 – 650.

[9] 张娟，张超，周玉妹. 不同吞咽训练方式对桥小脑角区肿瘤术后吞咽障碍病人护理效果的影响 [J]. 护理研究，2020，34（4）：580 – 584.

[10] 何水云，熊娜，时秋英. 血管内栓塞治疗颅内动脉瘤术中并发症的预防及护理体会 [J]. 中国实用神经疾病杂志，2016，19（14）：138 – 139.

[11] 樊建华，王正则，高连波. 动脉瘤性蛛网膜下腔出血患者再出血的危险因素研究 [J]. 中国全科医学，2019，22（3）：275 – 278.

[12] POWERS W J, RABINSTEIN A A, ACKERSON T, et al. Guidelines for the early management of patients with acute ischemic stroke：2019 update to the 2018 guidelines for the early management of acute ischemic stroke：a guideline for healthcare professionals from the American Heart Association/American Stroke Association [J]. Stroke, 2019, 50 (12)：e344 – e418.

[13] WINSTEIN C J, STEIN J, ARENA R, et al. Guidelines for adult stroke

rehabilitation and recovery：a guideline for healthcare professionals from the American Heart Association/American Stroke Association ［J］. Stroke，2016，47（6）：e98 - e169.

第三节　脑出血

【概述】

脑出血（intracerebral hemorrhage，ICH）又称自发性脑出血，是指原发性非外伤性脑实质内出血。该病占急性脑血管病的20%～30%。发病率为60～80人/（10万人口·年），急性期病死率约为30%～40%，是急性脑血管病中致死率最高的。在脑出血中大脑半球出血约占80%，脑干和小脑出血约占20%[1]。大多数是由高血压引起的，由于高血压伴脑内小动脉病变，血压突然升高导致动脉破裂出血。

【观察要点】

1. 观察患者意识状态

有无意识障碍及程度，瞳孔大小及对光反射有无异常。

2. 观察患者生命体征

观察血压升高程度，有无中枢性高热、呼吸节律异常（潮式、间停、抽泣样呼吸等）、脉搏和脉率异常。

3. 观察患者神经功能症状

有无失语及其类型，有无瘫痪及其类型和程度，有无吞咽障碍及其程度，有无颈抵抗等脑膜刺激征和病理反射。

4. 局灶性症状

关注患者的眼球活动、视野缺损、肢体偏瘫等局灶性症状及体征；观察有无认知、吞咽、语言、感觉等功能障碍，有无癫痫发作。

5. 辅助检查

完善CT、MR等影像学检查，必要时行腰椎穿刺术。

【护理要点】

1. 非手术治疗的护理要点

（1）病情监测[1]：严密监测并记录患者生命体征及意识、瞳孔变化。观察是否出现局灶性体征，如肢体肌力变化等。观察患者有无恶心、上腹部疼痛、呕血、排黑便等消化道出血症状。观察患者有无面色苍白、口唇发绀、血压下降等失血性休克症状。警惕脑疝发生，如患者出现剧烈头痛、喷射状呕吐、烦躁不安、血压升高、脉搏减慢、意识障碍进行性加重、双侧瞳孔不等大、呼吸不规律等先兆表现，及时通知医生并配合抢救。

（2）保持呼吸道通畅[1]：意识障碍患者开放气道，取下活动性义齿，及时清除口鼻分泌物和吸痰，防止舌根后坠、窒息、误吸或肺部感染。

（3）用药护理[2-3]：患者使用降压药及抗血管痉挛药物时，严格控制输液速度，防止血压骤升骤降。对于收缩压在 150~220mmHg 的轻中度自发性脑出血患者，降低收缩压至 140mmHg，并维持在 130~150mmHg 水平，避免骤降至 130mmHg 以下。尽可能在脑出血发病 2 小时内使用药物降压。

（4）饮食护理[1-2,4]：给予高维生素、高热量饮食，补充足够的水分；关注患者吞咽功能及进食情况，开始进食前予吞咽功能筛查，洼田饮水试验 1~2 级，予指导安全进食技巧。洼田饮水试验 3~5 级，予吞糊试验，添加增稠剂调整食物性状，必要时留置胃管或鼻肠管。用于恢复正常吞咽功能的干预措施包括改变食物性状及量、改变体位及姿势的代偿性方法，以及改善吞咽功能的康复治疗。

（5）血糖管理[2,5-6]：无论是否有糖尿病史，入院均需测量血糖。积极预防和治疗低血糖（2.2~3.3mmol/L），密切监测血糖，控制血糖值范围在 7.7~10.0mmol/L。血糖超过 10.0mmol/L 时，可给予胰岛素治疗；血糖低于 3.3mmol/L 时，可给予 10%~20% 葡萄糖口服或注射治疗。目标是达到正常血糖水平。

（6）日常生活护理[1]：卧气垫床或按摩床，保持床单位清洁、干燥，减少对皮肤的机械性刺激，定时给予翻身、拍背，按摩骨突受压处，预防压疮；做好大小便的护理，保持外阴部皮肤清洁，预防尿路感染；注意口腔卫生，不能经口进食者应每天口腔护理 2~3 次，防止口腔感染；有躁动、谵妄和精神症状的患者应上好护栏，适当使用约束装置以防跌倒坠床，并根据病情需要遵嘱使用少量镇静剂；慎用热水袋，防止烫伤。

（7）常见并发症。主要为电解质紊乱、脑疝，以预防为主。

2. 手术治疗的护理要点

（1）体位管理：全麻未清醒者取侧卧位或去枕平卧，头偏向一侧。患者卧床休息期间，定时翻身，保持肢体处于功能位。

（2）病情观察：严密观察患者的生命体征、意识、瞳孔、肢体活动情况及术口有无渗血渗液，病情变化时及时报告医生。

（3）引流管护理[7]：保持引流管引流通畅，予固定稳妥，观察并记录引流液的颜色、速度、性状和量。

（4）饮食护理[4]：术后当天清醒患者，评估吞咽功能正常，术后当天予功能性饮料。术后第一天予流质饮食，逐渐过渡到半流质至普食。指导患者每餐≥18g的蛋白质摄入，保证达到每日蛋白质需要量。吞咽障碍患者，首先进行吞咽功能评估，根据评估结果给予不同性状的食物，指导安全进食技巧，必要时留置胃管或鼻肠管给予营养支持。

（5）缓解疼痛[7]：了解术后患者头痛的性质和程度，分析其原因，对症治疗和护理。①镇痛：切口疼痛多发生于术后24小时内，给予一般镇痛药物可缓解。但无论何种原因引起的头痛，均不可使用吗啡或哌替啶，因为此类药物可抑制呼吸，影响气体交换，还有使瞳孔缩小的不良反应，影响病情观察。②降低颅内压：颅内压增高所引起的头痛，多发生在术后2~4日脑水肿高峰期，常为搏动性头痛，严重时患者出现烦躁不安、呕吐，伴有意识、生命体征改变及进行性瘫痪等。注意鉴别术后切口疼痛与颅内压增高引起的头痛，后者需脱水剂、激素治疗，头痛方能缓解。③腰椎穿刺：若是术后血性脑脊液刺激脑膜引起的头痛，应早期行腰椎穿刺引流出血性脑脊液，既可以减轻脑膜刺激症状，还可降低颅内压。但颅内压增高显著者禁忌使用。

（6）术后并发症[2,5-7]：常见并发症为颅内再出血、感染、中枢性高热、癫痫、深静脉血栓等，做好观察与护理。

（7）健康宣教[7]：①加强功能锻炼：康复训练应在病情稳定后早期开始，包括肢体的被动及主动运动、语言能力及记忆力训练；教会患者自我护理方法，如翻身、起坐、穿衣、行走及上下轮椅等，尽早、最大限度恢复其生活自理及工作能力，早日回归社会。②避免导致再出血的诱发因素：高血压患者应特别注意气候变化，规律服药，保持情绪稳定，将血压控制在适当水平，切忌血压忽高忽低。一旦发现异常应及时就诊。

【参考文献】

［1］尤黎明，吴瑛．内科护理学［M］．7版．北京：人民卫生出版社，2022.

［2］GREENBERG S M, ZIAI W C, CORDONNIER C, et al. 2022 guideline for the management of patients with spontaneous intracerebral hemorrhage：a guideline from the American Heart Association/American Stroke Association［J］. Stroke. 2022, 53 (7)：e282 - e361.

［3］SANDSET E C, ANDERSON C S, BATH P M, et al. European Stroke Organisation (ESO) guidelines on blood pressure management in acute ischaemic stroke and intracerebral haemorrhage［J］. European stroke J. 2021，6（2）：XLVⅢ – LXXXⅨ.

［4］王陇德. 中国脑卒中防治指导规范［M］. 北京：人民卫生出版社，2018.

［5］国家卫生健康委办公厅. 中国脑卒中防治指导规范（2021 年版）［EB/OL］.
（2021 – 08 – 27）［2022 – 07 – 07］http：//www. nhc. gov. cn/yzygj/s3593/202108/50c4071a
86df4bfd9666e9ac2aaac605. shtml.

［6］中华医学会神经病学分会，中华医学会神经病学分会脑血管病学组. 中国脑出血
诊治指南（2019）［J］. 中华神经科杂志，2019，52（12）：994 – 1005.

［7］李乐之，路潜. 外科护理学［M］. 7 版. 北京：人民卫生出版社，2021.

第四节　桥小脑角区肿瘤

【概述】

桥小脑角区肿瘤（cerebellopontine angle tumor）是指位于后颅窝前外侧的颅内肿瘤，可影响面神经、听神经、三叉神经等多组神经功能，多为良性，占颅内肿瘤 7% ~ 13%[1]，以听神经瘤最常见。

【观察要点】

1. 观察生命体征

密切观察患者血压、脉搏、体温及呼吸的变化。

2. 观察神志情况

密切观察患者的意识程度和 GCS 评分的变化。

3. 观察瞳孔

观察患者双侧瞳孔大小，直接、间接对光反射的变化。

4. 观察肢体活动

观察患者的肢体活动情况，肌力、肌张力的变化。

5. 观察颅内压增高症状

该肿瘤多数呈慢性、进行性加重的颅内压增高，少数可转为急性增高。注意患者有无出现头痛、恶心、呕吐及神经乳头水肿等，头痛是颅内压增高最常见的症状之一，以早

晨、晚间较重，呕吐与进食无关，呈喷射状，呕吐后头痛减轻。观察有无意识障碍、瞳孔散大等脑疝症状。

6. 观察神经功能障碍症状

注意患者有无耳鸣、听力下降和平衡障碍等听神经功能障碍症状。有无面部麻木、感觉减退、疼痛等三叉神经功能障碍症状。有无额纹消失、眼睑闭合不全、鼻唇沟变浅、嘴角歪斜等面瘫症状，有无面部肌肉抽搐等面神经功能障碍症状。有无饮水呛咳、吞咽困难、声音嘶哑、味觉异常或咽喉部感觉异常等后组颅神经功能障碍症状。有无发作性眩晕、眼球震颤、共济障碍、步态不稳、锥体束征等小脑及脑干症状。

7. 辅助检查

完善 CT、MR 等影像学检查。完善听力测定及耳鼻喉科检查[2]。

8. 观察电解质水平

密切关注患者术后血清电解质水平。

9. 术口观察

注意观察术后头部敷料情况，有无渗血和渗液，引流管是否通畅。

【护理要点】

1. 术前护理

（1）一般护理：①体位：抬高床头 15° ~ 30°，促进脑脊液循环，避免颈部过屈或者过伸，以免影响颈静脉回流。②加强营养[3]：使用 NRS2002 评估患者是否存在营养风险。指导患者术前每餐≥25g 的蛋白质摄入，保证每日蛋白质需要量。③加强基础护理，满足患者的基本生理和生活需求。了解患者术前睡眠状况，及时干预，保证患者得到充足的休息；加强患者的皮肤护理，预防压疮的发生；指导患者进食高纤维食物；每日饮水量 1 500 ~ 2 000mL，保持大便通畅，术前训练床上大小便。④呼吸功能训练[4]：评估患者有无呼吸系统相关疾病及吸烟史，若吸烟指数（吸烟年限×每日吸烟支数）≥400，患者术后肺部并发症的发生率将大幅度升高，应积极干预，如协助完善相关肺功能检查，指导患者戒烟至少 2 周，指导患者腹式呼吸、有效咳嗽、呼吸训练器训练、爬楼训练等。

（2）病情观察：密切观察患者生命体征、意识状态变化，有无出现颅内压增高和神经功能障碍症状。重点关注患者的进食安全，动态评估吞咽功能。

（3）术前准备：完善各项术前检查，做好术区皮肤准备等。术前对患者开展个性化健康宣教。

（4）安全护理：避免诱发颅内压增高的相关因素。肢体乏力、共济失调、偏瘫或平衡功能异常者，预防跌倒和坠床的发生。如有躁动、癫痫发作患者，应及时采取干预措施，避免意外发生。

2. 术后护理

（1）一般护理：①体位：全麻未清醒者，取侧卧位或去枕平卧，头偏向一侧；意识清醒、生命体征平稳后采用头高足低位。②早期活动：术后当天，评估患者神志和肌力情况，指导早期床上活动，如踝泵运动、主动运动、桥式运动、坐位训练，促进患者术后功能恢复[5]。术后第1天，评估患者的肌力和坐位平衡功能，与医生共同确定患者下床活动时机，协助患者由床上端坐位逐渐过渡为床旁坐位。评估患者站位平衡功能，协助床旁站立，逐渐过渡到行走。③饮食护理：术后清醒患者，评估吞咽功能正常者，术后当天予功能性饮料。术后第1天予流质饮食，逐渐过渡至半流质，最后过渡至普食。指导患者术后每餐≥25g的蛋白质摄入，保证每日蛋白质需要量[3,6]。动态评估吞咽功能，根据评估结果给予不同性状的食物。吞咽障碍患者，指导安全进食技巧，必要时留置胃管或鼻肠管给予营养支持[7]。

（2）病情观察：严密观察患者的意识、瞳孔、生命体征、听力、语言功能、吞咽功能、肢体肌力与感觉的变化、每日出入量是否平衡。听诊双肺部呼吸音、有无痰鸣音，评估咳嗽、咳痰能力，有无声音嘶哑等。

（3）引流管的护理：术后早期，头部残腔引流管遵医嘱予相应的负压，观察负压的有效性，脑室引流管遵医嘱抬高相应高度，予妥善固定，保持引流通畅，观察并记录引流液的量、颜色、性状和引流速度，发现异常立刻报告医生。

（4）术后并发症：主要有颅内出血[8]、面瘫、颅内压增高、颅内感染[9]、癫痫、呼吸道感染[4]、误吸[5]等，其中颅内出血是最严重的并发症。

3. 健康宣教

（1）生活方式：嘱患者保证充分休息，改善睡眠质量，坚持运动锻炼，做到劳逸结合。帮助患者建立积极和乐观的心态，有意识地培养生活自理能力。调整膳食结构，多进食高热量、高蛋白、富含维生素、低脂肪的食物。避免刺激性食物，如烟酒、浓茶、咖啡、辛辣食物等。

（2）疾病康复：神经功能缺损和肢体活动障碍患者，给予相关辅助治疗，如高压氧、针灸理疗等，加强患者肢体的主动和被动功能锻炼，预防意外发生。吞咽困难患者指导摄食方式，并进行吞咽训练[10]。

（3）疾病知识：①用药指导：指导患者遵医嘱定时、定量服药，不能突然停药、改药或增减药量，特别是抗癫痫、抗感染、脱水剂、激素治疗等药物，避免加重病情。服用抗癫痫药物期间，避免进行高危活动，如驾驶、游泳、高空活动等。②术口护理：术口避免抓挠，以防破溃引起局部感染。③及时就诊：当患者的原有症状，譬如头痛、头晕、呕吐、抽搐、肢体无力、麻木、听力下降、吞咽困难等加重时，须立刻就医。④按时复诊：术后 3～6 个月复查 CT 或 MR。患者应定期回院复查，检查术口的愈合情况、调整后续诊疗计划等。

【参考文献】

[1] LOUIS D N, PERRY A, WESSELING P, et al. The 2021 WHO classification of tumors of the central nervous system：a summary [J]. Neuro-oncology, 2021, 23 (8)：pp. 1231 - 1251.

[2] 张力伟，贾旺，薛湛，等. 听神经瘤多学科协作诊疗中国专家共识 [J]. 中华医学杂志，2016, 96 (9)：676 - 680.

[3] 中华医学会肠外肠内营养学分会，中国医药教育协会加速康复外科专业委员会. 加速康复外科围术期营养支持中国专家共识（2019 版）[J]. 中华消化外科杂志，2019, 18 (10)：897 - 902.

[4] 车国卫，吴齐飞，邱源，等. 多学科围手术期气道管理中国专家共识（2018 版）[J]. 中国胸心血管外科临床杂志，2018, 25 (7)：545 - 549.

[5] 中国医师协会脑胶质瘤专业委员会. 中国神经外科术后加速康复外科（ERAS）专家共识 [J]. 中华神经外科杂志，2020, 36 (10)：973 - 983.

[6] ARVED W, MARCO B, FRANCO C, et al. ESPEN guideline：clinical nutrition in surgery [J]. Clinical nutrition, 2017, 36 (3)：pp. 623 - 650.

[7] 张娟，张超，周玉妹. 不同吞咽训练方式对桥小脑角区肿瘤术后吞咽障碍病人护理效果的影响 [J]. 护理研究，2020, 34 (4)：580 - 584.

[8] 中华医学会神经外科学分会. 神经外科围手术期出血防治专家共识（2018）[J]. 中华医学杂志，2018, 98 (7)：483 - 495.

[9] 中国医师协会神经外科医师分会神经重症专家委员会，北京医学会神经外科学分会神经外科危重症学组. 神经外科中枢神经系统感染诊治中国专家共识（2021 版）[J]. 中华神经外科杂志，2021, 37 (1)：2 - 15.

[10] 张晴，李洁莉，王蓓. 移动式多媒体视频健康教育对桥小脑角区肿瘤病人术后吞咽功能的影响 [J]. 中国临床神经外科杂志，2019, 24 (4)：240 - 242.

第三章　肝胆外科疾病护理精要

第一节　肝癌

【概述】

　　原发性肝癌（primary hepatocellular carcinoma，PHC）的病因目前认为与病毒性肝炎、黄曲霉素污染及化学致癌物污染等因素有关[1]。肝癌临床表现并不典型，早期常缺乏特异性表现，晚期可有局部和全身症状[2]，多应用甲胎蛋白（alpha fetoprotein，AFP）及超声检查进行初步诊断，约半数以上的患者以肝区疼痛为首发症状，中晚期可表现为肝区疼痛、腹部包块、黄疸、消瘦、纳差、乏力及腹水等。原发性肝癌早期最有效的治疗方法是手术切除，中晚期主张先综合治疗争取二期手术[2]。

【观察要点】

　　1. 腹痛

　　疼痛部位与病变位置有密切关系。观察疼痛部位、程度，有无放射至右肩或右背位置；当右上腹突然出现剧痛、压痛、腹膜刺激征表现时，常为肝包膜下出血或肿瘤破裂所致。

　　2. 消化道症状

　　表现为食欲减退、腹胀、恶心、呕吐或腹泻等，早期常不明显。

　　3. 全身症状

　　（1）消瘦、乏力：早期常不明显，随病情进展逐渐加重，晚期体重呈进行性下降，可伴有贫血、出血、腹水和水肿等恶病质表现。

　　（2）发热：多为持续性低热或不规则发热。

　　（3）内分泌或代谢紊乱综合征：常见的有低血糖、红细胞增多症、高胆固醇血症及高钙血症等。

4. 黄疸

注意观察皮肤、黏膜、巩膜及尿液的颜色，有无皮肤瘙痒、出血倾向等。

5. 生命体征

观察神志、血压、脉搏、呼吸、体温、尿量等的变化。

6. 并发症

观察有无出现肿瘤破裂出血、肝性脑病、上消化道出血、肝肾综合征及继发性感染等。

【护理要点】

1. 非手术治疗

（1）饮食及活动指导。进食高热量、高蛋白、高维生素、易消化的饮食。肝硬化伴有腹水者，应适当限制蛋白质、水和食盐的摄入。避免劳累，巨块型肝癌者避免剧烈活动，防止腹部受撞击，以免发生肿瘤破裂出血。

（2）病情观察。观察生命体征，准确记录出入量、体重和腹围变化。

（3）护肝治疗。注意休息，保证充足的睡眠，禁烟酒，避免使用有损肝脏的药物。

2. 肝部分切除术后的护理

（1）肝病的观察。定时测定肝功能指标，监测血氨浓度，观察有无轻微性格异常、定向力减退、黄疸加深等肝功能衰竭表现。

（2）出血的观察与护理。严密观察引流液的量、性状和颜色，若血性液体增多，应警惕腹腔内出血。

（3）体位。卧床休息 1～2 天，血压稳定取半坐卧位。

（4）并发症的观察与护理。观察有无胆漏、膈下积液及脓肿等并发症。

3. 健康宣教

适量运动但切忌过度；给予营养丰富的均衡饮食，必须坚持定期随诊，第 1 年每 1～2 个月复查 AFP、彩超和胸片 1 次。

【参考文献】

［1］吴孟超，吴在德，吴肇汉. 外科学［M］. 9 版. 北京：人民卫生出版社，2018.

［2］李乐之，路潜. 外科护理学［M］. 7 版. 北京：人民卫生出版社，2021.

第二节　胆石症

【概述】

胆石症（cholelithiasis），是指发生在肝内、外胆管和胆囊的结石。肝内胆管结石可多年无症状或仅有上腹部和胸背部胀痛不适；合并肝外胆管结石，当结石梗阻出现胆管继发感染时，可表现为典型的 Charcot 三联征：腹痛、寒战高热及黄疸[1-2]。胆石症以手术治疗为主，原则为尽量取尽结石，解除胆道梗阻或狭窄，去除感染灶，保持胆汁引流通畅[2]。

【观察要点】

1. 意识

有无神志淡漠、烦躁、谵妄、嗜睡甚至昏迷等情况。

2. 生命体征

当体温持续升高达39℃~40℃或以上，呼吸浅快，出冷汗，脉搏细速，血压在短时间内迅速下降时，提示感染性休克。

3. 腹部症状和体征

观察疼痛的部位、性状及程度，检查有无上腹和剑突下深压痛、皮肤巩膜黄染等体征。

【护理要点】

1. 非手术治疗

（1）饮食指导及病情观察。高蛋白、高维生素、低脂肪饮食。急性发作期应禁食。及时发现病情变化，一旦发生急性梗阻性化脓性胆管炎（acute obstructive suppurative cholangitis，AOSC）（除了具有急性胆管炎的 Charcot 三联征外，还有休克及中枢神经系统受抑制的表现，称为 Reynolds 五联征），立即做好手术准备，在抗休克的同时紧急进行胆道引流或手术解除胆道梗阻。

（2）疼痛护理。观察疼痛部位、性质，禁用吗啡，以免引起胆道口括约肌痉挛。

（3）降低体温：采取物理和（或）药物降温；按医嘱予有效抗生素，控制感染。

2. 手术治疗

腹腔镜胆总管切开取石术（laparoscopic common bile duct exploration，LCDE）的护理。①病情观察：观察生命体征，有无腹痛、腹胀，有无出血及胆汁渗漏等，保持伤口敷料干洁。②T 管护理：妥善固定引流管，保持引流通畅；观察并记录引流液的颜色、性状和量，术后 24 小时内引流量约 300 ~ 500mL。定期清洁消毒引流管周围皮肤，及时更换引流管周围被胆汁浸湿的敷料，给予氧化锌软膏涂敷局部皮肤。术后 2 周，患者若无发热、腹痛、黄疸等症状；血清黄疸指数正常；胆汁引流量每天 200mL 以下，引流液清亮；胆道造影证实胆道通畅、无狭窄及异物；试夹管 24 ~ 48 小时以上无不适，可予拔管。③并发症的观察及预防：监测有无出现胆瘘、出血等并发症。

3. 健康宣教

禁忌油腻食物，避免暴饮暴食；若有残余结石，则需带 T 管出院，出现引流异常或管道脱出、腹痛、寒战、高热、黄疸等情况及时就诊。

【参考文献】

［1］吴孟超，吴在德，吴肇汉 . 外科学［M］. 9 版 . 北京：人民卫生出版社，2018.

［2］李乐之，路潜 . 外科护理学［M］. 7 版 . 北京：人民卫生出版社，2021.

第三节　胆管癌

【概述】

胆管癌（cholangiocarcinoma）是指发生在肝外胆管，即左、右肝管至胆总管下端的恶性肿瘤。胆管癌无特异性早期临床表现，黄疸仍是该病的最常见症状，高达 90% 患者以黄疸为主诉就诊[1]，其非特异性临床表现包括：①黄疸，大便呈灰白色或陶土色；②腹痛，少数无黄疸者出现上腹部饱胀不适、隐痛、胀痛或绞痛；③全身皮肤瘙痒、恶心、厌食、消瘦、乏力等，合并感染时可出现典型的急性胆管炎表现。治疗方法以手术为主，肿瘤晚期无法手术切除者，可选择做姑息性胆道引流手术，如胆管空肠 Roux - en - Y 吻合术、经皮肝穿刺胆道引流（percutaneous transhepatic cholangial drainage，PTCD）或放置内支架引流等。

【观察要点】

1. 生命体征

监测血压、脉搏、呼吸、体温、血氧饱和度等指标。

2. 黄疸

观察胆红素指标，皮肤、黏膜、巩膜及尿液的颜色，若黄疸进行性加深应警惕病情加重。

3. 腹部症状与体征

胆囊肿大、肝大，晚期可在上腹部触及肿块，观察有无出现腹水和下肢水肿。

【护理要点】

1. 非手术治疗

（1）饮食指导。清淡饮食，进食高蛋白、高维生素、易消化的食物，忌食肥腻、油炸的高脂类食物及浓茶、咖啡等；戒烟酒。

（2）活动指导。保持充足休息，可适当做一些轻体力活动。

（3）皮肤护理。黄疸患者经常出现全身皮肤瘙痒，指导其注意修剪指甲，避免抓伤皮肤。

（4）心理护理。关心患者，为患者提供有利于治疗及康复的信息。

（5）疼痛护理。采取非药物或药物方法止痛。

2. 经皮肝穿刺胆道引流术的护理

（1）病情观察。观察生命体征、意识、尿量变化，准确记录出入量。

（2）引流管护理。观察并记录引流液颜色、性状及量，保持引流通畅，配合抽血检查肝功能，观察黄疸消退的情况，指导患者进行自我管道护理。

（3）并发症的观察及护理。观察有无腹腔内出血、胆瘘、肝性脑病等并发症。

3. 健康宣教

宜清淡、低脂肪饮食；注意劳逸结合；加强带管出院患者的管道自我护理，定期复诊，如有其他不适症状及时就诊。

【参考文献】

［1］吴孟超，吴在德，吴肇汉．外科学［M］．9 版．北京：人民卫生出版社，2018.

第四节　急性梗阻性化脓性胆管炎

【概述】

急性梗阻性化脓性胆管炎（acute obstructive suppurative cholangitis，AOSC）是由于胆管梗阻和细菌感染，造成胆管内压力升高，肝脏胆血屏障受损，胆管内大量细菌和毒素进入肝窦，造成以肝胆系统病损为主，合并多器官功能衰竭的全身严重感染性疾病。临床表现为腹痛、寒战高热、黄疸、休克以及神志改变的 Reynolds 五联征。AOSC 一旦确诊，应立即给予抗感染、抗休克、纠正酸碱失衡和水与电解质紊乱等对症支持治疗[1]。

【观察要点】

1. 生命体征监测

患者是否有烦躁不安、血压下降等早期休克症状。

2. 腹痛

胆管内高压、胆管壁内神经感受器受压所致，以右上腹为主，表现为突发剑突下或右上腹持续性疼痛，并向右肩胛下及腰背部放射。

3. 黄疸

多数患者可出现不同程度的黄疸，多为轻到中度，严重黄疸少见。一旦发生，应注意考虑恶性胆道梗阻的可能。

4. 神经系统症状

有无神志淡漠、嗜睡、烦躁、谵妄等。

5. 胃肠道症状

观察患者是否出现恶心、呕吐等症状。

6. 实验室指标

最常见为血白细胞计数显著增多，常达 $20 \times 10^9/L$，其上升程度与感染严重程度成正比[2]。

7. 并发症

可并发肝脓肿、腹膜炎、肝外感染、重症胰腺炎、胆道出血等。

【护理要点】

1. 非手术治疗

（1）一般护理。观察生命体征、神志情况及腹部体征等，监测血常规、电解质等生化指标。半卧位，禁食、持续胃肠减压及解痉止痛，持续予吸氧等支持治疗。

（2）抗休克、抗感染，纠正电解质及酸碱平衡紊乱，准确记录出入量、监测中心静脉压；联合足量使用广谱抗生素，观察用药后效果。

2. 急性梗阻性化脓性胆管炎胆总管切开减压加 T 管引流术的护理

（1）一般护理。监测生命体征、体温、出入量，维持水、电解质和酸碱平衡。

（2）防止感染。观察患者体温变化，合理使用抗生素。

（3）引流管护理。观察引流液颜色、性状、量及腹部体征，保持引流通畅。

（4）并发症的观察。监测有无出血、胆瘘、伤口感染、多器官功能障碍综合征（multiple organ dysfunction syndrome，MODS）等并发症。

3. 健康宣教

嘱患者进食低脂、高糖、高蛋白、营养丰富、易消化的食物。对带 T 管出院的患者，教会其每日更换引流袋。嘱其当再次发生腹痛、发热、黄疸等情况应及时就医。

【参考文献】

［1］吴孟超，吴在德，吴肇汉．外科学［M］．9 版．北京：人民卫生出版社，2018.

［2］李乐之，路潜．外科护理学［M］．7 版．北京：人民卫生出版社，2021.

第五节　急性胰腺炎

【概述】

急性胰腺炎（acute pancreatitis）是指胰腺分泌的胰酶在胰腺内被异常激活后引起胰腺组织自身的消化、水肿、充血甚至坏死的炎症反应。临床主要表现为急性起病，上腹剧烈疼痛、发热、呕吐、白细胞增高，以及血、尿和腹水淀粉酶活性增高，重症患者可伴腹膜炎、休克等并发症。临床上分为 3 类[1]：轻症急性胰腺炎（mild acute pancreatitis，MAP）、中度重症急性胰腺炎（moderately severe acute pancreatitis，MSAP）、重症急性胰腺炎（severe acute pancreatitis，SAP）。

【观察要点】

1. 生命体征

密切观察神志及生命体征的变化，重症胰腺炎可出现休克和脏器功能障碍；胰腺坏死伴感染时可出现高热。

2. 腹痛和腹胀

观察腹痛的程度、性状、部位以及伴随症状，如腹胀、恶心、呕吐及皮下出血等。

3. 出入量

准确记录出入量，有胃肠减压者应严密观察引流液的颜色、性状和量。

4. 检测指标

监测电解质、血钙、血清淀粉酶和尿淀粉酶、血常规及影像学检查等的变化。

【护理要点】

1. 非手术治疗

（1）一般护理。绝对卧床，禁食，持续胃肠减压；监测生命体征。

（2）解痉止痛、抑制胰液分泌。按医嘱给予抗胰酶药物及抑制胰腺分泌的药物，如抑肽酶等。禁用吗啡，以防引起 Oddi 括约肌痉挛，加重病情。

（3）抗休克治疗。观察患者血压、神志及尿量的变化，如出现意识模糊、血压下降、尿量减少等低血容量性休克的表现，积极配合医生进行纠正，维持循环稳定。

（4）营养支持。禁食期间给予肠外营养支持。

2. 术后护理

经内镜逆行性胰胆管造影（endoscopic retrograde cholangio‐pancreatography，ERCP）/内镜乳头括约肌切开取石术（endoscopic sphincterotomy stone，EST）/内镜下鼻胆管引流术（endoscopic naso‐biliary drainage，ENBD）的术后护理如下：

（1）一般护理。监测生命体征。禁食，待病情好转后再遵医嘱逐步由全流过渡到普食。一般卧床 6~12 小时，12 小时后无异常感觉时方能下床活动。

（2）鼻胆管引流的护理。妥善固定引流管，监测引流液的量及性状，定时更换引流袋，待体温、血象恢复正常，腹痛、腹胀缓解，黄疸消退后 3 天可拔管。

（3）常见并发症的观察和护理。监测有无胆道出血、感染性休克、MODS 等并发症的发生。

3. 健康宣教

（1）合理饮食：讲解禁食的重要性，进食后指导患者进食清淡低脂的食物，避免暴饮暴食、饮酒，养成良好的饮食习惯。

（2）减少诱因：积极治疗胆道疾病。

（3）控制血糖及血脂。

【参考文献】

［1］吴孟超，吴在德，吴肇汉．外科学［M］．9版．北京：人民卫生出版社，2018.

第六节　门静脉高压

【概述】

门静脉高压症（portal hypertension）是指门静脉的血流受阻、血流淤滞引起门静脉系统压力增高，临床出现脾大、脾功能亢进、呕血、腹水等症状的疾病。治疗原则是：预防和控制食管胃底静脉破裂出血，解除或改善脾大、脾功能亢进和治疗顽固性腹水。

【观察要点】

1. 意识观察

有无性格异常、定向力减退等肝性脑病先兆。

2. 出血征象

监测生命体征，观察全身情况，观察腹部体征、有无黏膜及皮下出血；观察胃管及腹腔引流管引流液的颜色、性状和量。

3. 巩膜、皮肤颜色、腹围的变化

当患者出现黄疸或黄疸加深，腹围增大，伴肝臭味，提示有肝性脑病或肝衰竭的可能。

4. 外周血细胞变化

脾大、脾功能亢进致外周血细胞减少。

5. 呕血

食管胃底静脉曲张破裂可出现呕血及黑便。

【护理要点】

1. 非手术治疗

（1）预防食管胃底静脉曲张出血。补充维生素 B 及凝血因子，不常规放置胃管，准确观察和记录有无出血。

（2）食管胃底静脉曲张破裂出血的护理。补充血容量，药物止血，三腔双囊管压迫止血，内镜治疗止血，主要包括曲张静脉套扎、内镜下硬化剂注射治疗（endoscopic injection sclerotherapy，EIS）及组织黏合剂注射治疗[1]等方法。

（3）控制和减少腹水形成。纠正低蛋白血症，限制体液和钠盐的摄入，合理使用利尿剂。监测腹围情况和体重变化，记录出入量。保护肝功能，预防肝性脑病。

（4）避免引起腹内压骤增的因素。如便秘、剧烈咳嗽、打喷嚏、提重物等；术前插胃管必须充分润滑，动作轻柔。

2. 门静脉高压门体分流术、断流术及脾切除术的护理

（1）一般护理。断流和脾切除后生命体征平稳取半卧位，分流术后取平卧位或15°低半卧位；术后早期禁食，肠蠕动恢复者逐渐进食，避免进食粗糙、干硬及刺激性食物；监测生命体征、末梢循环以及引流液的性状和颜色等，密切观察有无内出血或休克等情况发生。

（2）去除和避免各种诱发肝性脑病的因素。如使用镇静药、感染、便秘等。

（3）并发症的观察和护理。监测有无出现出血、肝性脑病、感染、深静脉血栓等并发症。

3. 健康宣教

（1）禁酒并限制肉类，禁忌吃粗糙和温度很高的食物，以免损伤食管黏膜而诱发出血。

（2）保证充分休息，避免引起腹内压增高的因素，如咳嗽、用力排便、提举重物等。

（3）指导患者掌握出血先兆的基本观察及急救、及时就诊的途径和方法。

【参考文献】

［1］吴孟超，吴在德，吴肇汉．外科学［M］．9 版．北京：人民卫生出版社，2018.

第四章　胃肠外科疾病护理精要

第一节　胃癌

【概述】

胃癌（gastric cancer）是常见的恶性肿瘤之一。胃癌确切病因尚未完全明确，患者早期多无明显症状，随着病情发展，可出现上腹部疼痛加重、食欲下降、体重减轻等，肿瘤溃破血管后可有呕血和黑便。[1-2]

【观察要点】

1. 症状

有无上腹或胸骨后疼痛和进食梗阻感，有无反酸、嗳气、恶心、饱胀感等消化道不适；病情发展，常出现胃纳差、体重下降、呕吐、黑便、持续性上腹闷痛、黄疸、腹水、吞咽困难或胃—食管反流等。[1]

2. 观察患者腹部情况和神志、生命体征变化

腹部有无突发剧烈疼痛、腹肌紧张、压痛及反跳痛，有无发热、心率加快、血压进行性下降等情况。

3. 引流观察

引流量，引流液的颜色、性状，引流是否通畅等，肠蠕动恢复情况。

4. 伤口观察

关注腹部症状变化，伤口敷料有无渗血，伤口有无红、肿、热、痛。

5. 并发症观察

术后出血、十二指肠残端破裂、吻合口破裂或吻合口瘘、膈下积液积脓、术后梗阻、

倾倒综合征等。[2]

【护理要点】

1. 术前护理要点

（1）营养支持。指导合理饮食，必要时遵医嘱给予肠外营养。

（2）胃肠道准备。幽门梗阻者禁食，术前3日起遵医嘱给予温生理盐水洗胃。术前遵医嘱使用抗生素和口服导泻药，必要时行清洁灌肠。

2. 术后护理要点

（1）体位与活动。麻醉清醒后血压平稳，给予低半卧位。协助早期下床活动，运动量可根据个体差异制定，以患者耐受为宜。

（2）胃肠减压。有利于吻合口的愈合。

（3）疼痛护理。正确评估患者疼痛程度，按医嘱给予药物治疗。

（4）预防血栓。指导床上踝泵锻炼，遵医嘱予下肢气压泵治疗和抗凝药物治疗。

（5）营养支持。及时输液补充患者所需水、电解质和营养素，记录24小时出入量。放置空肠营养管的胃癌根治术患者，术后应早期实施肠内营养支持。

（6）呼吸道管理。避免受凉，鼓励进行深呼吸、有效咳嗽，遵医嘱予雾化。

（7）饮食指导。出现肛门排气后，可按医嘱予拔胃管。拔胃管后当天可分次少量进水或米汤；若无腹胀，次日进食半量流质，50～80mL/次；第3天可进食全量流质，每100～150mL/次；若无腹胀，第4天开始进食半流质。以温凉、柔软、易于消化为宜。开始进食时少量多餐，每次少量增加进餐量，逐渐减少进餐次数，若无腹胀不适，逐渐恢复正常饮食量。[3]

（8）并发症的观察与护理。监测患者生命体征变化，观察有无术后出血、十二指肠残端破裂、吻合口破裂或吻合口瘘、膈下积液积脓、术后梗阻、倾倒综合征等并发症的发生，并及时通知医生，配合抢救。

3. 健康宣教

（1）饮食指导。应循序渐进、少量多餐，宜食用细软、易消化、营养丰富的食物。

（2）保持心境平和。

（3）复诊指导。定期门诊复查，如有腹胀、腹痛等不适及时就医。

【参考文献】

［1］李乐之，路潜．外科护理学［M］．6版．北京：人民卫生出版社，2017.

［2］陈孝平，汪建平，赵继宗. 外科学［M］. 9版. 北京：人民卫生出版社，2018.

［3］李晓梅. 快速康复外科理念在胃癌患者围手术期护理中的应用效果［J］. 临床医学研究与实践，2017，2（19）：183–184. DOI：10.19347/j. cnki. 2096–1413.201719090.

第二节　大肠癌

【概述】

大肠癌（colorectal cancer）是结肠癌和直肠癌的总称，是消化道常见的恶性肿瘤，且发病率呈明显上升趋势。患者主要表现为排便习惯和粪便形状改变、腹痛、腹部肿块，疾病晚期可出现肠梗阻、贫血、消瘦、低热、乏力等全身症状。可通过直接浸润、淋巴转移、血行转移、种植播散等方式扩散和转移。

1. 恶性程度

通常按 Broder 分级，视癌细胞分化情况分成四级[1]：

Ⅰ级：分化良好的癌细胞占 2/3 以上，为高分化、恶性度低。

Ⅱ级：分化良好的癌细胞占 1/2~2/3，为中等分化、恶性度一般。

Ⅲ级：分化良好的癌细胞少于 1/4，为低分化、恶性度高。

Ⅳ级：未分化癌。

2. 临床分型[2]

美国癌症联合委员会（AJCC）结肠癌 TNM 分期分类（第8版）中，T、N、M 的定义如下。

（1）T：原发性肿瘤。

TX：原发肿瘤无法评估。

TO：无原发肿瘤证据。

Tis：原位癌，黏膜内癌（累及固有层，没有扩散至黏膜肌层）。

T1：肿瘤侵袭黏膜下层（通过黏膜肌层，但没有侵入固有肌层）。

T2：肿瘤侵袭固有肌层。

T3：肿瘤通过固有肌层侵入结直肠周围组织。

T4：肿瘤侵袭脏层腹膜或侵袭或黏附邻近器官或结构。

T4a：肿瘤侵袭整个脏层腹膜（包括肿瘤穿过肠道的严重穿孔以及肿瘤穿过炎症区域

直达脏层腹膜表面的持续侵袭)。

T4b：肿瘤直接侵袭或黏附邻近器官或结构。

（2）N：区域淋巴结。

NX：区域淋巴结无法评估。

N0：无区域淋巴结转移。

N1：一个至三个区域淋巴结呈阳性（淋巴结中的肿瘤≥0.2mm），或存在任何数量的肿瘤沉积，而且所有可识别的淋巴结均呈阴性。

N1a：一个区域淋巴结呈阳性。

N1b：两个或三个区域淋巴结呈阳性。

N1c：无区域淋巴结呈阳性，但在浆膜下层、肠系膜或非腹膜被覆的结肠周围或直肠周围/肠系膜组织中有肿瘤沉积。

N2：四个或更多区域淋巴结呈阳性。

N2a：四个至六个区域淋巴结呈阳性。

N2b：七个或更多区域淋巴结呈阳性。

（3）M：远处转移。

M0：影像显示无远端转移等；在远端部位或器官没有肿瘤的迹象（这一类不是由病理学医师指定）。

M1：已确认转移至一个或多个远端部位或器官，或腹膜转移。

M1a：已确认转移至一个部位或器官，无腹膜转移。

M1b：已确认转移至两个或多个部位或器官，无腹膜转移。

M1c：已确认转移至腹膜表面，伴或不伴其他部位或器官转移。

【观察要点】

1. 局部情况

有无头晕、腹痛、腹胀、腹部包块、腹肌紧张；有无排便性质异常、脓血便、条状便；肛门指检有无触及肿物，退指有无血染等。

2. 全身情况

全身的营养状况，进食情况，有无癌症的远处转移征象，术前各种影像检查及实验室检查情况。

3. 水、电解质紊乱症状

有无腹胀、恶心、呕吐、肠蠕动减慢、皮肤弹性差、水肿、乏力、表情淡漠等。

4. 生命体征

观察有无发热、呼吸急促、低血压、心率快、血氧饱和度下降。

5. 心理状况

观察患者对恶性肿瘤、肠造口的心理承受能力。

【护理要点】

1. 术前准备

（1）腹部和排便。观察腹部的体征和排便的情况。

（2）饮食指导。肠内营养支持，指导高热量、高维生素饮食。术前 3 天半流质饮食，术前 1 天全流饮食，按医嘱口服缓泻药物。

（3）肠道准备。术前一天进行。导泻法，口服泻药清洁肠道；灌肠法，适用于肠道梗阻患者，按医嘱予灌肠，切忌动作粗暴。

（4）肺功能锻炼。指导劝告患者术前戒烟 2 周以上，指导呼吸功能锻炼（深呼吸及有效咳嗽咳痰）；对呼吸道分泌物黏稠者给予氧气雾化。

（5）其他。药物试验、交叉配血、手术部位皮肤准备等。

2. 术后护理

（1）体位。术后返回病房后取半坐位，促进膈肌下移，改善肺通气；减轻腹部张力，缓解术后疼痛。

（2）休息及活动。术后当天卧床休息，协助患者床上翻身拍背，鼓励床上腹式呼吸、缩唇呼吸，呼吸比为 2∶1，有效咳嗽；指导患者进行肢体功能锻炼，包括握拳、上下肢屈伸、踝泵运动等。术后第 1 天指导患者床上肢体功能锻炼，包括握拳、上下肢屈伸、踝泵运动、直腿抬高运动、床上脚踏车运动；术后第 2 天，指导患者床边活动，如床边踏步、绕床步行；术后第 3 天，指导患者下地活动，根据患者体能状况每日持续延长，至出院时每日步行时间达 4~6 小时[3]。

（3）饮食。尽早解除胃肠减压，待肠道功能恢复，遵医嘱指导患者由禁食到全流质再逐步过渡到半流质—软食—普食。

（4）液体管理。重点关注患者术后生命体征的变化，结合尿量、尿色、CVP 值综合判断患者液体需要量，如患者出现心率快、血压低、CVP 低、尿量少提示患者液体量不足，需加强补液。

（5）用药管理。术后患者，VTE 高危因素涵盖了恶性肿瘤、手术应激、深静脉置管、高龄、卧床等，术后第 1 天监测患者凝血功能，结合实验室指标，遵医嘱进行预防性抗凝治疗，抗凝期间观察患者有无出血倾向。另外，使用生长抑素治疗应注意逐步减量后方可停用，以避突然停药导致患者腹泻。

（6）管道管理。做好术后各管道的固定及维护，包括胃管、中心静脉导管、腹腔引流管、盆腔引流管、肛管、肠内营养管等，观察并准确记录各引流液的颜色、性状及量，严格执行无菌操作，保持引流通畅，如果下床活动，保持引流袋低于引流管口。

（7）肠造口的护理。术后当天指导患者及家属观察造口黏膜颜色、造口排泄物以及倾倒排泄物的方法。术后第 2 天指导患者/家属正确更换造口袋，观察造口及周围皮肤情况、造口排泄物。告知患者调节饮食结构，进食清淡、易消化食物，少食洋葱、大蒜、豆类、韭菜、芹菜、木耳等易产生刺激性气味的食物，以及少食粗纤维含量高的食物，积极引导患者正视自身形象改变，疏导患者不良情绪。出院前教会患者/家属更换造口袋，选择合适的造口产品，并指导居家护理要点。

（8）并发症的观察。观察有无出血、吻合口瘘、切口感染、脂肪液化、深静脉栓塞、肺部感染、尿路感染等术后并发症。

3. 健康宣教

（1）定期复查。出院后 1 周内门诊复查，查看腹部伤口情况、营养状态；术后 3～6 个月定期门诊复查，查看肿瘤有无复发及转移情况，查看治疗效果[1]。

（2）化疗。遵医嘱指导术后需要化疗患者定期返院化疗。用药期间多进食优质蛋白、高热量食品、新鲜蔬菜水果，避免辛辣肥腻、腌制、过期食品，每天 6 000 步，每周运动至少 5 次，每次 30 分钟，避免久坐，劳逸结合，保证充足的营养供给，提升自身免疫力[4]。遵医嘱定时复查血常规、肝功能、CT、MR、肠镜等，观察是否出现化疗后骨髓抑制、全身其他区域器官转移等情况。

【参考文献】

［1］李乐之，路潜 . 外科护理学［M］. 7 版 . 北京：人民卫生出版社，2021.

［2］AMIN M B，EDGE S B，GREENE F L，et al. AJCC cancer staging manual［M］. 8th ed. New York：Springer，2017.

［3］梁廷波，白雪莉 . 加速康复外科理论与实践［M］. 北京：人民卫生出版社，2018.

［4］中国营养学会 . 中国居民膳食指南 2016［M］. 北京：人民卫生出版社，2016.

第三节　肠梗阻

【概述】

肠梗阻（intestinal obstruction）是指肠内容物由于各种原因不能正常运行、顺利通过肠道，是常见的外科急腹症之一。腹痛、呕吐、腹胀及肛门停止排气排便，是不同类型肠梗阻共同的临床表现。按病因可分为机械性肠梗阻、动力性肠梗阻、血运性肠梗阻，按肠壁血运有无障碍可分为单纯性肠梗阻及绞窄性肠梗阻[1]。

【观察要点】

1. 腹痛

疼痛发生时间、性质、程度、部位等。

2. 呕吐

呕吐的次数，呕吐物的性质、颜色、量、气味等。

3. 腹胀

腹胀出现的部位、时间、发展速度，排气排便情况等。

4. 腹部体征

听诊有无肠鸣音亢进或减弱；叩诊有无鼓音或移动性浊音；视诊有无腹部膨隆、肠型及异常蠕动波；触诊有无压痛、反跳痛、腹肌紧张。

5. 全身症状

患者神志及生命体征的变化，有无脱水体征、中毒及休克表现等。

6. 影像学检查

腹部 X 线、CT 有无气液平面和肠袢充气，肠穿孔时有无出现腹水。

【护理要点】

1. 非手术治疗的护理

（1）体位。协助半卧位，减轻腹部张力，缓解腹痛、腹胀，利于患者呼吸。

（2）禁食及胃肠减压。有效的胃肠减压可减轻肠道压力，改善肠壁血液循环，减少肠道对细菌毒素的吸收。胃肠减压期间应保持管道通畅有效，准确记录引流液的颜色、性状、量。高位肠梗阻引出内容物为胃液、十二指肠液、胆汁；低位肠梗阻引出内容物伴粪臭味；绞窄性肠梗阻内容物为棕褐色血性液体。

（3）促进肠蠕动。胃管内注入 150～200mL 花生油，夹管 2 小时后开放，刺激肠蠕动，润滑肠道；给予甘油栓灌肠，刺激排便；同时使用生长抑素，抑制消化道腺体分泌，减轻肠道压力，促进肠功能恢复[2]。

（4）液体管理。根据患者呕吐情况，准确记录出入量，结合检验结果，按医嘱予补液治疗，维持水、电解质和酸碱平衡。

（5）疼痛管理。若无肠绞窄或肠麻痹，可遵医嘱使用阿托品类抗胆碱药物解除胃肠道平滑肌痉挛，使腹痛得以缓解。但不可随意应用吗啡类止痛剂，以免掩盖病情。若患者为不完全性、痉挛性或单纯蛔虫所致的肠梗阻，可适当顺时针轻柔按摩腹部。此外，还可热敷腹部、针灸双侧足三里穴，促进肠蠕动恢复[3]。

（6）心理护理。焦虑状态可影响迷走神经兴奋性，引起体内儿茶酚胺及肾上腺皮质，尤其是糖皮质激素分泌增加，因此，使患者保持良好、轻松的心态有助于疾病恢复[2]。

（7）病情观察。严密监测患者血压、体温、呼吸、脉搏以及腹痛、腹胀、呕吐等情况；若患者腹痛急骤发作，且呈持续性疼痛或伴阵发性加重，呕吐物为血性，出现腹膜刺激征等情况时，应警惕绞窄性肠梗阻的发生，尽快手术治疗。

2. 术后护理

（1）体位。患者血压平稳后可取半卧位，缓解腹部张力。

（2）病情观察。严密监测患者血压、体温、呼吸、脉搏，根据出入量情况调节输液速度和量，维持水、电解质和酸碱平衡。

（3）饮食。患者术后暂禁食，禁食期间予肠外营养支持治疗，待肠功能恢复后，应少量多餐，少量进食流质，无腹胀腹痛不适可逐渐过渡至正常饮食。

（4）术后活动。协助鼓励患者早期活动，逐渐增加活动量和增大活动范围，以患者可耐受为宜，促进胃肠功能恢复。

（5）并发症观察。观察有无水和电解质紊乱、腹腔感染、肠粘连等症状。

3. 健康宣教

（1）均衡饮食，勿暴饮暴食，肠道功能未恢复前以清淡、易消化食物为主，避免进食牛奶、甜食和辛辣刺激性食物，保持大便通畅。

（2）劳逸结合，饭后忌剧烈活动。

【参考文献】

[1] 李乐之，路潜．外科护理学［M］．7 版．北京：人民卫生出版社，2021.

[2] 彭宝岗，梁力建，胡文杰，等．生长抑素治疗肠梗阻的临床研究［J］．中华胃肠外科杂志，2004，7（6）：474－476.

[3] 郭俊华．肠梗阻患者的护理研究进展［J］．当代护士（中旬刊），2014（12）：19－21.

第四节　腹外疝

【概述】

腹外疝（external abdominal hernia）是腹腔内的脏器或组织连同腹膜壁层，通过先天或后天形成的腹壁薄弱点或孔隙，向体表突出而形成。腹壁强度降低和腹内压力增高是腹外疝发病的两个主要原因。腹股沟疝是指发生在腹股沟区域的腹外疝，腹股沟疝分为腹股沟斜疝和腹股沟直疝，其中，腹股沟斜疝是最多见的腹外疝。[1-2]

【观察要点】

1. 观察疝

是否脱出、是否疼痛、是否可回纳，是否伴有腹痛、疝块增大等情况。

2. 观察有无梗阻症状

如腹痛、恶心、呕吐及肛门停止排气、排便等，提防嵌顿疝的发生。

3. 观察肿胀

有无阴囊肿胀。

4. 生命体征

监测血压、脉搏、呼吸、体温变化等。

5. 伤口情况

有无红、肿、热、痛等切口感染的症状，有无水、电解质紊乱的征象等。

6. 术后并发症观察

观察有无尿潴留、手术部位血肿、阴囊血肿、阴囊水肿、切口感染等症状。

【护理要点】

1. 术前护理要点

（1）休息与活动。巨大疝患者活动时使用疝带压住疝内环口，避免腹腔内容物脱出引起嵌顿疝，嘱患者以卧床休息为主，加强床上活动，下床活动时使用腹带。

（2）避免腹内压增高的因素。避免提重物、预防受凉咳嗽、保持大便通畅、排尿困难者及时给予导尿等。

（3）饮食护理。术前戒烟 2 周以上，根据患者情况给予相应饮食。如有嵌顿予禁食。

（4）协助检查。指导配合完成术前检查。

2. 术后护理要点

（1）休息与活动。无张力疝修补术根据病情术后 6 小时或次日可离床活动；若未进行无张力疝修补术，则平卧 3 天，术后 3 ~ 5 天可离床活动[1]，加强床上活动。

（2）饮食指导。根据麻醉方式给予饮食。局麻者，无恶心呕吐不适，即可进食软食或普食。腰麻或全麻者无恶心、呕吐，术后 6 小时可进食流质，逐渐恢复至普食。行肠切除吻合术者术后应禁食，待肛门排气后方可进食。

（3）避免腹内压增高。注意保暖，以免受凉引起咳嗽，指导患者咳嗽时用手按压保护伤口，避免因震动引起的伤口疼痛。

（4）保持大便通畅。肠道功能恢复后，多进食高纤维食物，必要时给予通便缓泻药物，保持大便通畅。

（5）预防阴囊水肿。术后可用丁字带托起阴囊[3]。

（6）观察术后并发症。观察有无尿潴留、手术部位血肿、阴囊血肿、阴囊水肿、切口感染等症状。

3. 健康宣教

（1）术后 3 个月内避免剧烈活动，如打篮球、踢足球等，避免重体力劳动和提举重物。

（2）循序渐进增加活动量，避免腹内压增高，如剧烈咳嗽、用力排便、长时间屏气等。

（3）若疝复发，应及早就诊。

【参考文献】

[1] 李乐之，路潜．外科护理学 ［M］．6 版．北京：人民卫生出版社，2017.

［2］陈孝平，汪建平，赵继宗．外科学［M］．9版．北京：人民卫生出版社，2018.

［3］中华医学会外科学分会疝与腹壁外科学组，中国医师协会外科医师分会疝和腹壁外科医师委员会．成人腹股沟疝诊断和治疗指南（2018年版）［J］．中华胃肠外科杂志，2018，21（7）：721 – 724.

第五节 急性弥漫性腹膜炎

【概述】

急性弥漫性腹膜炎（acute diffuse peritonitis）是一种由细菌感染、化学刺激、损伤等引起的外科常见严重疾病，也是最常见的外科急腹症之一。急性弥漫性腹膜炎分为原发性和继发性两种，原发性腹膜炎在腹腔内无原发性病灶，常因细菌血行播散或上行感染所引起，相对较少，症状较轻。临床上所称的腹膜炎多系继发性腹膜炎，腹腔内器官穿孔、内脏破裂、手术污染或吻合漏等是其最常见的原因，病情多危重复杂[1-2]。

【观察要点】

1. 腹痛

疼痛程度、部位、性质。患者呈急性病容，不愿意改变体位，仰卧位，双下肢屈曲。

2. 感染中毒症状

观察患者生命体征变化；有无寒战、高热、脉速、口干和大汗等。若脉搏加快，体温反而下降，可能提示病情恶化。

3. 恶心、呕吐

关注患者有无恶心、呕吐及肛门停止排气、排便等。当炎症波及膈肌时，可出现频繁呃逆。

4. 腹部体征

视：腹胀明显，腹式呼吸运动减弱或消失；听：肠鸣音减弱或消失；触：腹膜刺激征（压痛、反跳痛及腹肌紧张），以原发病灶更为明显；叩：呈鼓音或移动性浊音。

【护理重点】

1. 非手术治疗的护理及术前护理

（1）病情观察。观察生命体征、CVP变化，准确记录出入量；关注腹部症状和体征的动态变化。

（2）体位与活动。一般患者取半坐卧位，休克患者取休克体位。

（3）胃肠减压。消化道穿孔患者予禁食，胃肠减压，妥善固定管道，保持管道通畅。

（4）营养支持。遵医嘱静脉输液，维持水、电解质平衡。根据患者需要输白蛋白或全血、血浆等。

（5）控制感染。遵医嘱合理应用抗生素。

（6）镇静镇痛。遵医嘱给予镇静、镇痛处理；对于症状不明显者，慎用镇痛剂，以免掩盖病情。

（7）心理护理。评估患者及家属对疾病的心理应对，做好解释沟通工作，增强患者的治疗信心和勇气。

（8）其他。护理经非手术治疗后症状和体征不能缓解而加重者，做好手术准备。

2. 术后护理

（1）病情观察。监测生命体征；准确记录 24 小时出入量，必要时监测 CVP；关注腹部情况变化，肛门排气、排便等肠功能是否恢复；观察引流及伤口愈合情况等。

（2）体位。麻醉清醒、生命体征平稳者可协助其取半坐卧位，尽量减少按压患者腹部或搬动患者，协助患者尽早下床活动[3]。

（3）营养支持。对禁食患者实施肠外营养支持，改善其营养状况。

（4）并发症护理。重点预防腹腔脓肿和切口感染的发生。做好腹腔引流管的护理、切口的护理。

3. 健康宣教

（1）提供疾病的护理、治疗等相关知识，获得患者及家属的理解与配合。

（2）饮食指导，康复指导，讲解术后早期活动的重要性。

（3）出院后如有腹痛、腹胀、恶心、呕吐等不适，应及时来院复诊。

（4）出院后要注意休息，注意饮食卫生，避免餐后剧烈活动，以避免发生粘连性肠梗阻。

【参考文献】

［1］李乐之，路潜 . 外科护理学 ［M］. 6 版 . 北京：人民卫生出版社，2017.

［2］刘发生 . 急性弥漫性腹膜炎诊断及治疗技术 ［J］. 中国中医药咨讯，2012，4（1）：339 － 340.

［3］周峰 . 围手术期人性化综合护理干预对急性弥漫性腹膜炎患者术后康复的影响［J］. 中国临床新医学，2016，9（5）：444 － 446.

第六节　急性阑尾炎

【概述】

急性阑尾炎（acute appendicitis）是指阑尾局部出现黏膜充血、水肿、中性粒细胞浸润等急性炎症的表现，是外科常见的急腹症之一，阑尾位于右髂窝内，致病细菌多为肠道内的革兰阴性杆菌。常见临床表现有转移性右下腹疼痛、局部胃肠道反应，进一步加重时可出现乏力、发热及全身中毒症状，如寒战、高热、脉速、烦躁不安等[1]。

【观察要点】

1. 全身情况

早期可有乏力、不适感等；晚期表现寒战、高热、脉速、烦躁不安或反应迟钝。

2. 胃肠道症状

早期可出现恶心、呕吐，呕吐多为反射性；晚期并发腹膜炎时，可出现持续性呕吐。

3. 腹部症状

典型临床表现为转移性右下腹疼痛。右下腹压痛，通常位于麦氏点。腹膜刺激征，如腹肌紧张、压痛及反跳痛，肠鸣音减弱或消失，提示阑尾炎加重。

4. 辅助检查

（1）实验室检查：多数患者血白细胞计数和中性粒细胞比值增高。

（2）影像学检查：腹部 X 线检查可见盲肠和回肠末端不充盈或充盈不全，阑尾腔不规则，超声检查可发现肿大的阑尾或脓肿。

5. 心理社会状况

关注患者有无焦虑、恐惧的心理状态。

【护理要点】

1. 非手术治疗及术前护理

（1）休息与体位。协助患者取半卧位，减轻腹部张力。非手术患者指导进食易消化的食物，必要时行胃肠减压。

（2）对症处理。高热者、疼痛明显者可应用解痉剂，但禁用吗啡或哌替啶。

（3）病情观察。观察生命体征变化，观察患者腹部症状和体征的情况，观察有无并发症表现，如腹腔脓肿、门静脉炎等。

（4）抗生素的应用。遵医嘱应用广谱抗生素和抗厌氧菌药物等。

2. 阑尾切除术后护理

（1）体位。麻醉清醒、生命体征平稳者可协助取半坐卧位。鼓励患者尽早下床活动，术后当天，床上肢体功能锻炼，术后第一天，下床缓慢行走，遵循循序渐进的原则，以促进肠功能恢复[2]。

（2）饮食。肠功能未恢复前禁食，予肠外营养支持；待胃肠蠕动恢复、肛门排气后，进食流质食物。

（3）观察病情。关注患者生命体征、腹部症状与体征的变化，及时发现并发症，协助医生处理。

（4）术后并发症护理。①出血：引起原因多为阑尾系膜的结扎线松脱，可出现腹腔内大出血。一旦发生，立即按医嘱予输液、输血，做好紧急手术准备。②切口感染：是最常见的术后并发症，严格无菌操作，合理使用抗生素，关注患者体温、实验室指标和切口情况。③盆腔脓肿：观察有无尿频、尿急、里急后重症状。观察大便情况。遵医嘱合理使用抗生素，必要时穿刺引流。④粪瘘阑尾周围脓肿：如未及时引流，可能形成各种内瘘或外瘘。⑤粘连性肠梗阻，病情严重者需要手术治疗。

3. 健康宣教

（1）养成良好的生活习惯与饮食习惯，多食用富含维生素、营养丰富的低脂肪食物，保持大便通畅。

（2）若患者阑尾周围形成脓肿，指导患者出院 3 个月后择期行阑尾切除术[1]。

（3）出院后出现腹痛、腹胀、恶心、呕吐、发热等症状，应立即返回医院就诊[3]。

【参考文献】

［1］李乐之，路潜. 外科护理学［M］. 7 版. 北京：人民卫生出版社，2021.

［2］张玲花. 整体护理对急性化脓性阑尾炎患者术后康复及护理工作满意度的影响［J］. 中国药物与临床，2020，20（12）：2081－2083.

［3］尚静，王锐. 舒适护理在急性化脓性阑尾炎围术期的应用效果评估［J］. 实用临床医药杂志，2017，21（4）：213－215.

第五章　血管外科疾病护理精要

第一节　原发性静脉曲张

【概述】

原发性下肢静脉曲张（primary lower extremity varicose veins）即下肢浅静脉瓣膜关闭不全，其病变范围仅在下肢浅静脉，主要表现为下肢浅表静脉伸长迂曲呈曲张状态，多发生于重体力劳动、肥胖、妊娠、长时间站立或坐位工作、长期便秘及慢性咳嗽者等[1]。

【观察要点】

1. 全身情况

有无从事重体力劳动、长期站立或坐位工作，有无长期便秘及慢性咳嗽，有无妊娠等。

2. 局部情况

下肢有无静脉炎、湿疹、溃疡、色素沉着、皮下硬结等。

3. 心理情况

评估患者的心理状态，是否存在焦虑与恐惧，患者和家属对该疾病知识的认知程度如何。

【护理要点】

1. 非手术治疗

（1）药物治疗。适用于促进溃疡愈合及减轻症状，对瓣膜关闭不全及静脉曲张无作用，包括改善血液流变学及微循环药物、降低毛细血管通透性药物等。[2]

（2）肢体护理。避免久坐久站，卧床时抬高患肢，高于心脏水平 20～30cm，并行足背伸屈运动。有湿疹和溃疡形成，局部皮肤要保持清洁干燥并及时换药，勿抓挠皮肤。静脉曲张破裂出血时，予弹力绷带加压包扎，必要时缝扎止血。[3]

（3）物理治疗。妊娠期妇女，若早期轻症静脉曲张，可使用压力梯度弹力袜，在无弹力袜时可采用弹性绷带，但注意在同时伴下肢缺血变化时，应禁忌使用。

（4）硬化剂注射护理。将硬化剂注入下肢曲张的浅静脉造成静脉壁损伤炎性反应，管腔粘连闭塞纤维化。注射后患肢使用弹力绷带包扎或穿着弹力袜，行走 30 分钟以上，预防深静脉血栓形成，观察患者有无心悸、胸痛、呼吸困难等肺栓塞症状，如有不适及时告知；使用弹力绷带包扎或穿着弹力袜维持压迫 3～7 天，注意观察下肢血运情况。

2. 大隐静脉高位结扎＋曲张静脉剥脱术＋TriVex 的围手术期护理

（1）术前护理。①心理护理：向患者讲解手术的方法、目的及注意事项，消除患者顾虑，配合治疗。②基础护理：勿穿紧身裤，勿用手抓挠皮肤，保持皮肤干洁，指导患者用肥皂水清洗患肢及腹股沟，减少感染。③饮食护理：多进食新鲜水果蔬菜，清淡饮食为宜，避免进食刺激性食物，多饮水，保持大便通畅。④患肢护理：卧床时抬高患肢，高于心脏水平 20～30cm，并行足背伸屈运动。[4]

（2）术后护理。①严密观察患者生命体征。②患肢抬高 20～30cm，以促进下肢静脉血液回流。③观察患肢皮肤感觉、温度、颜色、足背动脉搏动等情况；伤口敷料有无渗血、局部有无感染表现，弹力绷带包扎是否松紧适宜，以能触及足背动脉搏动为宜；48 小时后拆除弹力绷带，穿着弹力袜。[5]④有溃疡者，应加强换药。⑤术后 12～24 小时鼓励患者下地活动，指导并鼓励其行足背伸屈运动，消除肿胀及预防下肢深静脉血栓形成。⑥术后即可进普食，避免辛辣刺激食物。⑦观察有无瘀斑、血肿、皮肤感觉障碍或麻木感、下肢深静脉血栓形成等并发症。[6]

3. 健康宣教

（1）避免长时间站立及坐时双膝交叉，休息时抬高患肢 20～30cm。

（2）保持大便通畅，避免肥胖，并注意加强锻炼。

（3）长时间从事重体力劳动及站立工作的人，最好穿着弹力袜。每天早上起床前穿，每天保证穿 12 小时以上，坚持穿 3～6 个月。

（4）切忌使用 40℃ 以上的水泡脚。

（5）告知患者出院后 1 个月来院复查，如有不适及时就诊。

【参考文献】

［1］王建荣，周玉虹．外科疾病护理指南［M］．北京：人民军医出版社，2012.

［2］胡德英，田莳．血管外科护理学［M］．北京：中国协和医科大学出版社，2008.

［3］成守珍，张美芬．外科护理与风险防范［M］．北京：人民军医出版社，2013.

［4］李海燕，陆清声，莫伟．血管疾病临床护理案例分析［M］．2版．上海：复旦大学出版社，2019.

［5］汪忠镐．下肢血管外科［M］．北京：人民卫生出版社，2010.

［6］中国微循环学会周围血管疾病专业委员会．原发性下肢浅静脉曲张诊治专家共识（2021版）［J］．血管与腔内血管外科杂志．2021，7（7）：762 – 772.

第二节　下肢深静脉血栓形成

【概述】

下肢深静脉血栓形成（lower extremity deep venous thrombosis，LEDVT）是指血液在下肢深静脉内不正常凝结，阻塞管腔，引起静脉回流障碍。以左下肢最为常见，男性略多于女性。[1-2]

【观察要点】

1. 全身情况

患者有无外伤、妊娠分娩、手术、感染史，是否长期卧床，有无输液史及出血性疾病。

2. 局部情况

下肢发生肿痛的部位、时间，肿胀和浅静脉扩张的程度。足背动脉搏动是否减弱或消失，小腿皮肤温度和色泽是否改变。[3]

3. 心理情况

是否焦虑与恐惧，患者及家属对该疾病知识的了解程度如何。

【护理要点】

1. 非手术治疗

（1）药物治疗。抗凝、溶栓及祛聚治疗。

（2）用药护理。观察患者是否有牙龈出血、鼻出血、皮肤紫癜、血尿、血便等情况，定时监测凝血功能等。

（3）体位护理。急性发病后绝对卧床 10 ~ 14 天，避免动作幅度大的活动，患肢禁止热敷推拿，预防肺栓塞发生。抬高患肢且高于心脏水平 20 ~ 30cm，膝关节微屈。

（4）肢体护理。观察患肢皮肤感觉、温度、色泽有无改变，疼痛的部位以及肿胀程度，动脉搏动情况。每天定时间、部位、皮尺测量双下肢周径，一般选择髌骨上下 10cm 处测量并记录。严密观察患肢有无股青肿和股白肿出现。

（5）物理治疗。10 ~ 14 天后可下地活动，下地活动时穿弹力袜。

2. 下腔静脉滤器置入及下肢置管溶栓术的围手术期护理

（1）术前护理。[4]①心理护理：讲解疾病相关知识，消除患者的焦虑与恐惧情绪。②体位护理：急性发病后绝对卧床 10 ~ 14 天，包括在床上大小便，患肢禁止热敷推拿，抬高患肢且高于心脏水平 20 ~ 30cm，膝关节微屈，行足背伸屈运动。③病情观察。肺动脉栓塞，如患者出现心悸、胸痛、咯血、呼吸困难等异常情况，应立即抢救处理；测量肢体周径。④饮食护理：进食粗纤维低脂饮食，保持大便通畅，避免增加腹压。[5]

（2）术后护理。①严密监测生命体征：患者清醒后可垫枕头；无恶心，呕吐等不适时，可进食半流质或普食。②体位护理：抬高患肢高于心脏水平 20 ~ 30cm，膝关节微屈，穿刺处予弹力绷带加压包扎 24 小时，患肢制动 12 小时，早期行足背伸屈运动。③肢体护理：观察穿刺处有无渗血及血肿形成、肢体肿胀消退情况，患肢皮肤感觉、温度、色泽等有无改变，疼痛的部位以及肿胀程度，动脉搏动情况；每天定时间、部位、皮尺测量双下肢周径。④导管护理：保持溶栓导管固定通畅，避免弯曲打折。⑤用药护理：抗凝、溶栓及祛聚治疗期间，观察患者有无出血现象，如鼻腔出血、牙龈出血等，定时监测凝血功能。[6]

（3）并发症观察及护理。①出血：发现伤口有血性渗出物或皮下瘀斑，伤口迅速肿胀，应立即报告医生处理。②血栓再形成：继续抗凝治疗，做好患肢护理，教会患者使用弹力袜，一般使用 3 个月以上。早期床上活动，落实踝泵运动，每天活动 30 分钟以上。③肺动脉栓塞：如患者出现呼吸困难、胸痛等症状，应立即抢救处理，嘱其平卧，避免咳嗽、深快呼吸、剧烈翻动，给予高流量吸氧，配合医生抢救。

3. 健康宣教

（1）告知患者要绝对禁烟。

（2）宜进食低脂、高纤维的饮食，多饮水，保持大便通畅。

（3）鼓励患者加强日常锻炼，促进静脉血液回流。

（4）严格遵医嘱口服抗凝药物，用药期间注意观察大便颜色、皮肤黏膜情况，定期复查凝血功能；药物治疗期间避免碰撞及摔跤，用软毛牙刷刷牙。

（5）告知患者出院后 1 ~ 3 个月门诊复查，如有不适及时就诊。

【参考文献】

［1］王建荣，周玉虹. 外科疾病护理指南［M］. 北京：人民军医出版社，2012.

［2］胡德英，田莳. 血管外科护理学［M］. 北京：中国协和医科大学出版社，2008.

［3］成守珍，张美芬. 外科护理与风险防范［M］. 北京：人民军医出版社，2013.

［4］李海燕，陆清声，莫伟. 血管疾病临床护理案例分析［M］. 2 版. 上海：复旦大学出版社，2019.

［5］汪忠镐. 下肢血管外科［M］. 北京：人民卫生出版社，2010.

［6］中华医学会外科学分会血管外科学组. 深静脉血栓形成的诊断和治疗指南（第三版）［J］. 中国血管外科杂志（电子版），2017，9（4）：250 – 257.

第三节　下肢动脉硬化闭塞

【概述】

下肢动脉硬化闭塞（lower extremity arteriosclerosis obliterans，LEASO）是全身性动脉粥样硬化在下肢局部的表现，是全身性动脉内膜及其中层呈退行性、增生性改变，使动脉壁僵硬、增厚、迂曲和失去弹性，继发性血栓形成，导致动脉管腔狭窄甚至堵塞，使下肢出现相应的缺血症状的疾病。该病中老年人多见，男性多于女性；下肢常见于胫腓动脉、股腘动脉及主髂动脉。[1-2]

【观察要点】

1. 全身情况

患者有无心脏病、高血压、糖尿病及吸烟史等。[3]

2. 局部情况

患肢皮肤感觉、温度、色泽、动脉搏动情况，患肢有无溃疡、坏疽及感染等。

3. 心理状况

评估患者心理反应，有无抑郁、悲观心理，患者及家属对该疾病知识的了解程度如何。

【护理要点】

1. 非手术治疗护理

（1）药物治疗。抗凝、溶栓、祛聚、血管扩张治疗。

（2）用药护理。观察有无出血情况，患肢疼痛及血运是否改善。

（3）体位护理。患者卧床时取头高脚低位。避免双下肢交叉，防止动静脉受压。

（4）患肢护理。观察患肢皮肤感觉、温度、色泽及动脉搏动情况；注意患肢保暖，禁止使用热水袋。保持局部清洁干燥，伤口定时换药。

2. 下肢动脉球囊扩张、支架置入术后的围手术期护理

（1）术前护理。①心理护理：向患者讲解疾病相关知识，举成功例子，树立信心，配合治疗。②基础护理：协助生活护理，锻炼胸式呼吸，告知吸烟与动脉硬化密切相关，劝患者术前戒烟、忌酒至少两周，以减少呼吸道分泌物。③饮食护理：饮食以清淡为主，注意食物搭配，少食胆固醇及动物脂肪含量较多的食物，多食水果蔬菜杂粮，以保持大便通畅。④疼痛护理：早期轻症患者使用血管扩张剂，疼痛加剧时可遵医嘱使用止痛药，并观察使用后的效果。⑤功能锻炼：鼓励患者每天步行，指导患者进行 Buerger 运动，以不引起疼痛作为活动量适宜的指标。[4]

（2）术后护理。①严密监测生命体征及肾功能：无恶心，呕吐等不适时，可进食低脂半流质或普食。②体位护理：术后患者应平卧，穿刺点弹力绷带加压包扎 24 小时，患肢制动 12～24 小时，穿刺侧髋关节伸直、避免弯曲。③肢体护理：密切观察穿刺部位有无渗血及血肿，有无肢体肢端麻木、皮温降低、皮肤苍白、疼痛、动脉搏动减弱或消失等症状；慢性缺血的肢体血运重建后，会出现肢体肿胀[5]，可抬高患肢；患肢保暖，禁止加热。④用药护理：使用抗凝、溶栓、祛聚及血管扩张药物治疗期间，观察患者有无出血现

象，如牙龈出血、鼻出血等，定时监测凝血功能。

（3）并发症观察和护理。[6]①血肿或假性动脉瘤：穿刺点渗血或切口迅速肿胀，应立即通知医生。②下肢静脉血栓形成：指导患者卧床期间行踝泵运动。③下肢过度灌注综合征：闭塞动脉血流恢复后，患肢可能会出现肿胀、皮肤温度高、呈紫红色，注意观察小腿和足部有无坏死表现，肿胀部位用每日三次 50% 硫酸镁湿敷，疼痛难忍者遵医嘱使用止痛剂。

3. 健康宣教

（1）禁止吸烟，饮食以清淡为主，忌食辛辣及高脂饮食。

（2）避免剧烈运动，适当进行功能锻炼，保持情绪稳定。

（3）患肢保暖，穿宽松鞋袜，经常更换，避免受压和摩擦；避免温度过高的水或冷水洗脚。

（4）遵医嘱服药，出院后 1 个月内定期复查。

【参考文献】

［1］王建荣，周玉虹．外科疾病护理指南［M］．北京：人民军医出版社，2012．

［2］胡德英，田莳．血管外科护理学［M］．北京：中国协和医科大学出版社，2008．

［3］成守珍，张美芬．外科护理与风险防范［M］．北京：人民军医出版社，2013．

［4］李海燕，陆清声，莫伟．血管疾病临床护理案例分析［M］．2 版．上海：复旦大学出版社，2019．

［5］汪忠镐．下肢血管外科［M］．北京：人民卫生出版社，2010．

［6］中华医学会外科学分会血管外科学组．下肢动脉硬化闭塞症诊治指南（上）［J］．中国血管外科杂志（电子版），2015，7（3）：145－151．

第四节　腹主动脉瘤

【概述】

腹主动脉瘤（abdominal aortic aneurysm，AAA）是因为动脉中层结构破坏，动脉壁不能承受血流冲击的压力而形成的局部或者广泛性的永久扩张或膨出。腹主动脉瘤是最常见的严重威胁生命的动脉瘤，常见于男性，多发生于 60 岁以上的老年人。腹主动脉瘤破裂

会引起失血性休克而死亡。[1-2]

【观察要点】

1. 全身情况

有无高血压、心脏病及动脉硬粥样硬化，有无吸烟史，有无主动脉先天发育不良、创伤、大动脉炎、感染、Marfan 综合征等。[3]

2. 局部情况

评估患者有无腹痛、瘤体的大小和搏动情况。

3. 心理状态

患者是否存在焦虑、恐惧，患者及家属对该疾病知识的认知程度如何。

【护理要点】

1. 非手术治疗

（1）药物治疗。控制血压和心率、降血脂等。

（2）用药护理。观察患者否出现脸红、头晕、头痛、直立性低血压、食欲差等。

（3）体位护理。仰卧（下肢屈曲位）或平卧位。

（4）瘤体护理。避免剧烈活动、外力撞击和按压腹部，避免增加腹压，避免情绪激动，保持大便通畅，以免造成瘤体破裂。

2. 腹主动脉瘤腔内修复术后的围手术期护理

（1）术前护理。①心理护理：保持情绪稳定，避免精神紧张，向患者讲解疾病相关知识，列举成功例子，树立信心，配合治疗。②基础护理：协助生活护理，锻炼胸式呼吸，讲解吸烟对动脉的影响，劝患者术前戒烟、忌酒至少两周，以减少呼吸道分泌物。③饮食护理：宜进食高蛋白饮食，注意食物搭配，少食胆固醇及动物脂肪含量较多的食物，多食水果蔬菜杂粮，保持大便通畅。④术前一天准备：根据医嘱进行交叉配血。[4]

（2）术后护理。①体位护理：患者麻醉完全清醒后可垫枕头，抬高床头小于15°，取平卧位，以腹部为纵轴协助翻身，术后需卧床24小时。②病情观察。生命体征监测，血压控制在110~130mmHg/60~80mmHg；观察有无出血；监测肾功能，记24小时出入量；观察下肢皮肤颜色、感觉、温度及足背动脉搏动等。[5]③用药护理：术中及术后使用抗凝血药，需定时复查凝血功能，注意观察有无出血征象。④饮食护理：6小时后可进食半流质，逐渐过渡到普食。

（3）并发症观察及护理。[6]①腔内治疗术后综合征：观察有无一过性 C - 反应蛋白升高、发热，以及红细胞、白细胞、血小板三系轻度下降等表现；②内瘘：严密观察腹部体征，观察动脉瘤的体积变化及搏动情况，如出现疼痛突然加剧、面色苍白、血压下降，应立即报告医师，积极配合抢救；③支架移位：严密观察尿量、尿色，记录出入量；④血栓脱落：术后观察下肢皮温、知觉、色泽、动脉搏动等的变化。

3. 健康宣教

（1）告知患者避免情绪波动，保持心情愉悦。

（2）戒烟忌酒，避免腹部撞击及剧烈运动，适当活动，养成良好作息规律，宜进食低脂、低盐、高纤维素、高蛋白饮食，多吃新鲜蔬菜水果，保持大便通畅。

（3）教会患者及家属自测血压，正确服药，控制血压在正常范围。

（4）服用抗凝药物者应定期复查凝血功能。

（5）出院后 1 个月、3 个月、6 个月、12 个月门诊复查，如出现腹部不适及时就诊。

【参考文献】

[1] 王建荣，周玉虹．外科疾病护理指南［M］．北京：人民军医出版社，2012.

[2] 胡德英，田莳．血管外科护理学［M］．北京：中国协和医科大学出版社，2008.

[3] 成守珍，张美芬．外科护理与风险防范［M］．北京：人民军医出版社，2013.

[4] 李海燕，陆清声，莫伟．血管疾病临床护理案例分析［M］．2 版．上海：复旦大学出版社，2019.

[5] 汪忠镐．下肢血管外科［M］．北京：人民卫生出版社，2010.

[6] 中华医学会外科学分会血管外科学组．腹主动脉瘤诊断和治疗中国专家共识（2022 版）［J］．中国实用外科杂志，2022.42（4）：380－387.

第六章　甲状腺/乳腺外科疾病护理精要

第一节　甲状腺疾病

【概述】

甲状腺疾病包括甲状腺良性疾病和甲状腺癌。甲状腺肿块是其主要临床表现。常见的甲状腺疾病有单纯性甲状腺肿、结节性甲状腺肿、甲状腺炎、甲状腺腺瘤、甲状腺癌等。

【观察要点】

1. 甲状腺肿块

能否随吞咽上下运动；肿块的大小、质地、活动度；肿块是否随病程增大；颈部淋巴结有无肿大；气管是否居中。[1]

2. 呼吸和发音

有无声音嘶哑、呛咳、呼吸困难、吞咽困难、霍纳综合征（Horner综合征）等。

3. 生命体征

血压、脉搏、呼吸、体温、血氧饱和度。

4. 血清钙降低

术后有无手足和面部麻木抽搐、腹泻、心悸、脸面潮红等。

5. 伤口和引流

术后伤口有无渗血、渗液；引流是否通畅，引流液的量和颜色如何。[1]

6. 颈部及其周围

术后有无红肿、有无捻发感。

7. 并发症观察

监测患者生命体征变化，观察患者发音和吞咽情况，及时发现术后并发症，积极配合抢救。

【护理要点】

1. 术前护理要点

（1）心理护理。加强沟通，消除其顾虑和恐惧。

（2）协助检查。协助完善术前各项检查，如甲状腺彩超、喉镜、气管软化试验等。

（3）功能锻炼。练习头颈过伸位，以适应术中体位。指导深呼吸、有效咳嗽方法。[1]

2. 术后护理要点

（1）休息与体位。24小时内避免过度活动颈部，少说话，术后3天开始鼓励进行颈部运动，预防颈前肌粘连。

（2）引流管护理。一般伤口引流持续24~48小时。

（3）疼痛护理。因切口疼痛而不敢或不愿咳嗽排痰者，加强疼痛护理。

（4）饮食指导。术后清醒患者可给予温凉流质。若无呛咳、误咽等不适，逐步过渡到微温半流质和软食。

（5）呼吸和发音。观察术后患者的呼吸节律、频率，是否出现声音嘶哑等状况。

（6）用药指导。指导血钙浓度降低患者补充钙剂，甲状腺全/次全切除者遵医嘱服用甲状腺素制剂。[2]

（7）并发症观察。呼吸困难和窒息是最危急的并发症，多在术后48小时内发生；一侧喉返神经损伤会导致声音嘶哑，双侧喉返神经损伤会导致失声或呼吸困难；喉上神经损伤患者，进食时易引起呛咳或误咽；甲状旁腺功能减退导致血钙降低，可出现面部、唇部、手足麻木或抽搐等。[3]

3. 健康宣教

（1）功能锻炼。颈部功能锻炼应至少持续至出院后3个月。

（2）用药指导。甲状腺全切术后需坚持服药，向患者说明用药目的和方法。

（3）按时复诊。指导自我检查颈部方法，如有发现肿块、结节等及时就医。

【参考文献】

［1］李乐之，路潜．外科护理学［M］．6版．北京：人民卫生出版社，2017．

［2］陈孝平，汪建平，赵继宗．外科学［M］．9版．北京：人民卫生出版社，2018.

［3］赵建娣．甲状腺手术患者术后并发症的预防及护理［J］．中国实用护理杂志，2012，28（9）：28-29.

第二节　乳腺癌

【概述】

乳腺癌（breast cancer）发病率日渐增高，严重威胁女性健康，已成为发病率最高的恶性肿瘤。我国女性乳腺发病率也逐年上升，新发病例约30万人/年，其中以东部沿海地区和大城市发病率更为显著。[1-2]

【观察要点】

1. 乳房肿块局部情况

（1）早期：乳房局部或多处出现无痛性肿物，常为体检或无意间发现。

（2）晚期：乳房出现活动性欠佳肿块、局部破溃、卫星结节，出现铠甲胸等。

2. 乳房外形改变

可出现酒窝征、乳头凹陷、橘皮征等。

3. 转移征象

淋巴转移和血行转移。早期多见于腋窝淋巴结转移[1]。

【护理要点】

1. 非手术治疗

（1）化学治疗：即新辅助化学治疗。适用于局部晚期病例。主要作用为探测肿瘤的药物敏感性；缩小瘤体；为手术治疗提供有利条件。

（2）内分泌治疗：适用于肿瘤细胞雌激素受体（ER）含量高，即激素依赖性肿瘤患者[2]。

（3）放射治疗：适用于保乳手术后、淋巴结转移3枚及以上者。

（4）生物治疗：使用于HER-2基因过表达的患者[3]。

2. 手术治疗

（1）术前护理。①心理护理：告诉患者切除的乳房可以通过重建、义乳等方法进行外形重塑，不会影响身体外观。②完善术前准备，完成术前评估，做好常规检查、皮肤准备等。③生育指导：妊娠期和哺乳期患者应在医生指导下采取对应的保护措施。未孕者应做好避孕措施。

（2）术后护理。①术后密切观察生命体征变化情况；密切观察呼吸情况。②伤口护理：检测术侧肢体远端血运情况；观察皮肤颜色、皮温的变化；观察是否存在皮下积液。③引流管护理：保持有效引流状态。④功能锻炼：术后 1～3 天患侧上肢避免外展，可做握拳、屈腕等动作。应用三角巾等工具抬高患侧上肢。避免在患侧上肢进行输液、采血、测血压；伤口拆线并愈合良好后，指导进行爬墙锻炼、外展、背屈等康复锻炼[4]。⑤预防淋巴水肿。告知患者术后保护患侧上肢的相关措施，预防淋巴水肿的发生。告知患者淋巴水肿的症状、危害，如出现水肿、肿胀，及时就诊，由专业人员进行处理。

（3）并发症护理。观察有无皮下积液、皮瓣坏死、局部感染等。

3. 健康宣教

（1）指导患者出院后坚持功能锻炼，至少保持半年，尤其是前 2～3 个月。

（2）定期复查。定期自我体查和进行相关辅助检查，及早发现复发与转移病灶并治疗。

（3）乳腺治疗方法多样，治疗持续时间长，应鼓励患者坚持完成各项治疗。

（4）生育与避孕。建议术后 5 年内避免妊娠。有生育计划者，可告知医生，参照医生的意见与建议进行。

【参考文献】

［1］李乐之，路潜．外科护理学［M］．6 版．北京：人民卫生出版社，2017.

［2］复旦大学附属肿瘤医院发布三阴性乳腺癌精准治疗方案［J］．上海医药，2020，41（15）：108.

［3］林锦娜，刘强．2019 年 NCCN 乳腺癌临床实践指南更新解读：乳腺癌局部治疗新进展［J］．临床外科杂志，2020，28（1）：27－30.

［4］徐琳，杨金旭．微信式延续护理对乳腺癌术后功能锻炼依从性和生活质量影响［J］．实用医学杂志，2017，33（1）：143－146.

第三节　乳腺纤维瘤

【概述】

乳房良性肿瘤发病率高，以女性患者为主，男性患者极少。乳腺纤维瘤（breast fibroadenoma）是乳房良性肿瘤中最常见的类型，约占75%；其次为乳管内乳头状瘤，约占20%[1]。乳腺纤维腺瘤好发于20～25岁年轻女性。由于对雌激素异常敏感，导致乳腺小叶内纤维细胞所含雌激素受体在质和量上出现异常表现有关。

【观察要点】

1. 乳房肿块

肿块可为单发或多发，以单发为主，约占3/4；外上象限为最常见好发部位；一般情况下，乳腺纤维瘤的肿块增长较缓慢，边界清晰，表面光滑，质韧，活动性好。患者常无自觉症状，肿块不因月经周期起变化，多为无意间扪及或体检发现[2]。

2. 健康史

主要包括月经史、生育史、乳腺手术史、雌激素用药史、家族史等。

3. 身体状况

精神状态、基础病史等；患侧胸部皮肤、胸肌的状况。

4. 心理—社会状况

对疾病治疗和手术的认识度，社会支持情况、家庭支持情况等；关注患者情绪是否波动变化。

【护理要点】

对于乳腺纤维瘤，手术切除是唯一有效的治疗方法。妊娠期受激素水平变化的影响，可导致纤维腺瘤瘤体增大。因此，建议女性孕前做乳房检查，及时发现，及时处理。

1. 术前护理

术前局部皮肤准备，包括同侧胸壁、上臂的1/3及腋窝，从同侧锁骨上部至脐水平。

2. 术后护理

（1）观察生命体征，注意呼吸情况。

（2）伤口敷料：注意绷带的松紧度，伤口敷料情况。

（3）活动指导：手术同侧上肢避免大幅度活动、高举，避免负重等，以利于伤口愈合。

3. 健康宣教

（1）伤口与活动。保持伤口敷料干洁，伤口局部避免碰撞，穿着宽松衣服，一月内避免剧烈运动。

（2）清淡饮食，避免刺激辛辣及含激素食物。

（3）注意休息，劳逸结合。

（4）定期乳房自查；每月1次，绝经前女性在月经周期结束的7~10天内，绝经女性可每月固定1天进行。

（5）专科体查。每年一次，到乳腺专科进行乳房健康体查。

【参考文献】

［1］贲长恩，牛建昭. 分子细胞学与疾病［M］. 北京：人民卫生出版社，2003.

［2］王爱平. 现代临床护理学［M］. 北京：人民卫生出版社，2015.

第四节　急性乳腺炎

【概述】

急性乳腺炎（acute mastitis）常见于哺乳期女性，以初产妇多见。多发生于产后1月内，为急性化脓性感染。发病与产妇产后抵抗力下降、乳汁淤积、细菌入侵等因素有关。

【观察要点】

1. 乳房局部情况

急性乳腺炎常以局部肿块、胀痛为首发症状，可伴皮温升高、潮红等表现。随着病情发展，以上症状逐渐加重，脓肿形成，疼痛加剧。肿物局部可触及波动感。肿物穿刺可抽出脓性液体。

2. 全身表现

患者初期可伴或不伴全身症状。常见全身症状表现包括发热、寒战、头痛、肌肉疼痛等，血常规可见白细胞计数明显升高等。

3. 心理和社会状态

关注产后乳母的情绪变化。

4. 疾病史

患者有无乳房疾病史、外伤史及手术史，是否存在乳头畸形、乳头内陷等影响婴儿吸吮的情况。

【护理要点】

1. 非手术治疗

（1）心理护理。鼓励家属、亲友参与产妇、婴儿的照顾。提供急性乳腺炎治疗期的母乳喂养指导，减轻产妇因担心婴儿喂养而引起的焦虑、抑郁。保障产妇的休息，避免其过度紧张与疲劳。

（2）饮食指导。合理进食，适当补充水分、新鲜水果蔬菜等；避免进食过度油腻、煎炸、辛辣食物。

（3）喂养指导。①鼓励母乳喂养：疾病治疗期间，鼓励持续母乳喂养。如无法亲自哺乳或婴儿吸吮困难等时，可指导乳母手法挤乳或正确使用吸奶器吸出乳汁，避免乳汁淤积，也为治愈后哺乳做好准备。②避免局部用热，治疗期在医护指导下进行乳房局部冷敷。③哺乳时，可在婴儿吮吸期间配合手法按摩，帮助乳汁排出。具体方法为：用手指从肿胀部位朝乳头的方向进行按摩。注意避免暴力挤压，避免反复摩擦，以防炎症加重，导致局部皮肤破损等情况的发生。④哺乳姿势指导：指导患者采用舒适的体位进行哺乳，可根据具体情况，改变体位以增加舒适感。乳房体积过大，导致乳房下垂等情况时，可局部托起乳房，以利乳汁排出。⑤疼痛是急性乳腺炎常见症状之一，伴有乳头破损者在婴儿吸吮时疼痛更为严重。强烈的疼痛感常导致喷乳反射受到抑制，从而影响哺乳效果。建议哺乳时先健侧后患侧，以利刺激喷乳反射。

（4）乳房保护。选用大小合适、质地舒适的胸罩，以有效承托和保护乳房。

（5）促进乳房局部血液循环，有利于炎症的消散，可在医生指导下使用药物外敷、理疗等方法。

（6）抗感染护理。①遵医嘱合理用药，告知乳母用药的必要性和安全性，以免其担心药物对婴儿的影响而拒绝用药；②监测血常规结果，必要时做血培养及药物敏感试验[1]；③密切监测患者体温等生命体征的变化情况，及时处理体温过高等情况，可使用物理降温，必要时遵医嘱用药。

（7）若出现感染严重或脓肿引流后并发乳瘘等严重影响乳母健康的情况，喂养将对患者的康复造成明显的影响，应停止患侧乳房喂养或终止哺乳。

2. 手术治疗

急性乳腺炎局部形成脓肿后，应及时排脓。可在超声引导下进行穿刺排脓，必要时可局部切开，留置引流管进行引流。密切观察引流情况，如引流量，引流液颜色、性状、气味等，注意保持引流通畅，及时更换渗湿的敷料[2]。

3. 健康宣教

（1）养成良好的哺乳习惯。①每次哺乳前、后均需清洗乳房，尤其是乳头、乳晕部位，保持局部清洁和干燥；②让婴儿采用正确的含乳姿势，避免造成对乳头的牵拉、摩擦，避免婴儿含乳头睡觉等；③注意婴儿口腔卫生情况，如发现口腔炎等，应及时治疗。

（2）乳头内陷护理。指导患者哺乳时运用正确的手法改善乳头内陷的程度，使乳头尽可能突出，以利于婴儿含乳。哺乳间歇期可轻柔地对乳头进行提拉。

（3）乳头护理。①破损预防：保护乳头乳晕局部皮肤，避免糜烂、破损等情况的发生。必要时可在医生指导下使用保护乳头药物。避免频繁使用吸奶器进行吸乳；吸乳时调节舒适的负压，避免负压过度导致乳头肿胀、破损[3]。②破损护理：保持乳头乳晕清洁；减少单次哺乳时长，适当增加哺乳频率，以保证哺乳量；在医生指导下，使用乳头保护剂或乳头保护设备；必要时及时就诊[4]。

【参考文献】

［1］艾静，王宁，张妍. 药理学［M］. 北京：人民军医出版社，2006.

［2］潘铁成，杨明山. 胸腺疾病［M］. 北京：人民卫生出版社，2002.

［3］朱小香. 急性乳腺炎的临床治疗和护理［J］. 世界最新医学信息文摘，2015，15（75）：240.

［4］王颀，宁平，马祥君. 中国哺乳期乳腺炎诊治指南［J］. 中华乳腺病杂志（电子版），2020，14（1）：10-14.

第七章　泌尿外科疾病护理精要

第一节　前列腺增生症

【概述】

　　良性前列腺增生症（benign prostatic hyperplasia，BPH）是引起中老年男性排尿障碍最常见的一种良性疾病，临床主要表现为下尿路症状（LUTS）[1]。BPH 的发病率随着老年男性年龄的增长而增加，一般发生在 40 岁以后[2]，之后发病率随年龄逐渐增高，80 岁时高达 83%[3]。

【观察要点】

　　1. 全身情况

　　观察患者排尿情况，大便是否通畅，体温情况，全身营养状况，是否合并腹股沟疝、痔疮等。

　　2. 局部情况

　　观察膀胱区胀满程度，会阴部皮肤是否干洁等。

　　3. 心理状况

　　了解患者及家属对疾病的认知程度，家庭经济承受能力，以提供相应的心理支持。

【护理要点】

　　1. 非手术治疗

　　（1）观察等待。

　　（2）药物治疗。

2. 经尿道前列腺电切术（TURP）的围手术期护理

（1）术前护理。①观察排尿情况：注意排尿次数和特点，尤其是夜尿次数，保证患者安全。②避免急性尿潴留发生：忌饮酒及辛辣食物，避免感冒受凉。当发生尿潴留时，及时留置尿管或膀胱造瘘管，并做好管道护理。③评估大便情况，有便秘史的患者及时干预。④做好心、肝、肾功能以及尿动力检查。⑤关注凝血功能及尿常规结果，尿路感染者，应用抗生素控制炎症。⑥做好心理护理，解除焦虑情绪，满足患者心理需要。

（2）术后护理。①注意观察患者意识状态、呼吸、血压、脉搏的变化。②饮食的护理：饮食以易消化、粗纤维食物为主，利于排便，无心、肾功能异常的患者每日少量多次饮水，保证每日饮水量 2 000mL。③膀胱冲洗护理：（a）冲洗速度，根据尿色而定，色深则快、色浅则慢。若颜色深红或逐渐加深，说明有活动性出血，应及时报告医生处理。（b）确保冲洗及引流管道通畅，若引流不畅应及时处理。④引流管护理：（a）妥善固定，将尿管行二次固定；（b）保持尿管引流通畅，避免尿管折叠、扭曲、受压、堵塞；（c）保持会阴部清洁。

（3）并发症的预防与护理。①膀胱痉挛：（a）心理护理，缓解患者紧张情绪。（b）保持尿管通畅；（c）保持膀胱冲洗液温度接近体温，减轻低温对膀胱的刺激[4]。（d）必要时遵医嘱给予解痉药。②尿频、尿失禁：术后第一天停止膀胱冲洗后指导患者行肛提肌功能锻炼。③出血：保持大便通畅，勿用力排便，一周内禁止灌肠及肛管排气，以免造成前列腺窝出血。④TUR 综合征：（a）严密监测生命体征及电解质变化；（b）出现TUR 综合征时，减慢输液速度，遵医嘱予脱水剂、利尿剂等对症处理。

（4）加强老年患者的基础病护理。

3. 健康宣教

（1）生活指导。①采用非手术治疗的患者，应避免因受凉、劳累、饮酒而引起的急性尿潴留；服药的患者，遵医嘱按时服药，注意药物的不良反应。②预防出血：术后 1～2个月内，避免剧烈活动，如跑步、骑自行车、性生活等，以防止继发性出血。

（2）康复指导。①排尿功能训练：若有尿失禁现象，患者应有意识地锻炼肛提肌。②自我观察：TURP 后可能发生尿道狭窄。术后若尿线逐渐变细，甚至出现排尿困难，应及时到医院处理。有尿道狭窄者，定期行尿道扩张。③门诊随访：定期行尿液常规检查，复查尿流率及残余尿。

【参考文献】

[1] 黄健. 中国泌尿外科和男科疾病诊断治疗指南（2019 版）[M]. 北京：科学出

版社，2020.

［2］BERRY S J, COFFEY D S, WALSH P C, et al. The development of human benign prostatic hyperplasia with age. The journal of urology. 1984，132（3）：474－479.

［3］GU F L, XIA T L. KONG X T. Preliminary study of the frequency of benign prostatic hyperplasia and prostatic cancer in china. Urology. 1994，44（5）：688－691.

［4］李杰，李建芳，孙聪北. 老年前列腺增生术后膀胱痉挛危险因素分析及护理对策［J］. 齐鲁护理杂志，2021，27（1）：96－98.

第二节　尿石症

【概述】

尿路结石（urolithiasis）又称尿石症，是泌尿外科最常见的疾病之一，包括肾结石、输尿管结石、膀胱结石及尿道结石。按结石所在的部位，可分为上尿路结石和下尿路结石。上尿路结石是指肾和输尿管结石；下尿路结石包括膀胱结石和尿道结石[1]。

【观察要点】

1. 生命体征。

评估患者生命体征。

2. 疼痛

疼痛的部位及性质。

3. 血尿

血尿出现的时间、尿量、颜色及性状变化等。

4. 心理状况

急性疼痛以及结石反复发作，给患者带来的焦虑情绪等。

【护理要点】

1. 非手术治疗

（1）大量饮水：心、肾功能正常的基础上，每日饮水2 000～3 000mL，保持尿量大于

2 000mL。

（2）药物排石治疗的患者，嘱其将每次尿液排在指定的容器内，以了解结石排出的情况。

（3）饮食指导：根据结石成分，进行针对性饮食指导。

（4）结石合并感染者，根据细菌培养及药物敏感试验结果，遵医嘱应用抗生素，控制感染。

（5）肾绞痛患者遵医嘱给予解痉镇痛药物，并评估止痛效果。

（6）在不增加患者心肺负荷以及患者体力能力可承受的情况下，可适当进行体位排石辅助治疗[2]，以促进结石的排出。

2. 经输尿管镜碎石取石术（URL）和经皮肾镜碎石取石术（PCNL）围手术期护理

（1）术前护理。①协助做好术前相关检查；②观察有无急性尿潴留的发生，以及有无结石排出；③肾绞痛者，遵医嘱给予解痉止痛治疗；④术前备皮或行皮肤清洁；⑤心理护理。

（2）术后护理。①做好双J管护理：嘱患者避免做下蹲、剧烈咳嗽、舒展腰部、剧烈运动等动作，以免双J管移位；②做好尿管及引流管护理，保持引流通畅；③开放手术或经皮肾镜手术患者，观察伤口敷料及伤口疼痛情况。

（3）并发症的观察及护理。①出血：观察伤口情况及引流液的量、色、质变化。②感染：观察体温变化，指导患者多饮水；保持导尿管及造瘘管通畅，在引流充分、病情许可的基础上，尽早拔除尿管。③尿漏：肾、输尿管微创手术的患者，注意观察腹部有无胀痛症状，警惕尿漏导致腹膜炎的发生。若伤口渗液和引流液为淡黄色，且引流量逐渐增加，提示有漏尿，应及时报告医生处理。④胸腔损伤：PCNL术后患者若出现胸痛、呼吸困难、发绀，应及时报告医生，给予吸氧、胸腔闭式引流等治疗。

3. 健康宣教

（1）大量饮水。成人在心、肾功能正常的情况下，每日饮水2 000～3 000mL。

（2）饮食指导。根据结石成分分析结果，进行饮食指导[3]。

（3）定期检查。定期进行尿液化验、X线、B超等检查，观察结石有无复发。若出现腰痛、血尿等症状及时就诊。

（4）双J管护理。避免重体力劳动和剧烈运动，以防双J管脱出；如有严重的膀胱刺激征，应及时就诊；按时返院拔除双J管。

【参考文献】

[1] 李乐之，路潜．外科护理学［M］．6 版．北京：人民卫生出版社，2017．

[2] 宗玉如，贡亚芳，孔燕玲．体位指导联合舒适护理在输尿管软镜取石术后排石中的疗效观察［J］．齐鲁护理杂志，2021，27（6）：23 - 25．

[3] 黄健．中国泌尿外科和男科疾病诊断治疗指南（2019 版）［M］．北京：科学出版社，2020．

第三节　膀胱肿瘤

【概述】

膀胱肿瘤（bladder tumor）是泌尿系统最常见肿瘤之一，可分为上皮组织来源和非上皮组织（即间叶组织）来源两大类，其中，尿路上皮性肿瘤占了绝大部分。膀胱癌可发生在任何年龄段，但以 45 岁以后多见[1]。血尿是膀胱癌最常见的症状，80% ~ 90% 的患者以间歇性、无痛性全程肉眼血尿为首发症状。少数患者仅表现为镜下血尿。膀胱癌患者亦有以尿频、尿急和尿痛，即膀胱刺激征，为首发症状[2]。

【观察要点】

1. 全身情况

患者有无消瘦、贫血等营养不良的表现，重要脏器功能状况，有无转移及恶病质的表现。

2. 局部情况

无痛性血尿的性状、颜色，有无血块及膀胱刺激征等。

3. 心理状况

患者及家属对病情、手术方式、术后并发症、排尿方式改变的认知程度，心理和家庭经济承受能力。

【护理要点】

1. 非手术治疗

（1）化疗：监测肝肾功能，观察化疗后的不良反应。

（2）免疫治疗及靶向治疗。

（3）放疗：观察放疗后的不良反应。

2. 经尿道膀胱肿物切除术（TURBT）和全膀胱切除、回肠膀胱术围手术期护理

（1）术前护理。①体位与活动：注意安全，做好防跌倒指导。②饮食：行全膀胱切除的患者，术前3天半流质饮食，术前1天全流饮食。③心理护理：给予患者和家属情感支持。④呼吸道护理：戒烟，指导患者做深呼吸及有效咳嗽、咳痰训练。⑤完善各项检查：包括常规术前检查、膀胱镜检查、脏器功能检查等。⑥术前1天准备：根据医嘱进行交叉配血、皮试、肠道准备等术前准备。

（2）术后护理。

经尿道膀胱肿瘤电切（TURBT）术后护理：①体位与活动：去枕平卧6小时，术后尽早下床活动。②饮食指导：术后肠蠕动恢复后，给予流质、半流质饮食。③膀胱灌注化疗[3]：住院期间遵医嘱行膀胱灌注，观察膀胱灌注过程中及灌注后的不良反应。指导患者按时返院维持膀胱灌注化疗。

膀胱全切、回肠膀胱术术后护理：①病情观察。严密观察患者的意识和生命体征，注意伤口和引流液的量、颜色、性状，早期发现出血倾向。②体位与活动：按全麻术后常规护理，麻醉清醒，血压平稳后，取半坐卧位，以利于引流。卧床期间，指导活动四肢，预防VTE。③饮食指导：肠蠕动恢复后，从全流饮食逐渐过渡到普食。在患者心、肾功能正常的基础上，指导其多饮水，以减少尿液对新造口的刺激。保持大便通畅。④心理护理：帮助患者接受自我形象改变的认识，并学会自我护理造口。⑤呼吸道管理：鼓励患者深呼吸、有效咳嗽咳痰，必要时雾化吸入。⑥疼痛护理：观察疼痛的部位、性质、持续时间及伴随症状，保证患者充分的镇痛和睡眠。⑦造口护理：观察造口颜色、形状、大小，观察内输尿管支架管引流尿液的色、量、性状。⑧引流管护理：妥善固定，保持通畅，观察引流量及引流液的颜色、性状。若腹腔引流管引出大量血性液或粪渣样液体，应及时报告医生。⑨并发症的观察：有无尿漏、出血、感染、肠梗阻和肠漏、下肢深静脉血栓形成等。

3. 健康宣教

（1）康复指导。指导患者适当锻炼，加强营养，增强体质。忌烟、酒及霉变食物，多饮水，避免接触联苯胺类致癌物。保持大便通畅，避免做增加腹压的动作，以免造口脱垂。

（2）指导患者保持乐观的心态，主动参与社交活动及正常工作。

（3）尿流改道患者，指导患者或家属正确使用造口袋，学会自我护理。

（4）定期复查。及早发现转移及复发征象。如出现尿液颜色改变，尿量改变，尿液浑浊或有臭味，造口颜色改变、疼痛、狭窄、脱垂等，及时就诊。

（5）TURBT 术后定期到医院做膀胱灌注化疗。

【参考文献】

［1］孙颖浩．吴阶平泌尿外科学（中册）［M］．北京：人民卫生出版社，2019．

［2］黄健．中国泌尿外科和男科疾病诊断治疗指南（2019 版）［M］．北京：科学出版社，2020．

［3］黄丽萍，姜慧萍，王大志．非肌层浸润性膀胱癌灌注治疗技术研究进展［J］．临床普外科电子杂志，2020，8（2）：43－46．

第四节　精索静脉曲张

【概述】

精索静脉曲张（varicocele）是由于精索静脉瓣膜功能不全或血流受阻，静脉内血液淤滞，导致蔓状静脉丛的异常扩张、伸长和迂曲[1]。该病在普通男性中发病率为 10% ～ 15%，在不育男性中约为 40%[2]。本病多见于青壮年男性，青少年相对较少，6 ～ 19 岁青少年精索静脉曲张总发病率为 10.76%，但是程度通常较重，多为Ⅲ度。

【观察要点】

1. 全身情况

评估患者全身营养状况。

2. 局部情况

评估患者阴囊有无曲张静脉丛。

3. 心理状况

注意保护患者隐私，解除其焦虑情绪。

【护理要点】

1. 非手术治疗

（1）对于轻度无症状者可不予处理，定期复查。

（2）症状较轻者可采取托起阴囊、局部冷敷[3]等措施，同时避免性生活过度，以免造成盆腔及会阴部充血等。

（3）指导穿棉质合身内裤。

2. 精索内静脉高位结扎术围手术期护理

（1）术前护理。①心理护理：术前应向患者及家属介绍精索静脉曲张高位结扎术的优点及方法，消除患者及家属的紧张恐惧心理；②常规准备：做好皮肤准备。

（2）术后护理：①严密监测患者病情，注意观察其血压、脉搏、呼吸、意识等的变化，发现异常及时报告医生处理；②观察伤口敷料有无渗血、渗液；③指导患者排尿，若术后 6 小时经诱导仍不能排尿，遵医嘱给予留置导尿管，并保持尿管通畅；④鼓励患者早期下床活动，活动量宜循序渐进，下床活动期间注意保护伤口，避免牵拉。

3. 健康宣教

（1）心理指导。术前应向患者及家属介绍精索静脉曲张高位结扎的优点及方法，消除患者及家属的紧张恐惧心理，使之能积极配合手术。

（2）健康指导。①保持会阴部干洁；②术后 1 个月内避免性生活，3 个月内避免剧烈运动，做好伤口护理；③3 个月内回院复查精液常规。

【参考文献】

［1］孙颖浩. 吴阶平泌尿外科学（中册）［M］. 北京：人民卫生出版社，2019.

［2］GLASSBERG K I, KORETS R. Update on the management of adolescent varicocele ［J］. F1000 medicine reports，2010：2－25.

［3］黄健. 中国泌尿外科和男科疾病诊断治疗指南（2019 版）［M］. 北京：科学出版社，2020.

第八章　骨科疾病护理精要

第一节　四肢骨折

一、上肢骨折

【概述】

　　上肢骨折（upper limb fracture）常见肱骨干骨折、肱骨髁上骨折、前臂双骨折、桡骨远端骨折。肱骨干骨折（humeral shaft fracture）是肱骨外科颈下2cm至肱骨髁上2cm范围内的骨折，约占所有骨折的3%。此处骨折容易发生桡神经损伤。肱骨髁上骨折（supracondylar fracture of humerus）是指在肱骨干与肱骨髁交界处发生的骨折，骨折线波及关节面，是肘部严重的关节内骨折。肱骨髁上骨折多发生于10岁以下儿童，占小儿肘部骨折的30%~40%。前臂双骨折又叫尺桡骨干双骨折，以青少年多见。复位十分困难，易发生骨筋膜室综合征。桡骨远端骨折是指发生在桡腕关节面近侧2-3cm范围内的骨折，常累及桡腕关节及下尺桡关节，骨质疏松的中老年女性多见[1-3]。

【观察要点】

　　1. 全身评估

　　主要包括患者人口学特征、现病史、既往病史、过敏史、生命体征等。

　　2. 专科评估

　　骨折类型、患侧肢体功能情况等。

　　3. 心理社会支持评估

　　家庭及社会支持情况。

【护理要点】

1. 非手术治疗

手法复位、外固定护理及体位护理。尽早下床活动。卧床期间予平卧位或半卧位。保持患肢功能位，抬高患肢，高于心脏水平20～30cm。离床活动时用三角巾或吊带将患肢托起，以促进静脉回流，减轻肢体肿胀、疼痛[2]。

2. 上肢骨折切开或闭合复位内固定手术的围手术期护理

（1）术前护理。①心理护理。②疼痛护理。③生活护理。

（2）术后护理。①骨科常规护理。②疼痛护理。③专科护理：抬高患肢，坐位或站立时用三角巾将患肢挂于胸前；石膏保持有效固定，注意松紧适宜；观察伤口敷料是否清洁干燥，观察引流管是否通畅，观察引流液性状；观察患肢肢端感觉、血运、关节、活动恢复情况等[2]。

（3）并发症的观察及护理。①出血：密切观察患者手术切口或创面有无渗血情况，用记号笔标记出范围、日期，并详细记录，如果血迹边界不断扩大应及时报告医生[2]。②感染：密切监测患者体温等生命体征的变化，以及伤口是否出现红肿热痛等情况。③骨筋膜室综合征：密切观察患侧肢体的末梢循环，评估患者有无疼痛、苍白、感觉异常、麻痹及脉搏消失；若出现，应立即放平肢体，并通知医生处理[2]。

3. 健康宣教

（1）根据患者组织愈合情况进行三阶段的康复练习，因人而异，循序渐进。

（2）主动活动在上肢康复锻炼中占有最重要的地位，因此需要患者主动、全面参与功能锻炼，伤后2周内以有限的被动活动为主。主要运动为患肢上臂肌肉舒缩运动，如握拳及肩、肘、腕关节的被动活动范围由小到大，原则上骨折部位近端关节不可过早活动；伤后3～4周，主动锻炼与被动活动一并进行，逐步增加肌力与增加关节活动范围；伤后5～6周，除去外固定，进行较大幅度的活动，可做些力所能及的日常活动。如果肩、肘、腕关节等活动障碍，在主动锻炼的同时，可适当用力屈伸关节[3][4]。

（3）出院指导：伤口护理，术后复诊时间，功能锻炼，需要及时就诊的情况。

二、下肢骨折

【概述】

下肢骨折（lower limb fracture）常见股骨颈骨折、股骨干骨折、胫腓骨干骨折。股骨颈骨折（femoral neck fracture）是指股骨头下到股骨颈基底部之间的骨折，多属于囊内骨折，中老年人多见，女性发生率高于男性，占成人骨折的3.6%。股骨干骨折（fracture of femoral shaft）是指发生在股骨转子以下、股骨髁以上的骨折。约占全身类骨折的 4.6%，青壮年多见。股骨干血运丰富，骨折容易并发失血性休克。胫腓骨干骨折（fracture of tibia and the fibula）是发生在胫骨平台以下至踝以上部分的骨折。胫腓骨干骨折是较常见的长管状骨干骨折，多发生于青壮年和儿童[2-3]。

【观察要点】

1. 全身评估

生命体征、人口学特征、现病史、既往病史、过敏史等。

2. 专科评估

骨折类型、患侧肢体功能情况。

3. 心理社会支持评估

家庭及社会支持情况。

【护理要点】

1. 术前护理

（1）心理护理。评估患者对疾病的承受能力，以及心理状态、家庭经济情况及社会支持系统。

（2）疼痛护理。评估疼痛情况，遵医嘱使用止痛药物。

（3）生活护理。协助患者生活护理。

2. 术后护理

（1）骨科常规护理。

（2）专科护理。①体位：抬高患肢高于心脏 20cm。②病情观察。③活动指导：术后第 1～2 天行踝泵运动及股四头肌等长收缩锻炼；术后第 3 天在护士协助下主动进行膝关节活动，被动进行髋关节内收外展活动；术后 4～6 天在护士指导下，患者坐起在床上做自主运动，如髋膝关节屈伸、下肢内收外展训练；术后 7 天后指导患者扶双拐下床活动，在患肢不负重的情况下，主动进行髋关节屈伸外展活动，如健腿站立、髋部外展和后伸练习。循序渐进，以主动活动为主，被动活动为辅[3-4]。④外固定护理：外固定架固定者，维持外固定的正确位置，指导患者行患肢踝泵运动、股四头肌等长收缩练习；骨牵引者，维持有效牵引；石膏固定者，按石膏护理进行常规护理[2]。

3. 并发症的预防及观察

（1）切口感染：密切监测患者体温等生命体征的变化，以及伤口是否出现红肿热痛等情况。

（2）深静脉血栓形成：预防下肢深静脉血栓形成，床上行踝泵锻炼，注意保暖。

（3）压疮：协助患者 2 小时翻身一次。

4. 健康宣教

（1）体位指导。股骨颈骨折、股骨粗隆间骨折时，应保持患肢外展中立位，防止患肢外旋、内收。

（2）功能锻炼分为三阶段。①第一阶段：被动活动，静力收缩，促进消肿。②第二阶段：不负重情况的活动训练和肌力练习。③第三阶段：负重情况的活动训练与肌力练习，并增加步行和平衡能力训练。

（3）出院指导。伤口护理，术后复诊时间，功能锻炼，需要及时随诊的情况。

【参考文献】

［1］陈孝平，汪建平，赵继宗. 外科学［M］. 9 版. 北京：人民卫生出版社，2018.

［2］李乐之，路潜. 外科护理学［M］. 7 版. 北京：人民卫生出版社，2021.

［3］王建荣，周玉虹. 外科疾病护理指南［M］. 北京：人民军医出版社，2012.

［4］石凤英. 康复护理学［M］. 2 版. 北京：人民卫生出版社，2006.

第二节　骨盆骨折

【概述】

骨盆骨折（fracture of the pelvic）是一种常见的严重外伤，主要由于撞击、挤压、碾轧或从高处坠落等损伤所致，常合并腹腔和盆腔内脏器损伤。盆腔内的血管尤其静脉丛非常丰富，骨盆骨折常合并大量出血，容易发生休克，在全身骨折中占3%[1-2]。

【观察要点】

1. 全身评估

患者的人口学特征、现病史、既往病史、过敏史、循环情况、呼吸情况、神经功能情况、肾功能情况、化验指标等。

2. 专科评估

骨折类型、伤口情况、双下肢感觉及血运情况、并发症情况等。

3. 心理社会评估

家庭及社会支持情况。

【护理要点】

1. 非手术治疗

（1）急救处理：血流动力学不稳定的患者，应先进行急救处理、积极抢救危及生命的合并伤；对休克患者先抗休克治疗，然后处理骨折[2]。

（2）卧床休息：3~4周。

（3）牵引护理：骨盆兜带悬吊固定的护理。

（4）并发症护理。①腹膜后血肿：密切注意患者的生命体征和意识情况，建立静脉通路，予输血、输液，纠正血容量不足。②盆腔内脏损伤：（a）膀胱或后尿道损伤：注意有无腹膜刺激征、尿急、尿痛、血尿等表现。膀胱和尿道损伤时均需行修补术。（b）直肠损伤：应要求患者禁食，予静脉补液，应用抗生素[3]。③神经损伤：常合并腰骶神经丛与坐骨神经损伤。注意有无括约肌功能障碍的症状。④脂肪栓塞与静脉栓塞：常规采取预防栓塞的措施。一旦出现脂肪栓塞或静脉栓塞，按应急预案处理[2]。

2. 骨盆骨折内固定及外固定手术的围手术期护理

（1）术前护理。骨科常规护理，不宜行腹部按摩。

（2）术后护理。①生命体征观察。②体位护理：协助患者轴线翻身，保持躯干上下一致，定时翻身，预防压疮。③手术伤口护理：观察伤口有无渗血、渗液，伤口及周围皮肤有无发红及伤口愈合情况。④生活护理：指导患者制动期间进行力所能及的活动，为其提供必要帮助，如协助进食、进水、排便等。⑤饮食护理：指导患者进食高蛋白、高钙和高铁的食物，多饮水。⑥外固定支架的护理：注意针眼周围的皮肤情况，每天消毒针眼2次，若出现红肿、热痛、局部有分泌物等时，留取分泌物行细菌培养。⑦疼痛护理。

（2）并发症的观察及护理。①切口感染：密切监测患者体温等生命体征的变化以及伤口是否出现红肿热痛等情况。②深静脉血栓形成：预防下肢深静脉血栓形成，床上行踝泵锻炼，注意保暖。③压疮：协助患者2小时翻身一次。

3. 健康宣教

（1）功能锻炼指导。

不影响骨盆完整的骨折：①伤后 1 周内需卧床休息，可行踝泵运动及股四头肌等长收缩练习；②伤后 1 周进行半卧位及坐位练习，行双下肢髋膝关节的被动伸屈运动，幅度由小到大，活动量由少到多，并且逐步过渡到主动屈髋屈膝练习；③伤后 2 ~ 3 周，练习床边站立并缓慢行走；④伤后 3 ~ 4 周，根据全身情况正常行走及下蹲[2-4]。

影响骨盆环完整的骨折：①伤后无并发症者 2 周内应卧床休息，进行上肢功能锻炼；②伤后 2 周开始练习半卧位，进行下肢股四头肌等肌肉收缩锻炼；③伤后 3 周患者在床上进行主动髋膝关节的活动；④伤后 6 ~ 8 周，下地扶拐行走；⑤伤后 12 周弃拐负重行走，循序渐进，先短距离行走，再逐渐增加步行距离。

（2）出院指导。①休息；②正确的体位；③功能锻炼；④复查时间。

【参考文献】

［1］陈孝平，汪建平，赵继宗．外科学［M］．9 版．北京：人民卫生出版社，2018.

［2］李乐之，路潜．外科护理学［M］．7 版．北京：人民卫生出版社，2021.

［3］王建荣，周玉虹．外科疾病护理指南［M］．北京：人民军医出版社，2012.

［4］石凤英．康复护理学［M］．2 版．北京：人民卫生出版社，2006.

第三节　　胸腰椎压缩性骨折

【概述】

胸腰椎压缩性骨折（thoracolumbar compression fractures）主要是由于外力原因，导致胸腰椎骨折的连续性被破坏，是老年人常见的脊柱骨折，骨质疏松、暴力冲击等是其发生的主要原因。经皮椎体后凸成形术（percutaneous kyphoplasty，PKP）和经皮椎体成形术（percutaneous vertebroplasty，PVP）治疗为胸腰椎压缩性骨折的主要治疗方法。手术治疗能快速缓解症状，恢复压缩性椎体高度。

【观察要点】

1. 全身评估

评估患者疼痛部位、程度、性质，疼痛与腹压、活动、体位有无明显关系。

2. 专科评估

评估患者的压缩性骨折是否为不稳定的、多发的，是否骨质疏松引起；评估患者脊柱后凸畸形及活动受限的程度。评估胸腰椎棘突旁侧有无压痛、反跳痛，双下肢感觉、血运、活动及反射情况如何等。有无大小便障碍及性功能障碍。

【护理要点】

1. 术前护理

（1）指导患者卧硬板床、保持脊柱平直，可采取屈膝屈髋卧位、仰卧位、屈膝卧位[1]。

（2）指导患者深呼吸、听音乐、转移注意力等放松技巧。

（3）观察患者疼痛的部位、性质、疼痛发作时的伴随症状，必要时予热敷或镇痛剂缓解疼痛。

2. 经皮椎体后凸成形术和经皮椎体成形术术后护理[2]

（1）体位。卧硬板床，每 2 小时轴线翻身一次，保持脊柱稳定。

（2）病情观察。伤口敷料是否清洁干燥，伤口周围皮下组织有无肿胀。评估双下肢感觉、血运、活动及二便情况。

3. 并发症的预防及观察

（1）椎间隙感染：术后 3 周常见低热、腰痛，腰痛阵发性抽搐样疼痛，翻身时加剧。

（2）肺栓塞：向椎体内注入骨水泥过程中，在压力的作用下，骨水泥单体、骨髓或脂肪颗粒进入椎旁静脉后随血流进入肺血管，最终引起肺栓塞。注意观察患者呼吸及血氧情况，有无胸痛等不适。

4. 健康宣教

（1）呼吸功能训练：缩唇呼吸、腹式呼吸训练、有效咳嗽训练等。

（2）四肢功能锻炼：踝泵运动、股四头肌等长收缩运动、直腿抬高运动、腰背肌运动等。

（3）日常生活指导：佩戴腰围 1 个月，忌做大幅度、高强度活动，纠正不良姿势。

（4）出院指导：①伤口护理；②术后复诊时间；③功能锻炼；④需要及时就诊的情况。

【参考文献】

[1] 李乐之，路潜. 外科护理学 ［M］. 7 版. 北京：人民卫生出版社，2021.

[2] 裴福兴，陈安民. 骨科学 ［M］. 人民卫生出版社，2016.

第四节　颈椎病

【概述】

颈椎病（cervical spondylosis）是颈椎退行性改变及继发性椎间关节退行性变所致脊髓、神经、血管损害而出现的各种症状和体征。中老年人多见，男性占比多[1]。

【观察要点】

1. 全身评估

患者的人口学特征、现病史、外伤史、既往史、过敏史、基础疾病等。

2. 专科评估

疼痛评估，是否出现神经根受压迫的相关症状、脊髓受压迫相关症状、椎动脉供血不全相关症状、交感神经兴奋症状。

3. 心理状况

患者（家属）心理状态、对疾病相关知识的了解程度和社会支持情况。

【护理要点】

1. 非手术治疗

颈椎牵引、颈椎制动、按摩、良好的姿势体位、理疗、封闭等。

2. 颈椎减压术、颈椎后路单开门术、颈椎融合手术围手术期护理[2]

（1）术前护理。①心理护理。②疼痛护理。③生活护理。④体位适应训练：前路仰卧后路俯卧。⑤气管、食管推移训练。⑥呼吸功能训练。⑦安全护理。⑧术前评估。⑨术前准备：常规准备；需植骨者，做好供骨部位的皮肤准备；做好呼吸道的管理；保证术前一晚睡眠充足；床边备好氧气、负压吸引器、气切包、沙袋、心电监护仪等。

（2）术后护理。①了解术中情况、手术方式、麻醉方式。②生命体征观察。③脊髓神经功能的观察。④切口引流管的护理：特别注意观察颈深部血肿，生命体征有变化或出现颈部增粗、创口周围皮肤张力增高、发音改变、胸闷、气促、呼吸困难、口唇发绀等症状时，须马上通知医生紧急处理。密切观察手术伤口有无感染迹象，保持敷料干洁，做好引流管的护理，若引流量多且呈淡红色，考虑有脑脊液漏，须立即报告医生予以处理，同时适当抬高床尾，去枕卧位 7～10 天。⑤体位护理：继手术时注意颈部体位，6 小时后轴线翻身。根据手术方式决定卧床时间。⑥饮食护理。

（3）并发症的护理：①预防窒息；②神经损伤；③植骨块的脱落；④脊髓损伤；⑤脑脊液漏；⑥食道瘘。

3. 健康宣教

（1）缩唇呼吸、深呼吸，预防肺部感染。

（2）四肢各关节运动：手部精细动作练习、股四头肌等长收缩练习、直腿抬高练习等。

（3）日常生活指导：佩戴颈托 3 个月，减少颈部活动，纠正不良姿势。

（4）出院指导：①伤口护理；②术后复诊时间；③功能锻炼；④需要及时就诊的情况。

【参考文献】

［1］李乐之，路潜 . 外科护理学［M］. 7 版 . 北京：人民卫生出版社，2021.

［2］王建荣，周玉虹 . 外科疾病护理指南［M］. 北京：人民军医出版社，2012.

第五节　腰椎间盘突出症

【概述】

腰椎间盘突出症（lumbar disc herniation）是指由于各种原因（如退变、劳损、损伤等）导致腰椎间盘纤维环部分或全部破裂，髓核组织从破裂口向后突出，刺激或压迫神经根、马尾神经所表现的一种临床综合征，多发于 20～50 岁中青年人群，常发生在第 4～5 腰椎[1]。

【观察要点】

1. 全身评估

一般资料、现病史、既往病史、过敏史以及全身疾病等。

2. 专科评估

主要评估：①腰椎生理弯曲度的改变，腰背部压痛和叩痛，直腿抬高试验阳性；②疼痛评估。③是否出现跛行、腰肌痉挛、脊柱畸形及活动受限；④腰椎棘突旁有无压痛，双下肢感觉、血运、活动及反射情况如何，有无肢体发凉、二便障碍及性功能障碍。

3. 心理状况

患者及家属心理状态、对疾病的相关知识了解程度和社会支持情况。

【护理要点】

1. 非手术治疗

卧床休息、牵引、支具固定、理疗、封闭[2]。

2. 腰椎间盘摘除、椎管减压的围手术期护理[3]

（1）术前护理：①心理护理；②疼痛护理；③术前检查；④体位准备；⑤皮肤准备；⑥生活护理。

（2）术后护理。①了解术中情况、手术方式、麻醉方式。②生命体征观察。③切口引流管的护理观察：伤口敷料，负压引流管的护理，引流量第1天应少于400mL，第2天若少于50mL即可拔除引流管，术后48～72小时可拔管。④体位护理。⑤饮食护理。

（3）并发症的护理：①椎间隙感染。②尿潴留及便秘。③脑脊液漏：表现为恶心、呕吐和头痛等，引流液淡红，或切口敷料渗出较多淡黄或淡红色液体。处理上，应让患者绝对卧床休息，头低脚高位；减少用力咳嗽、打喷嚏及屏气等动作；伤口局部用1千克沙袋压迫，减轻引流球负压。遵医嘱静脉输注林格液。必要时探查伤口，采取裂口缝合或修补硬膜等相关治疗。

3. 健康宣教[4]

（1）功能锻炼：①直腿抬高锻炼；②腰背肌功能锻炼，如五点式、三点式、飞燕式等。

（2）日常生活指导：①保持心情愉快，劳逸结合。②佩戴腰围3个月。

（3）出院指导：①休息与运动；②正确的姿势；③功能锻炼；④复查时间。

【参考文献】

［1］李乐之，路潜. 外科护理学［M］. 7版. 北京：人民卫生出版社，2021.

［2］孙玉环，龚红梅. 腰椎间盘突出症非手术治疗的中医护理体会［J］. 按摩与康复

医学，2012（2）：137.

[3] 王建荣，周玉虹. 外科疾病护理指南 [M]. 北京：人民军医出版社，2012.

[4] 周玮，李锐，谷会玲. 腰椎间盘突出症健康教育 [J]. 河北中医，2015，37（4）：607－608.

第六节　脊髓损伤

【概述】

脊髓损伤（spinal injury）是脊柱骨折的严重并发症，由于椎体的移位或碎骨片突出于椎管内，使脊髓或马尾神经产生不同程度的损伤，多发生于颈椎下段和胸腰段[1]。脊髓是支配人体感觉、运动等的低级中枢，损伤后会合并有不同程度的四肢或双下肢、马尾的功能障碍，临床上称为"截瘫"[2]。

【观察要点】

1. 观察患者生命体征及意识变化

若出现呼吸和吞咽困难、心率加快、发热、发绀等，考虑为上升性脊髓炎，应立即给予吸氧，配合医生行气管插管或气管切开，使用人工呼吸机辅助呼吸，积极抢救。

2. 专科评估

评估患者的痛觉、温觉、触觉及位置觉的丧失程度，以及肢体感觉、运动及肌力改变。观察排尿及排便情况。观察腹胀和麻痹性肠梗阻征象。使用激素类药物期间，注意观察患者是否出现消化道出血等症状。

【护理要点】

1. 保持有效的气体交换

防止呼吸骤停。

2. 维持正常体温

测量患者体温，使其体温保持正常。

3. 体位护理

卧硬板床，保持脊柱呈一条直线，予轴线翻身，以免脊髓再损伤。

4. 并发症的护理

（1）高热护理：以物理降温为主（如温水或酒精擦浴，使用冰袋），必要时给予退热药物，鼓励患者多饮温开水，做好皮肤护理。

（2）肺部感染：指导患者深呼吸，叩背排痰，雾化吸入，必要时吸痰。行气管插管或气管切开者，则需按气管插管或气管切开的相关护理要求正确执行。

（3）压疮：保持皮肤清洁干燥，每2~3小时更换一次水垫，同时注意加强营养，适当加强高蛋白、高维生素及高热量等饮食，营养均衡搭配，以增强身体抵抗力。

（4）尿路感染：尿潴留或尿失禁患者留置导尿管。每日做好会阴部护理，保持清洁，落实饮水计划，防止逆行感染。脊髓损伤一周后建议膀胱重建护理。

（5）深静脉血栓及肺栓塞：评估及记录患者双下肢的腿围，观察是否出现水肿，尽早应用弹力袜和弹力绷带，可配合康复师进行斜床站立训练，尽可能恢复截瘫的肢体血管舒缩功能。

（6）肌肉挛缩及关节僵硬：保持肢体功能体位，指导行被动运动。

5. 排便机能失调的护理

便秘患者使用通便药物，大便失禁患者做好肛周皮肤护理，可进行腹部按摩、指力刺激等方法帮助患者形成定时排便的习惯。

6. 颅骨牵引患者

按骨科牵引护理常规执行。

7. 健康宣教

（1）脊柱脊髓损伤是神经损伤所致的累及全身多个系统的复杂疾病，患者常表现为残疾、失能。因此，康复锻炼应在手术后尽早开展，包括保持适当体位，预防畸形；全范围关节活动，预防关节僵硬或痉挛；生活能力训练；肠道及膀胱功能重建等。

（2）改善患者心理状态，使患者重新建立起生活的信心，使其积极配合投入康复治疗中。

（3）出院指导：①体位护理；②术后复诊时间；③功能锻炼。④需要及时就诊的情况。

【参考文献】

［1］李乐之，路潜. 外科护理学［M］. 7版. 北京：人民卫生出版社，2021.

［2］田伟. 实用骨科学［M］. 2版. 北京：人民卫生出版社，2016.

第九章　移植科疾病护理精要

第一节　同种异体肾移植

【概述】

肾移植（renal transplantion）是指用手术的方式将供者整个肾保持活力地移植入另一个个体体内，从而维持受者正常的肾功能。肾移植是治疗终末期肾脏疾病的主要手段[1]。

【观察要点】

1. 术前观察

（1）了解患者病因，既往史、过敏史、家族史，尤其心脏方面的既往史等。

（2）观察患者基本情况：年龄、体重、营养、血压、尿量，透析方式、周期及最后一次透析情况、全身有无水肿等。

（3）关注患者实验室和其他检查结果：血常规、血生化、病毒学、心电图、心脏彩超和 CT 等检查结果。

（4）心理—社会状态：关注患者心理状况、社会支持情况、经济压力，使患者了解有关肾移植的基本知识[2]。

2. 术后观察

（1）了解手术过程，术中血管吻合，输液量、尿量、出血量等情况。

（2）观察患者神志、生命体征。

（3）液体管理：每小时记录出入量，密切关注电解质变化，根据尿量、心功能、体重情况、中心静脉压、血压等，动态调整输液速度。

（4）移植肾功能观察：每小时记录尿量，并小结总量[3]。观察血肌酐及移植肾区情况。

（5）伤口、引流管观察：观察伤口情况，观察引流液颜色、性质及量。

（6）并发症观察。①出血；②移植肾功能延迟恢复；③排斥反应；④感染；⑤尿漏；⑥移植肾动静脉血栓；⑦输尿管梗阻；⑧移植肾动静脉狭窄。

【护理要点】

1. 术前护理要点

（1）禁食6小时，禁饮4小时；备皮范围：上至剑突，下至大腿上三分之一，两侧至腋中线；清洁灌肠。

（2）健康教育、心理疏导：介绍术后适应性训练、康复锻炼的内容及手术过程，缓解患者焦虑情绪。

（3）病房、用物准备：床单位消毒，监护设备、输液泵、计尿器、吸氧装置等。

2. 术后护理要点

（1）生命体征：每小时监测生命体征[2]、血糖和中心静脉压，尤其要关注血压的变化，若出现血压异常，及时通知医生。

（2）液体管理：每小时记录出入量，制定目标导向性液体管理计划，根据尿量，及时调整输液速度，完成目标液体管理计划，每天晨起空腹称体重。

（3）观察移植肾区：移植肾区有无隆起、压痛、移植肾张力升高等。

（4）伤口、引流管护理：观察伤口敷料情况；妥善固定引流管，保持引流管通畅，观察并记录引流液颜色、性质及量。

（5）康复运动：术后2小时协助患者翻身，指导患者进行四肢伸展运动、踝泵运动，呼吸功能锻炼，术后第2~3天下床活动。

（6）饮食护理：术后第一天全流饮食，逐渐过渡至普食。进食优质蛋白、高热量饮食。

（7）免疫抑制剂应用：患者体内的药物浓度达到一个稳定的状态才能达到其治疗效果，使用免疫抑制剂过程中，需按时按量给药，定期监测药物浓度[4]，并关注药物不良反应。

（8）心理指导：加强与患者沟通，减轻其心理负担，积极主动配合治疗。

3. 并发症护理要点

（1）排斥反应护理：排斥反应分为超急性排斥反应、加速性排斥反应、急性排斥反应、慢性排斥反应，而急性排斥反应是最常见的排斥反应类型[1]。护理工作中主要观察患者体温、血压、体重、尿量、移植肾区、血肌酐、移植肾彩超情况等。

（2）出血：观察引流液颜色、量及性质，伤口渗液情况，关注血常规、凝血指标等。

（3）移植肾功能延迟恢复：保持出入量平衡，关注患者体重变化。

（4）感染：做好保护性隔离，按时监测体温，3次/日，准确留取血、尿、痰、引流液进行培养，以便早期发现感染病灶。

（5）尿漏：保持尿管固定通畅，观察引流液颜色、量及性质，伤口敷料渗液情况等。

（6）移植肾动静脉血栓：观察尿量，血肌酐变化，移植肾区、移植肾彩超情况等。

（7）输尿管梗阻、移植肾动静脉狭窄：关注尿量、血肌酐、移植肾彩超等。

4. 健康宣教

（1）自我监测：每日监测血压、尿量、体温、体重，并记录。

（2）服药指导：嘱患者按时按量服药，定期检测药物浓度，不可自行增减药量或停药。

（3）预防肺部感染：指导患者坚持呼吸功能锻炼；坚持运动；加强个人卫生；避免与感冒人员接触，养成良好生活习惯，有任何不适及时就诊。

（4）预防尿路感染：尿量正常，保证患者每日饮水量 2 000mL 以上，避免穿一次性内裤，避免桑拿浴、蒸汽浴[5]。

（5）移植肾保护：移植肾放置髂窝，缺乏肾脏脂肪囊保护，缓冲作用差，移植后应避免进行剧烈多人冲撞运动。

（6）饮食指导：保证机体获得足够的能量，使有限的蛋白质充分应用于组织的修复[2]。禁止食用参类、蜂蜜、蜂王浆、杨桃、柚子、中成药、保健品等提高免疫功能的食物，少食菇类、红枣等食物。

（7）定期门诊随访。

【参考文献】

[1] 姚琳，叶桂荣. 器官移植科护理健康教育［M］. 北京：科学出版社. 2018.

[2] 何晓顺，成守珍，朱晓峰. 器官移植临床护理学［M］. 广州：广东科技出版社. 2012.

[3] 田红芳，冀红娟，石韶华. 无创心排量监测在肾移植术后液体管理中的应用［J］. 护理研究，2022，36（9）：1646 - 1648.

[4] 吴灵洁，叶珍洁，张晓颖，等. 免疫抑制剂治疗药物监测在器官移植领域的应用进展［J］. 药物评价研究，2022，45（3）：583 - 589.

[5] 陈实. 移植学［M］. 北京：人民卫生出版社，2011.

第二节　同种异体胰肾联合移植

【概述】

同种异体胰腺移植（allogeneil pancreas transplantation）是指将健康的胰腺全部或节段体尾部通过手术移植给另一个个体，从而获得正常的胰腺分泌功能[1]。胰腺移植不但可以有效控制糖代谢，又可以延缓甚至逆转糖尿病并发症的进展。胰肾联合移植是指在胰腺移植前后或胰腺移植的同期植入肾脏的手术。

【观察要点】

1. 术前观察

（1）了解患者病因，既往史、过敏史、家族史，尤其心脏方面的既往史等。

（2）观察患者基本情况：年龄、体重、营养、血压、尿量，透析方式、周期及最后一次透析情况、全身有无水肿等。

（3）关注患者实验室和其他检查结果：血常规、血生化、病毒学、心电图、心脏彩超和 CT 等检查结果。

（4）控制血糖：严格控制血糖可以防止过度分解代谢，减少感染，改善胃麻痹和直立性低血压，降低心力衰竭和心肌梗死的发生率[2]。

（5）心理—社会状态：关注患者心理状况、社会支持情况、经济压力等。

2. 术后观察

（1）了解手术过程，术中血管吻合，输液量、尿量、出血量等情况。

（2）观察患者生命体征，伤口敷料情况。

（3）移植胰肾功能观察：血糖、尿量、血肌酐、血尿淀粉酶、脂肪酶变化，移植胰肾区情况。

（4）液体管理：监测患者每小时出入量，关注电解质变化，根据尿量、心功能、体重情况、中心静脉压、血压，动态调整输液速度。

（5）引流管观察：保持引流管通畅，观察引流液颜色、性质及量，判断是否有出血、吻合口瘘、局部感染等情况。

（6）并发症观察：①出血；②排斥反应；③移植胰动静脉血栓形成；④消化道出血；⑤肠漏；⑥胰漏（瘘）；⑦肠梗阻。

【护理要点】

1. 术前护理要点

（1）禁食6小时；备皮范围，上至剑突，下至大腿上三分之一，两侧至腋中线；肠道准备，便塞停（比沙可啶）4mg口服，和爽137.12g配温水2 000mL两次口服。

（2）健康教育、心理疏导：介绍术前功能锻炼的内容及手术过程，增加患者对手术的信心。

（3）病房、用物准备：床单位消毒，监护设备、输液泵、计尿器、吸氧装置等。

2. 术后护理要点

（1）一般护理：观察患者神志、生命体征、腹部体征等。

（2）液体管理：每小时记录出入量，制定目标导向性液体管理计划，根据尿量动态调整输液速度，完成目标液体管理计划。

（3）血糖管理：术后每小时监测血糖1次，血糖稳定后2~4小时监测1次，进食后改为三餐前后监测。

（4）伤口、引流管护理：观察伤口敷料情况；妥善固定引流管，保持引流通畅，观察和记录引流液的颜色、性质及量。

（5）营养管理：术后需禁食5~7天，禁食期间全胃肠外营养。胃管拔除后从全流逐渐过渡至普食。进食后密切关注腹部体征和胃肠道反应，监测生化指标和血糖变化。

（6）移植区观察：移植胰肾区有无隆起、压痛及张力升高等。

（7）早期功能锻炼：术后2小时协助患者翻身，指导患者进行四肢伸展运动、踝泵运动、呼吸功能锻炼等，术后第3~4天下床活动。

（8）预防感染：做好保护性隔离，严格病房管理，落实各项无菌操作，做好各项基础护理，注意保持患者个人清洁与卫生；定期留取血、尿、痰、引流液进行培养，以便早期发现感染病灶。

3. 并发症护理要点

（1）出血：观察引流液颜色、量及性质，伤口敷料情况，关注凝血功能、血常规等检验指标，调整抗凝药物的使用。

（2）排斥反应：分为移植肾排斥反应、移植胰腺排斥反应、移植胰十二指肠排斥反应；若出现不明原因的移植肾或（和）移植胰区胀感或疼痛、尿量减少[3]，警惕排斥反应发生，因此，应准确记录24小时出入量，监测患者的体温、血压、体重、血肌酐、血糖、血尿淀粉酶，有无血便、肠梗阻的表现，移植胰、肾彩超情况等。

（3）移植胰动静脉血栓：胰腺是低血流灌注系统，术后早期易发生血栓，动脉血栓形成后常无局部症状，仅表现为血糖值突然升高，血清和尿淀粉酶下降[4]。临床护理工作中应注意观察移植胰区及腹部体征，血糖、血尿淀粉酶等实验室指标变化，关注移植胰彩超和腹部 CT 等检查。按医嘱常规预防使用抗凝药物。

（4）消化道出血：观察大便颜色性质及量，监测血常规和凝血功能，根据医嘱予以止血、抑酸、禁食、输血、肠外营养支持等治疗；预防失禁性皮炎，做好肛周护理。

（5）肠漏：主要表现为腹痛、腹胀、腹膜刺激征、引流管引流出粪渣样液体，应密切观察患者神志、生命体征和腹部情况变化等。

（6）胰漏（瘘）：主要表现为移植胰区疼痛、压痛、胀痛，血尿淀粉酶升高，引流管引流出黄色乳糜样液体。应密切观察患者移植胰区和腹部体征，以及生命体征的变化；保持引流通畅，观察引流液颜色、量及性质的变化；遵医嘱禁食、生长抑素、肠外营养等治疗。

（7）肠梗阻：每日观察患者腹痛、腹胀、恶心呕吐及排气排便等情况。

4. 健康宣教

（1）自我监测：每日监测血压、尿量、体温、体重、血糖等，并记录。

（2）服药指导：嘱患者按时按量服药，定期检测药物浓度，不可自行增减药量或停药。

（3）预防肺部感染：指导患者坚持呼吸功能锻炼；坚持运动；加强个人卫生；避免去人多的地方，预防上呼吸道感染发生。养成良好生活习惯，有任何不适及时就诊。

（4）预防尿路感染：尿量正常，保证每日饮水量 2 000mL 以上，避免穿一次性内裤，避免桑拿浴、蒸汽浴。

（5）移植肾保护：移植肾放置髂窝，缺乏肾脏脂肪囊保护，缓冲作用差，移植后患者避免进行剧烈多人冲撞运动。

（6）饮食指导：饮食结构以高碳水化合物、优质蛋白、低热量、低脂、低盐为主。禁止食用参类、蜂蜜、蜂王浆、杨桃、柚子、中成药、保健品等提高免疫功能的食物。

（7）定期门诊随访。

【参考文献】

［1］陈实. 移植学［M］. 北京：人民卫生出版社，2011.

［2］何晓顺，成守珍，朱晓峰. 器官移植临床护理学［M］. 广州：广东科技出版社. 2012.

［3］姚琳，叶桂荣. 器官移植科护理健康教育［M］. 北京：科学出版社，2018.

［4］中华医学会器官移植学分会．胰肾联合移植临床技术规范（2020版）［J］．器官移植，2020，11（3）：332－343.

第三节　移植术后肺部感染

【概述】

肺部感染（pulmonary infection），即肺实质（呼吸单位）的炎症，常由感染、理化刺激和免疫损伤等因素所致，其中以感染最常见，现在也常将其定义为由各种病原微生物引起的肺部炎症[1]。肺部感染是移植术后的严重并发症之一，原因在于移植术后免疫抑制剂的使用，导致免疫功能损伤，患者容易并发肺部感染。

【观察要点】

1. 生命体征

意识、生命体征及血氧饱和度变化。

2. 肺部症状与体征

如咳嗽、胸痛、咯血、呼吸困难或影像学检查出肺部浸润影等[2]，肺部叩诊浊音、语颤增强或减弱、支气管呼吸音、干湿啰音等。

3. 并发症

低氧血症、低血压、酸中毒[3]，随后可能继发呼吸衰竭、感染性休克、重症肺炎、休克型肺炎、败血症等。

4. 营养状况

膳食营养、体重、营养指标监测。

5. 移植器官功能

观察移植器官功能情况。

6. 心理—社会状态

患者及家属对疾病的接受程度、配合度、经济条件等。

【护理要点】

1. 生命体征观察

移植后感染早期症状多不典型，以发热为最常见表现，临床护理 4 小时测量体温一次，并记录。患者发热常伴有寒战，体温大于 38.5℃时可给予物理降温，降温 30 分钟后复测体温，如体温下降过快、大汗、面色苍白、四肢发冷，应立即给予保暖，以免降温过快、过低导致虚脱。观察血氧及呼吸频率，血氧饱和度低于 90% 立即通知医生进行处理。观察有无心率增快，血压升高等。

2. 遵医嘱

及时留取血生化、痰液及血液培养、动脉血气标本，协助完成辅助检查，准确使用抗生素，并观察用药后疗效。

3. 营养支持

鼓励患者进食，根据患者心脏、肾脏功能，给予高热量、优质蛋白、高维生素、易消化饮食，保证机体生理需要量，必要时应用肠外营养支持。

4. 基础护理

做好患者口腔和皮肤护理，观察口腔黏膜变化；患者高热后，易大量出汗，及时协助患者更换干净被褥、衣裤，注意保暖，防止受凉。

5. 加强肺部管理

协助患者取合适体位，如坐位或半坐卧位，保持呼吸道通畅，指导其有效咳嗽咳痰，协助其拍背排痰，若痰液黏稠，给予雾化吸入，2 次/天。

6. 落实消毒隔离措施

严格执行病房保护性隔离制度，保持环境舒适，切实做好病房消毒，室内通风两次，每次 30～60 分钟，通风时注意保暖。空气净化器消毒病房 2～3 次/天，每次 1 小时。医护人员在执行各项操作时严格无菌操作，落实手卫生规范，限制探视，避免病房与病房之间家属相互串门，防止交叉感染。

7. 移植器官的观察

观察患者体温、血压、尿量，移植区是否肿胀，监测血肌酐和药物浓度，并准确记录 24 小时出入量，预防排斥反应的发生。

8. 心理护理

认真倾听患者倾诉，树立患者战胜疾病的信心。

【参考文献】

［1］陈灏珠，林果为，王吉耀，等．实用内科学［M］．15 版．北京：人民卫生出版社，2017．

［2］中华医学会．临床诊疗指南器官移植学分册［M］．北京：人民卫生出版社，2010．

［3］何晓顺．成守珍．朱晓峰．器官移植临床护理学［M］．广州：广东科技出版社，2012．

第四节　慢性肾脏病

【概述】

慢性肾脏病（chronic kidney disease，CKD）诊断标准：①肾功能损害≥3 个月，有或无 GFR 下降。肾损害是指肾脏结构或功能异常，表现为下列之一：a. 肾脏形态学/病理异常；b. 具备肾损害指标，包括血尿或尿成分异常，或影像学检查异常。②肾小球滤过率（GFR）<60mL/（min/1.73m^2）大于 3 个月，有或无肾损害的异常指标。

【观察要点】

1. 心血管系统

（1）高血压：引起左心室扩大、心力衰竭、动脉硬化以及加重肾损害。

（2）心力衰竭：慢性肾脏病患者易合并各种并发症，尤其是心血管并发症，可直接危害患者的生命[1]。如心肌工作量长期增加引起左心室肥厚；间质成纤维细胞增殖引起心肌间质纤维化；心功能障碍；缺血性心脏病；瓣膜病变等，是引起慢性肾脏病患者死亡的常见原因。

（3）水、电解质代谢紊乱：终末期肾脏病患者，肾脏增加尿钠排泄以维持血钠平衡的能力逐渐减弱，导致体内水钠潴留[2]，引起高钠或低钠血症、高钾或低钾血症、低钙血症、高磷血症、代谢性酸中毒等一系列水和电解质代谢紊乱。

（4）心包炎：透析相关性心包炎或尿毒症性心包炎。

2. 血液系统

（1）贫血：为正常色素性正常细胞性贫血。

（2）出血倾向：表现为皮下出血、鼻衄、月经过多等。

3. 皮肤症状

瘙痒，面色较深而萎黄，呈尿毒症面容。

4. 消化道系统

口气常有氨味，出现恶心呕吐、腹胀腹泻、口腔黏膜溃疡等症状。

5. 呼吸系统

出现尿毒症性支气管炎、肺炎、胸膜炎等。

【护理要点】

1. 营养支持

优质蛋白饮食，推荐摄入量为 0.8~1.1g/（kg·d）[3]，保证充足热量，2 500k/d，糖类 150g/d。

2. 观察及维持体液、电解质平衡

（1）记录 24 小时出入量，限制液体摄入量，每天监测体重。

（2）观察腹膜透析、血液透析后并发症，警惕高钾血症的发生。

（3）改善钙磷比例失衡现象，减少对身体的损害。

（4）维持体内酸碱平衡状态。

3. 保持舒适，促进休息与睡眠

（1）监测血压变化，保持情绪平稳。

（2）保持口腔清洁湿润，预防口腔溃疡。

（3）皮肤护理，保持皮肤清洁，避免使用刺激性强的清洁剂，沐浴水温适宜，不能过高。

4. 预防并发症

（1）感染预防：避免去人流密集场所，保持个人卫生，预防感冒和坠积性肺炎。

（2）预防心肌受损：充分透析，根据体重合理控制每天水分摄入量。

（3）腹膜透析：严格无菌操作，防止发生腹膜炎。

（4）血液透析：血液透析需长期维持，临床上并发症多见，可能严重影响患者生存状况[3]，必须加强护理，如预防透析失衡综合征，首次血液透析患者减慢尿液下降速度，适当应用镇静剂；防止透析中低血压，降低脱水速率，保持合理干体重，纠正贫血等。

5. 协助患者适应透析生活方式

多给患者及家属关心关爱，使其克服焦虑心理，积极配合治疗。

【参考文献】

[1] 柳小远，于小勇. 2020 年版中成药治疗慢性肾脏病 3 - 5 期（非透析）临床应用指南解读 [J]. 现代中医药，2021，41（5）：14 - 18.

[2] 程改平，秦伟，刘靖，等. 《KDOQI 慢性肾脏病营养临床实践指南 2020 更新版》解读 [J]. 中国全科医学，2021，24（11）：1325 - 1332.

[3] 黄盈. 终末期肾病血液透析常见并发症及防护的研究进展 [J]. 护理研究，2019，33（5）：828 - 831.

第十章　疼痛科疾病护理精要

第一节　三叉神经痛

【概述】

　　三叉神经痛（trigeminal neuralgia）是一种独特的慢性疼痛性疾病，可分为原发性和继发性两大类型。原发性三叉神经痛是三叉神经分布区短暂、阵发、反复发作的电击样疼痛，占三叉神经痛的绝大部分；继发性三叉神经痛则是肿瘤、炎症等器质性病变引发三叉神经痛[1]。

【观察要点】

　　1. 全身情况

　　评估患者血压、血糖和脑血管疾病情况，以及全身营养情况。

　　2. 疼痛情况

　　评估面部疼痛情况，包括疼痛性质、部位、发作频率、持续时间、有无扳机点等。

　　3. 心理情况

　　评估患者社会、心理情况。

　　4. 皮肤情况

　　患侧面部皮肤和口腔黏膜情况（三叉神经第2、3支）、眼角膜反射情况（三叉神经第1支）等。

【护理要点】

　　1. 非手术治疗

　　（1）药物治疗：抗癫痫药物治疗是三叉神经痛的基本治疗方法[2]。

（2）用药护理：观察患者有无出现药物不良反应。

（3）物理治疗：行星状神经节超激光治疗，注意观察患者治疗部位皮肤情况。

2. 三叉神经射频热消融术和经皮穿刺微球囊压迫术的围手术期护理

（1）术前护理。①心理护理：帮助患者树立治疗疾病的信心。②基础护理：注意口腔卫生，饭后漱口，防止口腔感染和溃疡。③饮食护理：鼓励三叉神经痛患者在发作间歇期，选择温和、质软、清淡、易咀嚼、易消化、营养丰富的食物进食，如粥、米糊等；食物的温度要适中，不宜进食过冷、过热、辛辣刺激食物。因咀嚼诱发疼痛者要进温流质饮食，使用粗吸管吸取流质食物。

（2）术前准备：①术前禁饮禁食8小时，不禁药；②协助患者做好各种辅助检查，备皮，询问药物过敏史，患者有特殊情况（如发热、感冒、处于月经期、皮肤有损伤或感染等）应及时报告医生，停止手术；③遵医嘱予左手建立静脉通道，静脉留置针接三通、延长管；④按医嘱予术前用药和术前准备；⑤完善相关检查，关注凝血功能、血钾、白细胞等情况，如有异常，进行相应处理后，待恢复正常方可手术。

（3）术后护理。①严密监测患者神志、瞳孔、术后生命体征的变化，观察手术部位有无红肿，敷料有无渗血渗液等，并做好记录。②术后要嘱咐患者卧床休息6小时，待麻醉药反应消失后，方可进食[3]。③检查患侧痛觉、触觉情况，每天记录患者疼痛情况的变化。术后1周内患区仍疼痛，属于"痕迹反应"，无需特殊处理即能自愈。面部出现麻木，告知患者属术后正常现象，一般1~3月可自行缓解。④使用温水轻柔擦脸，遵医嘱给予患者外用生理盐水餐前餐后漱口，保持口腔清洁。⑤第1支三叉神经射频的患者配戴平光眼镜，避免揉搓眼睛，保护角膜；第2、3支三叉神经射频的患者患侧面部会出现麻木[3]，应指导其每天行张口鼓腮功能锻炼。⑥饮食指导：术后前3天使用健侧牙齿咀嚼食物，3天后可使用患侧牙齿咀嚼食物。食物宜清淡、温、软。

（4）并发症的观察和处理。[3]①观察患者有无颅神经损伤症状，如出现上睑下垂、复视及瞳孔散大等，发现异常应通知医生，遵医嘱脱水治疗，减轻脑水肿。②有无颅内感染和颅内压增高的现象（如头痛、呕吐、发热、口角疱疹等），如发现及时报告医生，遵医嘱予抗感染、抗病毒治疗，患者应绝对卧床休息。③咀嚼无力：指导患者每天使用患侧牙齿咀嚼，可咀嚼口香糖、吹气球等练习咀嚼动作，并告知患者会逐渐好转，减轻其不良情绪。

3. 健康宣教

（1）指导患者避免过度劳累和情绪抑郁；生活要有规律，保证足够的睡眠和休息。

（2）指导患者避免面部寒冷刺激，用温盐水漱口，以防止口腔感染。

（3）指导患者禁烟禁酒，清淡饮食，勿进食辛辣刺激、过硬、过烫的食物，保持大便通畅。

（4）给予患者出院指导，在医生指导下逐渐减药和停药，不能自行停药。

【参考文献】

［1］宋文阁，王春亭，傅志俭，等．实用临床疼痛学［M］．郑州：河南科学技术出版社，2008.

［2］贾建平，陈生弟．神经病学［M］．8 版．北京：人民卫生出版社，2018.

［3］高崇荣，樊碧发，卢振和．神经病理性疼痛学［M］．北京：人民卫生出版社，2013.

第二节　带状疱疹后遗神经痛

【概述】

带状疱疹后遗神经痛（postherpetic neuralgia，PHN），即带状疱疹遗留下来的疼痛。美国神经病协会（the American Academy of Neurology）将带状疱疹皮损消退后，局部疼痛持续超过 3 个月以上者定义为 PHN。[1]

【观察要点】

1. 全身情况

评估患者血压、血糖和脑血管疾病情况，以及全身营养情况。

2. 疼痛情况

评估患者疱疹部位的疼痛情况，包括疼痛部位、范围、性质、发作频率、持续时间、有无超敏痛出现等。

3. 心理情况

评估患者社会、心理情况。

4. 皮肤情况

评估疱疹部位局部感觉是否减退、有无超敏痛、有无色素沉着等。

【护理要点】

1. 非手术治疗

（1）药物治疗：遵医嘱按时、坚持用药，勿擅自停药或加量、减量，注意观察药物不良反应。

（2）神经阻滞、毁损、脉冲射频治疗：穿刺点3日勿湿水，观察治疗处是否有皮下瘀血、感染等情况。

（3）三氧大自血治疗：改善血运情况，可增强血液流动性，改善局部组织供氧。

2. 脊髓电刺激器植入术的围手术期护理

（1）术前护理。①加强患者心理护理，做好术前解释工作，增强患者对治疗的信心。②指导患者注意休息、保暖，预防感冒，可进食富含营养、易消化食物，避免辛辣及产酸、产气的食物，防止引起便秘及腹胀；③指导患者穿宽松的纯棉衣服，勿揉搓患侧皮肤，局部应用温水清洗，避免用肥皂水，避免冷热刺激；④药物治疗及物理治疗，如使用消炎止痛药物及超激光、埋针治疗；⑤每天动态评估患者疼痛情况，并记录。

（2）术前准备。①备皮，协助患者做个人卫生清洁、更衣；②按医嘱予术前用药，术前建立输液通道和接三通管道；③监测患者生命体征并记录，如发现患者发热、感冒、处于月经期、手术部位皮肤有损伤或感染等情况，应及时报告医生，停止手术。

（3）术后护理。①动态评估患者疼痛情况，及时通知医生调整刺激器电流和电频。②密切观察生命体征变化，术后3天每天对伤口敷料进行更换。③术后指导患者不要弯曲、扭转、伸展身体，防范他人撞击。④指导患者在留置刺激电极期间，避免沐浴及淋浴，避免伤口或电极导线、体外测试刺激器沾水，以免感染。⑤皮肤护理：给予宽大棉质衣服。皮肤有感染者，密切观察皮肤情况，疱疹部位皮肤破损严重者要定期换药，并保持皮肤清洁干燥。注意观察体温变化。⑥眼部护理：眼部分泌物多时可生理盐水冲洗眼部，如有角膜溃疡禁用冲洗，可用棉签擦除分泌物，以防眼睑粘连。予抗生素眼药水和抗病毒眼药水交替滴眼，滴药时动作轻柔，勿用手揉眼。

（4）并发症的观察及护理。①出血：密切观察穿刺点敷料有无渗血，穿刺点周围有无血肿等。②局部感染：观察局部有无红、肿、热、痛等症状，尽早使用抗生素治疗；如出现脓肿并向深部蔓延，应将置入物取出。③硬膜外血肿和感染：以感染区域剧烈的脊柱痛为显著特征，对躯体振动尤为敏感，需行外科治疗，并拔出置入物。④脑脊液漏：观察患者有无体位性头痛、头晕，如出现，可去枕平卧，必要时给予静脉输液和镇痛治疗；如持续有脑脊液漏出，要手术治疗。

3. 健康宣教

（1）指导患者注意情绪稳定，适量进行锻炼，增强体质，预防感冒。

（2）指导患者多进食高钙、高蛋白、易消化、富含维生素的食物。

（3）指导患者穿棉质衣物，避免刺激疱疹处皮肤。

（4）口服药物指导：在医生指导下逐渐减药和停药，以免引起反跳现象。

【参考文献】

［1］韩济生. 疼痛学［M］. 北京：北京大学医学出版社，2012.

第三节　癌痛

【概述】

恶性肿瘤在其发展过程中，由于肿瘤本身及其相关性疾病所致的疼痛称为癌性疼痛，简称癌痛（cancer pain）[1]。

【观察要点】

1. 全身情况

评估患者全身及营养情况，生活自理能力及病情发展情况。

2. 疼痛情况

及时进行疼痛部位的疼痛评分，注意观察疼痛部位及性质。

3. 心理情况

评估患者社会、心理情况。

【护理要点】

1. 心理护理

癌痛病者因患病的时间长短不一，对自身疾病认识差别很大，而且每个人的心理承受能力各不相同，安抚方法要灵活、多样、有针对性。

2. 疼痛护理

及时进行疼痛评分，记录疼痛的程度、时间、性质，疼痛评分＞5 分者及时给予镇痛，半小时观察记录一次，若疼痛无缓解则继续处理，直至疼痛评分＜3 分，并正确填写疼痛护理单。

3. 用药护理

观察有无镇痛药物的不良反应，并及时处理。

4. 脊髓型植入式给药装置置入术的围手术期护理

（1）术前护理。①评估：患者病情、意识、用药史、过敏史、凝血功能、心理状态。②指导患者注意休息，预防感冒，鼓励患者少量多餐进食，给予高蛋白质食物。关注每天出入量情况，保持水、电解质平衡。③动态评估疼痛情况，并记录。

（2）术前准备。①手术当天做好皮肤清洁，减少感染的可能。②训练患者行侧卧位，以便术中配合。③药物及治疗准备：按医嘱予术前用药，建立术前输液通道和接三通管道。④术前监测生命体征，有特殊情况，如发热、感冒、处于月经期、皮肤有损伤或感染等时，应及时报告医生，停止手术。

（3）术后护理。①严密观察患者病情及生命体征变化。②指导患者术后去枕平卧 6 小时，观察有无头晕、头疼等症状。③观察患者止痛效果，定时进行 NRS 评分，观察镇痛泵运行情况，及时调整镇痛泵使用剂量。④伤口护理：患者术后 3 天伤口每天换药，术后 5~7 天可根据伤口情况拆线。⑤管道护理：使用蝶形针连接给药装置与镇痛泵，保持其管道固定通畅。⑥饮食指导：指导患者术后多进食含蛋白高、粗纤维食物，多饮水，保持大便通畅，避免用力大便引起腹压增高。⑦蝶形针更换：每周更换一次针头，3 天更换一次敷料。

（4）并发症的观察和处理。①出血：密切观察电极植入处有无渗血、渗液，必要时使用止血药物。②感染：观察患者切口边缘皮肤有无坏死、感染和皮下血肿，有无剧烈腰痛、发热等情况，如出现及时报告医生，尽早使用抗生素治疗或取出给药装置。③脑脊液外溢：观察患者有无头痛，伤口敷料渗液颜色等，嘱患者绝对卧床，去枕平卧。④呼吸抑制：术后观察患者有无呼吸不畅、焦虑甚至呼吸停止等症状。如出现吗啡过量，可遵医嘱使用纳洛酮口服或静脉给药。⑤药物不良反应：观察患者神志、呼吸、恶心、呕吐、头晕、皮肤瘙痒、大小便等。

5. 健康宣教

（1）指导患者保持情绪稳定，适当锻炼，增强体质，预防感冒。保持给药装置植入周围皮肤的清洁、干燥。

（2）指导患者若出现头晕、恶心、胸闷、乏力、尿潴留、嗜睡等情况，及时就医处理。

（3）向患者及家属讲解镇痛泵的使用方法，指导患者远离"电、磁"物品，行 MR 检查需要撤下镇痛泵，雷雨天勿在外逗留，避免置身于高温环境中。

（4）指导患者勿行弯腰、扭腰等剧烈运动，以防植入药盒或镇痛泵脱位。

（5）嘱患者每周定期到医院进行维护。如镇痛泵的使用量暂未能控制住疼痛，及时调整药量。

（6）指导患者进食高钙、高蛋白、易消化、富含维生素的食物。多进食蔬菜水果，防便秘。

【参考文献】

［1］孙燕，顾慰萍．癌症三阶梯止痛指导原则［M］．2 版．北京：北京医科大学出版社，2002.

第四节　肌筋膜疼痛综合征

【概述】

肌筋膜疼痛综合征（myofascial pain syndrome，MPS）是指颈、肩、腰、背部组织在遭受急性损伤未愈或长期慢性劳损后，由于致病因子侵犯其纤维组织使之产生损伤及无菌性炎症，而引起颈、肩、腰、背部广泛的肌肉疼痛及痉挛等症状[1]。

【观察要点】

1. 全身情况

评估患者全身情况、病情、意识、营养情况。

2. 疼痛情况

及时进行疼痛部位的疼痛评分，注意观察疼痛部位及性质。

3. 心理情况

评估患者社会、心理情况。

【护理要点】

1. 非手术治疗

（1）物理疗法：超激光、低频脉冲、中药封包热敷治疗等。

（2）药物治疗：遵医嘱用药，勿擅自停药或加量、减量。注意观察药物不良反应。

（3）肌肉松解治疗：银质针、神经阻滞疗法等，治疗期间注意观察肢体感觉及肌力等情况。

（4）心理护理：帮助患者树立治疗疾病的信心。

（5）指导患者预防感冒，给予富含营养、清淡易消化饮食，多食用粗纤维食物，避免辛辣及产酸、产气的食物，以防引起便秘及腹胀。

2. 肌筋膜射频术围手术期护理

（1）术前护理。①指导患者行肌肉及关节功能锻炼：颈、臂、肩、背部行颈椎操和肩关节锻炼，腰肌和下肢锻炼。②直腿抬高和踝泵锻炼，每天 3 次，每次 15min。③术前指导患者行相应体位练习，以利于术中配合。

（2）术前准备。①术前评估：患者生化结果及生命体征情况，有无发热、感冒，术口处皮肤有无破损，女性是否处于月经期等。②保持皮肤清洁。③手术采取局部麻醉，要了解患者术前进餐情况，避免空腹。④按医嘱予术前止痛药物。

（3）术后护理：①术后穿刺点处皮肤 3 日勿湿水，术后第 1 天予穿刺点皮肤消毒，保持穿刺点处皮肤干洁；②注意保暖，避免感冒，观察有无局麻药中毒、气胸、神经损伤、感染等并发症；③注意观察患者生命体征，有无头晕、胸闷、咳嗽、局部肢体或神经支配区域感觉麻木、乏力等症状；④观察局部肌筋膜疼痛情况。

3. 健康宣教

（1）指导患者坚持行肌肉拉伸锻炼，使其肌肉强壮。

（2）指导患者注意劳逸结合，保持正确坐姿、站姿，避免长时间伏案工作，坐卧时腰部可垫软枕。避免负重，避免弯腰提重物，背重物时，胸腰稍向前弯，髋膝稍屈，迈步要稳，步子不要大。坚持行颈椎操，以及肩关节、腰背肌或踝泵锻炼。

（3）指导患者出院后按时服药，切勿自行减量、停药，定期门诊复诊。若出现肢体疼痛、麻木加剧，及时复诊。

（4）指导患者防止潮湿、寒冷受凉。

（5）若发生急性腰扭伤应积极治疗，避免转成慢性。

（6）指导患者行剧烈活动之前，提前做好热身活动。

（7）指导患者卧硬板床，过软的床垫不能保持脊柱的正常生理曲度。

（8）指导超重体型患者注意减肥，控制体重。

【参考文献】

［1］卢振和，高崇荣，宋文阁．射频镇痛治疗学［M］．郑州：河南科学技术出版社，2008.

第十一章　微创介入疾病护理精要

第一节　恶性肿瘤动脉化疗灌注术

【概述】

恶性肿瘤经导管动脉化疗灌注术（transcatheter arterial infusion，TAI）是一种微创、安全、有效、痛苦小的肿瘤治疗方法，是指在影像设备的指导下，将导丝（导管）等精密器械引入人体，对体内肿瘤进行局部治疗。通过导管技术找到肿瘤的供养动脉，把抗癌药和栓塞剂直接注入肿瘤组织[1]。TAI 主要有两大优势：一是将高浓度的药物直接作用于局部，发挥最大的抗肿瘤作用，又对全身的不良反应小，使绝大部分患者都能接受治疗；二是将肿瘤的供血血管阻塞，使肿瘤失去血供坏死。TAI 是失去手术机会或不宜手术的肝、肺、胃、肾、盆腔、骨与软组织恶性肿瘤患者的优选治疗方式之一。

【观察要点】

1. 观察术口情况

观察穿刺口的敷料有无渗血渗液，管道固定是否妥善，穿刺肢体的肢端皮温、颜色及足背动脉搏动情况如何。

2. 疼痛的观察

患者出现的疼痛主要源于栓塞剂或者化疗药物使肿瘤组织缺血性坏死产生的疼痛。可采用数字疼痛评定量表进行疼痛评估。

3. 观察使用化疗药的反应

因经微导管或导管泵入化疗药物使患者出现化疗药的不良反应，主要以胃肠道反应为主，如恶心、呕吐等不适。

4. 观察尿液情况

每班护士定时观察患者尿液的尿量、颜色、性状，观察患者的饮水量，必要时记录患者的出入量，遵医嘱进行静脉水化及碱化尿液治疗。

5. 监测体温

术后发热，大多数是因为栓塞剂或者化疗药物引起肿瘤组织坏死所产生的吸收热，术后应动态监测患者体温，并及时处理。

6. 拔管后的观察

观察穿刺口的敷料有无渗血、渗液，以及弹力绷带加压的情况。

【护理要点】

1. 术前护理

（1）完善相关检查，做好术前宣教。

（2）术前一天训练患者床上大小便，以及进行术后体位的锻炼。备皮范围为脐以下，大腿上 1/3 处。

（3）术前当天早上留置左手留置针，标记双侧足背动脉搏动。

2. 术后护理

（1）术后持续心电监护至化疗药泵注完毕，必要时予低流量吸氧。

（2）术后患者绝对卧床，术肢伸直制动，观察术侧肢体血运、足背动脉搏动、皮温情况，观察术后穿刺口及管道的护理[2]。

（3）标识导管、鞘管、微导管、Y 阀。查看导管、鞘管、微导管、Y 阀等固定是否稳妥，有否扭曲、折叠、脱出。0.9% 氯化钠注射液 10mL 冲微导管后，持续予 0.9% 氯化钠注射液 50mL 以 2mL/h 泵速泵入，并保持管道通畅[1]。

（4）配置化疗药物遵医嘱经微导管或导管泵入，两组化疗药之间予 5% 葡萄糖注射液 20mL + 0.9% 氯化钠 20mL 冲管，观察是否管道通畅。观察用药后的反应。

（5）水化：遵医嘱进行静脉水化及碱化尿液，观察尿量、尿液颜色、性状。严格按照医嘱定时、定量完成补液，使每日尿量保持在 2 500mL 以上，使机体充分水化[3]。

（6）胃肠道反应的护理：加强饮食指导，术后 1 周内清淡饮食，以流质、半流质食物为主，忌辛辣油炸、生硬食物，少量多餐，并常用生理盐水漱口。严密观察和记录呕吐次数、呕吐物颜色、性质、量，以及持续时间。患者呕吐时，将其头偏向一侧，嘱患者深呼吸，当呕吐严重时，可对症处理[3]。

（7）疼痛的护理：疼痛时嘱患者静卧，避免不必要的体位变换和搬动；做好患者心理护理，可采用音乐疗法、暗示减张等方法，缓解患者疼痛指数，当疼痛＞3分时遵嘱应用止痛药物，并记录药物效果[4]。

（8）发热的护理：发热一般发生在栓塞化疗后1~3天，多不超过38.5℃，通常7天可消退。如果体温超过38.5℃，可指导温水擦浴和冰敷，同时使用药物降温。

（9）拔管的护理：化疗药物灌注完毕，医生予床边拔除相应管道，穿刺口弹力绷带加压包扎，予沙袋压迫6小时。术侧肢体伸直制动，观察足背动脉搏动、肢端皮温情况。24小时后可拆除弹力绷带，观察是否有血肿、瘀斑及其范围大小[5]。

（10）指导患者下床活动：指导患者先坐起，无不适逐步由他人协助下床活动。避免骤然下床引起头晕等不适。

3. 健康宣教

（1）定期复查：嘱患者应每2周复查血常规、肝功能、凝血功能。按时服药，不可随意增减药量或私自停药。如有不适，随时回院就诊。

（3）休息与饮食：指导患者注意休息，劳逸结合，避免重体力活动，适当参加体育运动，如散步、打太极拳等。应进食清淡、低脂肪、低胆固醇、丰富维生素食物，避免刺激性食物，同时保持大便通畅[6]。

【参考文献】

[1] 中国医师协会介入医师分会临床诊疗指南专委会. 中国肝细胞癌经动脉化疗栓塞（TACE）治疗临床实践指南（2021年版）[J]. 中华医学杂志, 2021, 101 (24): 1848 - 1862.

[2] 程光荣, 郭丽萍. 肝癌患者接受肝动脉灌注化疗栓塞术后护理康复效果分析 [J]. 实用肝脏病杂志, 2016, 19 (6): 700 - 703.

[3] 周志莲, 邵春燕, 刘向东. 肝细胞癌行TACE治疗术后并发症的原因分析和处理体会 [J]. 肝脏, 2020, 25 (2): 191 - 193.

[4] 吴钿, 罗丽丽, 谢翡娜. 精准护理在原发性肝癌肝动脉灌注化疗患者围手术期的应用 [J]. 实用临床护理学电子杂志, 2019, 4 (31), 116, 120.

[5] 邢秀亚. 肿瘤微创介入治疗护理学 [M]. 北京：人民卫生出版社, 2017.

[6] 李乐之, 路潜. 外科护理学 [M]. 6版. 北京：人民卫生出版社, 2017.

第二节　子宫动脉栓塞术

【概述】

子宫动脉栓塞术（uterine artery embolization，UAE）是一种新的治疗技术，适用于妇科恶性肿瘤、产后出血、子宫肌瘤、子宫腺肌病、异位妊娠等多种疾病的治疗，是妇产科疾病微创治疗的新进展[1]。

【观察要点】

1. 观察穿刺口及术肢情况

密切观察穿刺口的敷料有无渗血渗液，包扎是否正确；术侧肢体皮肤的温度、颜色以及肢端动脉搏动情况。

2. 栓塞综合征的观察

（1）疼痛的观察：患者术后疼痛主要是由于栓塞剂使肌瘤组织发生缺血性坏死所致。可采用数字疼痛评定量表进行疼痛评估。

（2）发热的观察：瘤体的血液供应中断后，瘤体逐渐发生坏死、萎缩、液化，这个过程可导致体内介质合成与释放增多，从而引起发热。实施介入治疗后的 1 ~ 3 天，应密切观察患者体温变化。

（3）恶心、呕吐：主要有无栓塞引起迷走神经兴奋所致，要注意记录患者呕吐物的次数、性状、量。

3. 并发症的观察

阴道出血、异位栓塞、肺栓塞等。

【护理要点】

1. 术前护理

（1）完善相关检查：完善血常规、凝血常规、大小便常规、肝肾功能检查、心电图、盆腔 MR 等检查。

（2）疾病相关知识宣教：向患者及家属讲解疾病相关知识，介绍行子宫动脉栓塞术的意义，介入治疗的方法、疗效、注意事项及可能出现的不良反应[2]。

（3）术前当天早上留置右手留置针，并留置尿管，以利排空膀胱，避免术中损伤膀胱。

2. 术后护理

（1）术后患者术肢伸直，并予持续心电监护 6 小时，必要时予低流量吸氧，及时记录生命体征并反馈给主管医生。术后指导患者尽早下床活动，预防深静脉血栓形成。

（2）穿刺口及术肢的观察：密切观察术侧肢体皮肤的温度、颜色以及肢端动脉搏动情况，是否出现肿胀，如出现肢端皮温转凉、动脉搏动减弱、术肢肿胀明显，及时报告医生，以便及时正确处理[3]。

（3）疼痛的护理：一般术后便可出现下腹部剧烈疼痛，可遵医嘱应用止痛药物或术前应用镇痛泵。术后 3～5 天多表现为持续或间断性下腹痛，少数合并腰痛。若栓塞过程中出现严重的栓塞剂返流，则可能会出现臀部及下肢的疼痛[4]。

（4）部分会合并肛门坠胀感，患者有便意，子宫腺肌病患者表现更为明显。

（5）注意观察患者会阴部皮肤，双下肢血运情况，包括皮肤颜色、温度，以及患者主观感受的改变等。及时行气压治疗，可有效预防深静脉血栓的形成。

（6）肌力评估：评估双下肢肌力，若发生双下肢异位栓塞则肌力会出现异常，应及早处理。

（7）发热：一般发生在术后 5 天内，多不超过 39.0℃。术后早期发热，尤其是术后当日发热，多为栓塞剂、造影剂反应，后期发热多为肿瘤坏死吸收热。单纯动脉栓塞的发热多为低热，术后发生低热转为高热多提示合并感染，应遵医嘱及时对症处理。

（8）恶心、呕吐：多发生于术后 48 小时内。其原因包括造影剂反应、镇痛药物反应、大量坏死物吸收造成的反应，以及子宫或肌瘤水肿压迫肠管、刺激腹膜引起的反射性反应。

（9）并发症的观察。①阴道出血：患者经子宫动脉栓塞术治疗后，阴道可能出现少量血性排出物，此属于正常反应，是子宫供血不足以维持内膜生长及肌瘤缺血变性，肌瘤组织脱落而引起出血，但排出物含量一般不超过月经量，出现 1～3 天即可停止，出血量较少，一般不需要特殊处理。②栓塞：动脉内栓塞治疗最严重的并发症是异位栓塞。肺栓塞情况较少见[1]。

3. 健康宣教

（1）遵医嘱复诊：遵医嘱服用止血药，术后 1 个月、3 个月、6 个月到院复查妇科 B 超，观察瘤体缩小情况，有特殊情况及时复诊。叮嘱患者若出现异常阴道流血尤其是大于月经量、腹痛等不适及时就诊[1]。

（2）休息与饮食：术后注意休息，术后一周建议大量摄入水分，注意营养，进食高蛋白、高纤维、高维生素食物。

【参考文献】

[1] 邢秀亚. 肿瘤微创介入治疗护理学［M］. 北京：人民卫生出版社，2017.

[2] 李玉亭，吴洁. 1 例子宫瘢痕处妊娠孕妇行子宫动脉栓塞术、宫腔镜检查及吸宫术的护理体会［J］. 护理研究，2018，32（22）：3650 – 3652.

[3] 郑明伟. 综合护理干预在子宫肌瘤行无痛性子宫动脉栓塞术中的应用［J］. 中国预防医学杂志，2018，19（6）：472 – 474.

[4] 高红娟. 疼痛护理质量指标在子宫动脉栓塞术后疼痛管理中的应用［J］. 当代护士，2020，27（21）：97 – 99.

第三节　椎体成形术

【概述】

椎体成形术，临床全称为经皮穿刺椎体成形术（percutaneous vertebroplasty，PVP），属于微创手术，是通过向病变椎体内注入骨水泥（聚甲基丙烯酸甲酯，polymethyl methacrylate，PMMA）或人工骨达到强化椎体的一种技术[1]。

【观察要点】

1. 伤口的观察

观察伤口敷料有无渗血渗液，以及渗出液的颜色、性状、量等。

2. 腰腿功能恢复情况

评估患者术后下肢感觉运动功能，下床行走的姿势、步态，以及有无大小便失禁现象。

3. 并发症的观察

常见并发症有疼痛、发热、骨水泥外渗和肺栓塞等，需予以积极预防与观察。

【护理要点】

1. 术前护理

（1）心理护理：护士通过各种形式的健康宣教，使患者及家属获取疾病的各种健康知识，可请病区内的术后成功的患者现身说法，鼓励患者，使其以最佳的心理状态接受治疗[2]。

（2）指导患者及家属熟练掌握翻身技巧，以防错误的翻身方式加重患者的疼痛，患者翻身时应保持胸、腰、臀一直线且动作轻柔，禁止扭曲胸腰椎或坐起。指导患者在床上大小便时尽量减少抬臀动作，避免加重腰背部疼痛[3]。

2. 术后护理

（1）患者术后返室，平卧 2 小时以压迫伤口止血，过床需要观察伤口有无渗血等情况，若敷料见渗液/渗血要通知医生及时更换，以防感染。

（2）予心电监护 4～6 小时，观察患者生命体征变化，及时发现肺栓塞、骨水泥过敏反应等异常。椎体成形术所用的骨水泥注入椎体后有使动脉血压一过性下降的作用。

（3）观察患者腰腿功能恢复情况，指导功能锻炼及戴腰围下床活动。

（4）指导患者进食高维生素的食物，保持大便通畅。禁止饮用咖啡、碳酸饮料等易引起骨质疏松的食物。

（5）并发症的观察及护理。①骨水泥外渗：观察患者胸腰部疼痛程度及双下肢感觉、活动及大小便情况等，若患者出现双下肢感觉麻木、活动障碍等胸腰部疼痛加剧，及时报告医生。②肺栓塞：术后，骨水泥微小颗粒可能进入椎体静脉窦形成栓子，继而进入肺循环而造成肺栓塞，应严密观察患者呼吸情况，若发现患者出现胸闷、咳嗽、青紫、呼吸急促或呼吸困难、血氧低，应及时通知医生处理[4]。③疼痛和发热：骨水泥聚合产热还会引起炎性反应，导致患者出现发热和疼痛，发热多为低热，应注意观察体温变化，鼓励患者多饮温开水；疼痛表现为腰部胀痛，可协助患者卧床休息并制动，必要时采取物理治疗及口服止痛药等综合治疗措施[4]。

（6）功能锻炼。术后 6～12 小时患者疼痛大多已缓解，可鼓励患者进行早期功能锻炼。术后 24 小时内，可佩戴腰围下床活动，起床早期要避免突然坐起引起的头晕、心悸等症状。活动时间应根据患者自身的耐受情况决定，不可操之过急，应循序渐进，注意安全，防止滑倒。

3. 健康宣教

（1）出院指导。患者如果出院需远途乘车，最好取侧卧位，若条件限制只能坐位，必须佩戴腰围。床垫最好要硬板床，坐起前先佩戴腰围再下床活动，恢复期禁止拿重物及弯腰。定期复查。

（2）饮食与休息。出院后患者主要是加强骨质疏松的治疗和适当活动，除了药物治疗，饮食上应以富含膳食纤维、钙、磷的食物为主，如粗芹、鲜笋、豆制品、虾米、牛奶等，适当增加户外活动与日晒时间[5]。

【参考文献】

[1] 李乐之，路潜．外科护理学［M］．6 版．北京：人民卫生出版社，2017．

[2] 钱兆玲，唐婧，陈勤．经皮椎体成形术后高龄患者的护理分析［J］．国际护理学杂志，2016（2）：206－208．

[3] 张炎珠，王秋红，陈桂霞．经皮椎体成形术治疗骨质疏松性椎体压缩骨折的围术期护理［J］．国际护理学杂志，2015，34（7）：988－989．

[4] 胡婷业，陆玉和，王凯，等．骨质疏松性椎体压缩骨折行 PVP 治疗的护理进展［J］．介入放射学杂志，2018，27（3）：290－293．

[5] 毕春娟，张玲玲，穆玲娟，等．延续性护理在骨质疏松性骨折经皮椎体成形术患者中的应用效果［J］．当代护士，2019，26（28）：58－61．

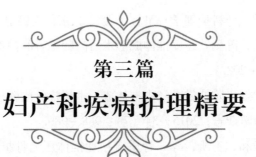

第三篇
妇产科疾病护理精要

第一章　产科疾病护理精要

第一节　妊娠期高血压疾病

【概述】

妊娠期高血压疾病（hypertensive disorders of pregnancy）是妊娠与血压升高并存的一组疾病[1]。

【观察要点】

1. 健康史

了解患者妊娠前既往有无高血压、慢性肾炎、糖尿病等。

2. 身体状况

患者一般在怀孕 20 周后出现血压升高、蛋白尿呈阳性、水肿等。妊娠期高血压疾病可分为：妊娠期高血压、子痫前期、子痫、慢性高血压并发子痫前期以及妊娠合并慢性高血压，不同临床类型的患者所对应的临床症状也有所不同。

（1）血压：注意患者血压情况，是否收缩压≥140mmHg 和（或）舒张压≥90mmHg。首次测量血压偏高者，应休息 1 小时后重新测量，测出的血压值更能体现患者的实际情况。

（2）水肿：观察有无水肿及水肿的程度、范围。水肿可分为四级，水肿局限于踝部及小腿为"＋"，水肿延及大腿为"＋＋"，水肿延及外阴及腹壁为"＋＋＋"，全身水肿或腹水为"＋＋＋＋"[1]。水肿不明显者需每周测量体重；体重一周内增加≥0.5kg 的隐性水肿，也应给予高度重视。

（3）自觉症状：子痫前期分为轻度和重度，除了血压升高、尿蛋白阳性等妊娠期高血压的体征外，患者还可出现头痛、眼花、胸闷、上腹部不适等自觉症状，应多加注意。

（4）抽搐：抽搐与昏迷是妊娠期高血压疾病严重的表现，需特别重视抽搐发作持续时间、间隔时间，患者的精神状态等。同时需提防发作时唇舌咬伤、摔伤、骨折、窒息以及吸入性肺炎等意外创伤的发生。

3. 心理—社会支持状况

患者及家属在产妇疾病初期无明显自觉症状时多不重视，以致后期病情加重时，往往紧张、焦虑甚至感到无助，因此需及时评估患者的状态，及时提供社会支持。

4. 辅助检查

（1）血液检查：包括全血细胞计数、血红蛋白含量、血细胞比容、血浆黏度、血电解质及二氧化碳结合力等，重症者应检测凝血功能。

（2）尿液检查：尿常规检查，尿蛋白定性、定量检查：尿蛋白≥0.3g/24h 提示轻度子痫前期；尿蛋白≥5.0g/24h 提示进入重度子痫前期。

（3）肝肾功能检查：转氨酶、血尿素氮、肌酐及尿酸等。

（4）眼底检查：可见视网膜小动脉痉挛，严重时可出现视网膜剥离，导致视物模糊或失明。

（5）其他检查：视病情而定是否检查心电图、胎盘功能等。

【护理要点】

1. 一般护理

（1）休息：提供舒适安静的病室环境，必要时可置单间，日常集中操作，尽量减少不必要的打扰。嘱患者注意休息，保证充分的睡眠，每日休息不少于 10 小时，多采取左侧卧位。间断给予吸氧，以提高血氧含量。

（2）饮食：保持营养均衡，每日摄入足够的蛋白质（>100g/d）、蔬菜，补充维生素、铁和钙剂，减少脂肪的摄入，如无全身水肿，不必严格限制食盐摄入。

2. 加强母儿监护

每 2～4 小时测血压一次，每日或隔日记录体重变化及出入量，每日或隔日送检尿常规或 24 小时尿生化。了解患者是否有头痛、视力模糊和上腹部不适等症状，发现异常及时报告。督促患者自数胎动，定期监测胎心音，可通过 B 超等方式了解胎儿发育状况和胎盘功能等。

3. 用药护理

硫酸镁为治疗子痫前期和子痫的首选药物，硫酸镁的治疗浓度与中毒浓度较为接近，在使用前及使用过程中，需检查患者有无膝反射、观察尿量每小时不少于 25mL 或每 24 小时不少于 600mL、呼吸不低于 16 次/分等。当出现中毒反应时立即停药并静脉注射 10% 葡萄糖酸钙 10mL 以解毒[1]。

4. 子痫处理

减少一切外来刺激，置患者于单人暗室，专人护理，详细观察并记录抽搐次数、频率，昏迷时间、持续时间，清醒过程。当患者发生子痫抽搐时协助医生控制抽搐，保持呼吸道通畅，防止受伤。观察有无宫缩、宫缩强度及频率，随时做好终止妊娠的准备。产后48 小时内仍可发生子痫，应继续遵医嘱使用硫酸镁 12 ~ 24 小时。

5. 根据母胎情况选择合适分娩方式

分娩过程密切观察产程进展，加强母婴监护，做好抢救的准备。

6. 健康宣教

（1）对于轻度妊娠期高血压患者，饮食上应遵循"三高一低"的准则，即高蛋白、高钙、高钾、低钠饮食。以左侧卧为主，加强胎儿监护，自数胎动，掌握自觉症状，加强产科检查，不适随诊。

（2）对重度妊娠期高血压患者，应教会其识别不适症状及用药后的不适反应。

（3）掌握产后的自我护理方法，加强母乳喂养指导。注意家属的健康教育，使孕妇得到心理和生理的支持。

【参考文献】

［1］谢幸，孔北华，段涛. 妇产科学［M］. 9 版. 北京：人民卫生出版社，2018.

第二节　羊水栓塞

【概述】

羊水栓塞（amniotic fluid embolism，AFE）是分娩过程中羊水突然进入母体血液循环，而引起的急性肺栓塞、过敏性休克、弥散性血管内凝血（DIC）、肾衰竭等一系列病理改变的过程。

【观察要点】

1. 典型羊水栓塞

以骤然出现的低氧血症、低血压（血压与失血量不符合）和凝血功能障碍为特征，也称羊水栓塞三联征。[1]

（1）前驱症状：30%~40%的患者出现非特异性的前驱症状，因此观察产程进展的同时应注意患者的自觉症状。应观察患者有无呼吸急促、胸痛、憋气、寒战、呛咳、头晕、乏力、心慌、恶心、呕吐、麻木、针刺样感觉、焦虑、烦躁和濒死感，胎心减速、胎心基线变异消失等，以便为羊水栓塞提供识别依据。[1]

（2）心肺功能衰竭和休克：在分娩过程中，尤其是刚破膜不久，患者突发呼吸困难和（或）发绀、心动过速、抽搐、昏迷、突发血压和血氧饱和度下降、心电图ST段改变及右心受损和肺底湿啰音等，需要特别警惕。发病急骤者，甚至可能突然惊叫一声陷入昏迷，呼吸循环骤停，于数分钟内猝死。[1]

（3）凝血功能障碍：出现难以控制的全身出血倾向，如大量阴道流血、切口渗血、全身皮肤黏膜出血、针眼渗血、血尿、消化道大出血等，患者可因失血性休克死亡。[1]

（4）急性肾衰竭等脏器受损：观察患者尿量，一般表现为少尿（尿量<400mL/24h）、无尿（尿量<100mL/24h）及尿毒症征象。[1]

以上临床表现有时按顺序出现，有时则表现为多样性和复杂性。[1]

2. 不典型羊水栓塞

部分羊水栓塞患者的症状是非典型的，如表现为血压下降、心律失常、呼吸急促、抽搐、急性胎儿窘迫、心搏骤停、产后出血、凝血功能障碍或部分典型羊水栓塞的前驱症状。发生以上症状而无法解释时，应考虑是否发生羊水栓塞。

【护理要点】

1. 预防羊水栓塞

（1）严格掌握剖宫产指征，预防子宫或产道损伤。

（2）正确掌握缩宫素用法。

（3）严格掌握破膜时间，人工破膜应在宫缩间歇期进行。

（4）中期妊娠引产时，先破膜待羊水放出后再钳刮。

2. 急救护理

（1）吸氧：患者取半卧位，高浓度给氧，必要时行气管插管或气管切开。

（2）配合医生进行抗过敏、解痉挛、抗休克、纠正酸中毒、纠正心力衰竭、纠正凝血功能障碍等的治疗。

3. 产科处理

原则是先抢救，待好转后再处理产科情况。若羊水栓塞发生在胎儿娩出前者，抢救孕妇的同时应迅速结束分娩，阴道助产或短时内行剖宫产术，做好新生儿窒息的复苏准备。子宫切除不是治疗 APE 的必要措施。若产后出血难以控制，危及产妇生命时，快速地切除子宫是必要的。

4. 监测

（1）尽早进行病情监测，必要时行心电监护。严密监测生命体征，观察有无发热、呼吸困难，监测心率、心律及血压，血压不应低于 90mmHg/60mmHg。

（2）关注尿量与出血量。尿量减少应及早补充血容量。若出血不止，做好子宫切除术的术前准备。

（3）关注产程进展，宫缩强度与胎心变化，破膜者观察羊水性状，若出现胎儿窘迫立即通知医生。

（4）有条件时进行呼吸功能的监测、肺动脉导管监测心输出量，进行中心静脉压、肺毛细血管楔压、体循环阻力等的监测。另外，还需包括血气分析、凝血功能、血常规及血生化的动态监测。

5. 心理护理

面对突发情况，医护人员应沉着冷静，有序展开救援工作，对患者做到陪伴、鼓励及支持，增强其自信心。对于家属需及时解释病情，介绍相关知识，讲述注意事项及预后等情况，消除其恐惧心理。

6. 健康宣教

（1）指导产妇加强营养，增强机体抵抗力，预防产褥感染。

（2）产后 42 天复查时，应做肾功能和凝血功能检查。

（3）保留子宫者，做好计划生育指导，计划再生育者嘱其避孕 1 年。

【参考文献】

［1］谢幸，孔北华，段涛．妇产科学［M］．9 版．北京：人民卫生出版社，2018.

第三节　胎儿宫内窘迫

【概述】

胎儿宫内窘迫（fetal distress）是指胎儿在子宫内因急性或慢性缺氧危及其健康和生命的综合症状。急性胎儿宫内窘迫多发生在分娩期；慢性胎儿宫内窘迫常发生在妊娠晚期，在临产后常表现为急性胎儿宫内窘迫[1]。

【观察要点】

1. 急性胎儿宫内窘迫

主要发生在分娩期，多因脐带血液循环障碍、子宫胎盘血运受阻、胎盘功能低下、母体血氧含量不足、宫缩过强、产程延长及休克等引起。

（1）产时胎心率：产时胎心率异常是胎儿窘迫的重要征象。缺氧早期，胎心率增快，>160 次/分；缺氧严重时胎心率减慢，<110 次/分；若胎心率 <100 次/分，提示胎儿危险，随时可能死亡[2]。

（2）羊水胎粪污染：羊水污染可分 3 度：Ⅰ度浅绿色；Ⅱ度深绿色或黄绿色；Ⅲ度棕黄色，稠厚[2]。羊水胎粪污染时，应给予持续电子胎心监护，若胎心监护正常，可不进行特殊护理；若胎心监护异常，需考虑胎儿宫内缺氧，可能引起胎粪吸入综合征，造成胎儿不良结局，应及早娩出胎儿。

（3）胎动：胎动次数的多少、快慢强弱能反映胎儿的安危，正常情况下一小时胎动应不少于 3~5 次。缺氧初期，胎儿宫内活动可增加，随着宫内缺氧越来越严重，胎动会逐渐减弱，次数也会减少，甚至停止。若仅是胎动频繁不属于胎动异常。

（4）酸中毒：采集胎儿头皮血进行血气分析，若 $pH < 7.2$，$PO_2 < 10mmHg$，$PaCO_2 > 60mmHg$，提示酸中毒。

2. 慢性胎儿宫内窘迫

主要发生在妊娠晚期，常延续至临产并加重。多因妊娠期高血压疾病、慢性肾炎、糖尿病等所致。

（1）胎动：临床常见胎动消失 24 小时后胎心消失。若胎动计数 >30 次/12 小时，为正常；若 <20 次/12 小时，为偏少；当胎动计数 <10 次/12 小时或逐日减少 50%，为胎儿

缺氧的重要表现。

（2）产前电子胎心监护：行 20 分钟胎心监护，若 20 分钟内胎儿胎动 < 2 次，胎心率存在加速变异但振幅 < 15 次/分，持续时间 < 15 秒，提示有胎儿缺氧可能。

（3）综合胎监及胎儿超声检查所示某些生理活动从有无应激试验、胎儿呼吸运动、胎动、胎儿张力及羊水最大暗区垂直深度方面进行胎儿生物物理评分，结果 ≤ 4 分提示缺氧，5 ~ 6 分为可疑缺氧。

（4）胎儿多普勒超声：胎儿多普勒超声血流异常。

【护理要点】

1. 孕妇吸氧及胎心监护

孕妇左侧卧位，间断吸氧。缓解宫缩，停止滴注缩宫素。严密监测胎心变化，一般每 10 分钟听 1 次胎心音，必要时持续胎心监护，注意有无异常胎心基线图。

2. 做好术前准备

宫口未开全或短时间内不能经阴道分娩者，应迅速为孕妇做好术前准备；若宫口开全、胎头双顶径已达坐骨棘平面或以下，可行助产术，尽早协助胎儿娩出。

3. 做好新生儿抢救和复苏准备

若羊水污染，应在胎头娩出后立即清理呼吸道；如活力稍差或无自主呼吸者，应立即正压通气给氧，必要时行气管插管；胎儿娩出后留取脐动脉血行血气分析，以判断新生儿的氧合及酸碱平衡情况。

4. 心理疏导

胎儿宫内窘迫，会造成孕妇一定的心理压力及消极情绪，在快且准的操作同时应注意向孕妇解释操作目的，取得配合，操作前后及时告知实际情况和预期结果，做好心理安抚，协助消除其负面情绪。

5. 健康宣教

（1）向孕妇及家属介绍围生期保健知识，指导患妊娠期高血压疾病、心脏病、糖尿病的高危孕妇增加产前检查次数，酌情提前住院待产。

（2）指导孕妇学会胎动计数，凡胎动 < 10 次/12 小时，或逐日下降 50% 而不能恢复者，及时到医院检查，早期发现胎儿窘迫，及时处理。

【参考文献】

[1] 谢幸，孔北华，段涛. 妇产科学［M］. 9 版. 北京：人民卫生出版社，2018.

[2] 魏碧蓉. 助产学［M］. 2 版. 北京：人民卫生出版社，2019.

第四节　胎膜早破

【概述】

临产前胎膜自然破裂，称为胎膜早破（premature rupture of membranes）。孕周≥37 周发生者称足月胎膜早破；<37 周发生者称未足月胎膜早破[1]。

【观察要点】

1. 健康史

询问孕妇破膜时间，观察羊水气味、颜色、量。若羊水有异味，提示生殖道感染；若羊水浑浊，应考虑是否为胎儿宫内窘迫。确认妊娠周数、有无宫缩及感染等。

2. 体征

阴检时触不到羊膜囊，上推胎先露时流液增多。

3. 辅助检查

（1）窥器检查：见液体自宫颈口内流出或后穹窿有液池形成。

（2）阴道液 pH 值测定：正常妊娠阴道液 pH 值为 3.8 ～4.5，羊水 pH 值为 7.1 ～7.3。若阴道液 pH 值≥6.5，提示胎膜早破。若阴道液被血液、尿液、宫颈黏液、精液及细菌污染可出现假阳性[1]。

（3）超声检查：发现羊水量较破膜前减少，可协助诊断。

（4）阴道液涂片检查：阴道后穹窿积液涂片见羊齿植物状结晶。

【护理要点】

1. 生活护理

（1）胎先露部未衔接者应绝对卧床休息，采取侧卧位为宜，以防脐带脱垂，告知患者卧床的重要性，以取得配合。

（2）加强巡视，及时满足孕妇需求，协助孕妇做好生活护理，如洗漱、进食、穿脱衣服等。

（3）每日吸氧2次，每次30分钟。

2. 防感染

（1）每日测量体温不少于4次，若体温＞37.3℃，应注意是否发生感染。监测心率、宫缩、羊水性状和血常规化验等结果，了解有无感染的征象。

（2）保持外阴清洁，减少非必要的阴检。

（3）于外阴处放置吸水性好的消毒会阴垫，叮嘱患者2～3小时更换一次，保持会阴部的干洁，每日用消毒棉球或用棉签蘸取碘伏消毒液进行2次会阴抹洗，并垫上消毒巾。

（4）胎膜破裂超过12小时，仍未进入产程的孕妇，可遵医嘱静脉滴注缩宫素引产，同时根据抽血结果或常规给予抗生素防感染。

3. 防止脐带脱垂

（1）嘱孕妇破膜后卧床休息，必要时抬高臀部。

（2）一旦发生脐带脱垂，给孕妇吸氧，抬高臀部。宫口未开全者做好备皮、抽交叉配血、留置尿管等剖宫产准备，通知新生儿科医生做好新生儿窒息抢救准备；宫口开全者行助产术，争取数分钟内娩出胎儿。

4. 心理护理

可与孕妇及家属说明病情并共同决定治疗方案、分娩方式等，减轻孕妇及家属的顾虑。

5. 健康宣教

（1）指导患者定期测量体温，注意观察阴道流液性状；保持会阴清洁，便后及时擦洗，使用会阴垫应2～3小时进行更换。

（2）嘱孕妇妊娠晚期禁止性生活，妊娠晚期不宜过劳，避免腹压突然增加。

（3）积极预防与治疗下生殖器感染。

（4）补充维生素、锌、铜、钙，可吃鸡蛋、牛奶、虾米、新鲜水果和蔬菜等。

【参考文献】

［1］谢幸，孔北华，段涛．妇产科学［M］．9版．北京：人民卫生出版社，2018.

第五节　产后出血

【概述】

产后出血（postpartum hemorrhage）是指阴道分娩者胎儿娩出后 24 小时内出血量≥ 500mL，剖宫产者出血量≥1 000mL[1]。

【观察要点】

产后出血的原因包括子宫收缩乏力；软产道裂伤；胎盘因素，如胎盘滞留、胎盘粘连、胎盘/胎膜残留；凝血功能障碍。这四个原因可以同时存在，相互也存在着一定关联。

1. 阴道流血

（1）子宫收缩乏力：出血发生在胎盘娩出之后，呈阵发性，暗红或鲜红色，混有血块。

（2）软产道裂伤：胎儿娩出后，立刻见阴道持续流血，血呈鲜红色，可自凝。如果产妇阴道流血不多而失血表现明显，同时有阴道疼痛感，可能是隐匿性软产道损伤，如阴道血肿。

（3）胎盘因素：胎儿娩出后胎盘娩出前，发生间断阴道流血且量较多，呈暗红色，多为胎盘因素引起。胎盘娩出后阴道间歇性流出较多暗红色血，有凝血块的多为子宫收缩乏力或胎盘、胎膜残留。

（4）凝血功能障碍：胎儿或胎盘娩出后持续性阴道流血，血液不凝固同时伴有全身不同部位出血。

2. 休克表现

其轻重与出血量、出血速度、产妇自身机体反应及全身情况有关。产妇可有眩晕、口渴、烦躁不安，随之出现面色苍白、皮肤湿冷、脉搏细速等表现。

【护理要点】

1. 加强产前保健

及早发现妊娠期高血压、前置胎盘、子宫肌瘤等妊娠合并症或并发症。对产后出血高危人群，如肝炎、血液病、多胎妊娠、羊水过多、巨大胎儿的孕妇提倡早入院，早干预。

2. 三级急救处理

（1）产后 2 小时出血量≥400mL，且出血尚未得到控制，启动一级急救方案，迅速建立两条静脉通道、低流量吸氧、予心电监护实时监测生命体征、留置尿管监测尿量、软产道检查、予抽交叉配血，通知上级医护人员，医护协同合作积极分析，以找出出血原因并处理。

（2）若出血持续增多，达到 500～1 500mL 时，启动二级急救处理，通知麻醉医生行中心静脉置管。及时扩容，抗休克治疗。找出出血原因，并针对原因及时止血。

（3）当出血量≥1 500mL 时，及时启动三级急救方案，联合多学科医护进行抢救，必要时予子宫动脉栓塞或子宫切除。

3. 对症治疗

在胎儿及胎盘娩出后及时了解产妇的宫缩情况，注意第三产程的时间，胎盘娩出后留意是否完整，及时检查产道情况，在产检及待产时了解其凝血功能情况。

（1）子宫收缩乏力：按摩子宫刺激子宫收缩，应用缩宫素、麦角新碱等宫缩剂。手术治疗包括宫腔填塞纱条、结扎盆腔血管、经导管动脉栓塞术等，以上方法抢救无效时，为挽救生命应立即行子宫切除术。

（2）软产道裂伤：按解剖关系准确缝合直至彻底止血，软产道血肿应切开清除积血、彻底止血缝合。

（3）胎盘因素：胎盘粘连行人工剥离胎盘术；胎盘、胎膜残留者，应徒手清理或予清宫术；胎盘植入者，根据出血情况选择保守治疗或采用子宫全/次全切除术。

（4）凝血功能障碍：积极止血，治疗原发病，补充相应的凝血因子，如输入新鲜冰冻血浆、血小板等。

4. 健康宣教

（1）重视孕期检查。告知定期产检的重要性，若不宜继续妊娠，应尽早终止妊娠；对可能发生产后出血的高危孕妇做好救治和转诊准备。

（2）指导产妇产后密切观察子宫复旧及恶露情况，警惕晚期产后出血和产褥感染的发生；明确产后复查的时间、目的和意义，使产妇按时接受检查，以便及时发现问题，及时处理，尽快助其恢复健康。

【参考文献】

［1］谢幸，孔北华，段涛．妇产科学［M］．9 版．北京：人民卫生出版社，2018.

第六节　产褥期

【概述】

从胎盘娩出至产妇全身各器官（除乳腺外）恢复至正常未孕状态所需的一段时期，称产褥期（puerperium），通常为 6 周[1]。

【观察要点】

1. 一般情况

监测患者生命体征。

（1）体温：产后的体温多正常（36.0℃ ~ 37.2℃）。若产妇体能消耗过多，体温可在产后 24 小时内升高，一般不超过 38℃。产后 3 ~ 4 日因乳房血管、淋巴管极度充盈，生理性涨奶，可出现 37.8℃ ~ 39℃ 发热，为泌乳热，一般持续 4 ~ 16 小时后可恢复至正常体温，不属病态。

（2）脉搏：由于胎盘血液循环停止和卧床休息等因素，产妇产后脉搏略缓慢，一般为60 ~ 70 次/分，于产后一周恢复正常。

（3）呼吸：产妇产后腹压降低，膈肌下降，妊娠期的胸式呼吸变为腹式呼吸，呼吸深慢，一般为 14 ~ 16 次/分。

（4）血压：正常产妇血压无明显变化。妊娠期高血压疾病产妇，产后仍应监测血压，预防产后子痫的发生。

2. 生殖系统

密切观察产妇子宫收缩、恶露及会阴伤口等情况，若产后排除如膀胱充盈等外在影响因素，宫底高至脐上，应警惕宫腔内积血。每日观察恶露的量、颜色、气味。阴道分娩者观察会阴伤口愈合情况，阴道分娩者于产后 3 天内可出现会阴部水肿、疼痛。

3. 排泄

评估膀胱充盈程度，阴道分娩的产妇应嘱咐有尿意随时排尿，无法自解小便者应视情况予间歇导尿，防止膀胱充盈影响子宫收缩致产后出血。另外，需留意产妇产后排便情况，防止便秘的发生。

4. 乳房

评估有无乳头平坦、内陷及乳头皲裂。通过评估两次喂奶之间婴儿是否满足、安静，了解乳量是否充足。

5. 心理

产妇产后抑郁常表现为易哭、易激惹、忧虑、不安，有时喜怒无常，一般 2～3 日后消失，有时可持续 10 日[2]。

【护理要点】

1. 一般护理

（1）环境：为产妇提供安静整洁的环境，调好室内的温湿度（温度 18℃～20℃，湿度 50%～60%），保持室内光线充足，定时通风换气，保持床单位整洁。

（2）生命体征：每日为产妇测量生命体征至少 2 次，保证产妇足够的休息。

（3）运动：鼓励产妇在产后 24 小时下床活动，预防下肢深静脉血栓。

（4）保持大小便通畅：鼓励产妇尽早排尿。产后首次排尿控制在 4 小时内，若产妇无法自解小便，首先要了解引起排尿困难的因素，做好心理护理，解除产妇顾虑。无身体不适的情况下，鼓励产妇坐起排尿，必要时行导尿。排尿后需评估尿量，若偏少，需评估膀胱充盈情况，防止尿潴留。鼓励产妇多吃含纤维素的食物，及早下床活动预防便秘。

2. 专科护理

（1）观察产妇子宫复旧及恶露：每日在同一时间手测子宫底高度，了解子宫复旧情况，如果子宫收缩欠佳，应告知产妇及时排空膀胱、按摩子宫，并给予缩宫素促进子宫收缩防止出血。若恶露有异味，提示有感染的风险，需配合做好血及组织培养、及时应用抗生素。

（2）预防感染：会阴抹洗每日两至三次，擦洗的原则为由上到下、从内到外，会阴切口单独擦洗，擦过肛门的棉球和镊子不能重复使用。大便后用水清洗会阴，保持会阴部干洁。

（3）乳房护理：保持乳房清洁，经常按摩乳房。根据产妇自身情况选择母乳喂养、人工喂养或混合喂养。

3. 心理护理

（1）母婴同室，让产妇更多地接触婴儿，参与婴儿的日常生活护理，增进母婴感情。

（2）告知家属日常协助产妇照顾孩子，避免产妇过度劳累，指导家属密切观察产妇的心理变化，及时发现异常，做好心理疏导。

4. 健康宣教

（1）保持合理的饮食和休息，保持心情愉快及乳房卫生。

（2）强调母乳喂养的重要性，对产妇进行母乳喂养知识和技能的评估，如有不足及时进行宣教。

（3）鼓励上班母亲在家属协助下坚持母乳喂养，可于上班前将乳汁挤出存于冰箱，婴儿需要时由他人哺喂，下班后及节假日坚持母乳喂养。

（4）产妇在生活中要特别注意摄取足够的水分和营养，合理安排工作与休息时间。

（5）告知产妇及其家属遇到喂养问题时的咨询方法（如医院的热线电话，保健人员、社区支持组织的具体联系方法和人员等）。

【参考文献】

［1］谢幸，孔北华，段涛. 妇产科学［M］. 9 版. 北京：人民卫生出版社，2018.

第二章　妇科专科疾病护理精要

第一节　异位妊娠

【概述】

异位妊娠（ectopic pregnancy）是指受精卵在子宫体腔外着床发育，习称宫外孕（extrauterine pregnancy）[1]。异位妊娠和宫外孕两者的含义稍有区别。异位妊娠以输卵管妊娠为最常见（占95%），少见的还有卵巢妊娠、腹腔妊娠、宫颈妊娠及阔韧带妊娠[1]。宫外孕仅指子宫以外的妊娠，而宫颈妊娠、宫角妊娠不属于宫外孕[2]。

【观察要点】

1. 健康情况

（1）月经史：评估末次月经时间以及月经周期。

（2）停经时长：多数患者停经6～8周以后出现不规则阴道流血，但有20%～30%的患者因月经仅过期几天或将不规则阴道流血误认为是月经[2]。

（3）既往史：有无异位妊娠保守治疗病史以及手术史。

2. 全身情况

（1）一般情况：由于腹腔内急性出血及剧烈腹痛，休克时体温略低，腹腔内血液吸收时体温略升高，但不超过38℃[1]。当腹腔出血较多时，可出现面色苍白、四肢湿冷、脉搏快而细弱、心率增快和血压下降等休克表现。

（2）腹痛：是输卵管妊娠患者就诊的主要症状[2]。输卵管妊娠未发生流产或破裂前，常表现为一侧下腹隐痛或酸胀感。输卵管妊娠流产或破裂时，患者突感一侧下腹部撕裂样疼痛，常伴恶心、呕吐。若血液局限于病变区，主要表现为下腹部疼痛；当血液积聚于直肠子宫陷凹，可出现肛门坠胀感；随着血液由下腹部流向全腹部，疼痛遍及全腹，血液刺激膈肌，可引起肩胛部放射性疼痛及胸部疼痛[2]。腹痛可出现于阴道流血前或后，也可与阴道流血同时发生[2]。

（3）阴道流血：胚胎死亡后，常有不规则阴道流血，呈暗红色或深褐色[2]。

3. 局部情况

评估腹部包块情况。包块较大或位置较高者，腹部可扪及[1]。

4. 心理状况

了解患者对疾病的认知程度，有无焦虑、紧张情绪。

【护理要点】

1. 非手术治疗

（1）营养支持：纠正贫血，同时加强营养，劳逸结合，注意休息，增强抵抗力。

（2）活动：卧床患者要经常抬高双下肢，行踝、肘关节屈曲伸展和旋转运动。

（3）重视患者主诉：若患者出现腹痛、腹胀加剧、肛门坠胀感明显，要嘱患者卧床休息，禁止做增加腹压的活动，禁止用力按压腹部，以防发生内出血。妇科检查时动作要轻柔，勿用力挤压，避免异位妊娠破裂而发生内出血。若患者发生严重内出血合并休克症状，积极配合医生纠正休克、补充血容量，在开放静脉通道的同时进行交叉配血，做好输血输液的准备，严密监测患者生命体征，并按急诊手术要求立即做好术前准备。

（4）化学药物治疗护理：化疗一般采取全身用药，也可采取局部用药。常用药物有甲氨蝶呤。在用药期间，应用 B 超和血清 β - HCG 进行严密监测，对恶心、呕吐严重的患者，建议家属在饮食的色、香、味、性质上调配好，增加患者的食欲。必要时予甲氧氯普胺等止吐剂。呕吐后及时漱口，可使用生理盐水等消除口腔异味，减少呕吐次数。

2. 手术治疗

（1）观察病情变化：全麻术后严密监测体温、血压、脉搏、呼吸、意识、尿量。如有异常情况，应立即通知医生，并协助处理。

（2）引流管的管理：保持各种管道（如胃管、引流管、尿管）固定通畅以及引流有效，观察引流液颜色、性状和量，并实时记录。若引流出鲜红血性液体且量少时，可继续观察，量多时应警惕活动性内出血的可能，应通知医生处理。若短时间内引流出大量鲜血，应立刻通知医生处理；若发现引流液突然减少，患者伴有腹胀、发热，应及时检查管腔有无堵塞或引流管是否滑脱。

（3）通过静脉补液和药物治疗维持水、电解质和酸碱平衡。

（4）术后并发症的预防与处理措施：①恶心呕吐：发生呕吐时，协助患者头偏向一侧，及时清除呕吐物；使用镇痛泵者，暂停使用；予中医护理技术或者遵医嘱给予止吐、镇静及解痉药物。②疼痛：如为切口疼痛，观察患者疼痛的时间、部位、性质和规律；鼓励患者表达疼痛的感受，简单解释切口疼痛的规律；尽可能满足患者对舒适的需要，如协助变换体位，减少压迫等；大手术后1～2日内，遵医嘱使用镇痛、镇静药物。如为非切口疼痛，根据患者的身体状况，循序渐进地指导其开展功能活动；若因疼痛无法完成，及时终止该活动并采取镇痛措施。③切口裂开：（a）预防措施：术后使用腹带适当加压包扎切口；及时处理和消除慢性腹内压增高的因素。（b）处理措施：一旦发生大出血，立即平卧，稳定患者情绪，避免惊慌，告知患者勿咳嗽和进食进饮；凡肠管脱出者，切勿将其直接回纳至腹腔，以免引起腹腔感染，用无菌生理盐水纱布覆盖切口，用腹带轻轻包扎，并报告医生，立即送往手术室重新缝合。④术后出血：术后6小时内严密观察患者生命体征变化及手术切口。术后可通过血压、脉搏、尿量、引流液等情况进行评估。如切口敷料被血液渗湿，应打开敷料检查切口以明确出血状况和原因，注意观察引流液的性状、量和颜色变化，少量出血时，一般经更换切口敷料、加压包扎或全身使用止血剂即可止血；出血量大时，应加快输液速度，遵医嘱输血或血浆，做好再次手术止血的准备。未放置引流管者，评估有无低血容量性休克的早期表现，特别是在输入足够的液体和血液后，休克征象仍未改善，甚至加重，或好转后又恶化，都提示有术后出血，应立即通知医生，协助医生处理。⑤腹胀：评估肠蠕动恢复情况。协助患者多翻身，早期下床活动，遵医嘱使用促进肠蠕动的药物、肛管排气或者高渗溶液低压灌肠等，必要时行胃肠减压。⑥尿潴留：稳定患者情绪，采用诱导排尿法，如变换体位、下腹部热敷或听流水声等。遵医嘱采用药物或者中医护理技术治疗。上述措施无效时，在无菌操作下导尿，尿潴留时间过长或者导尿时尿量超过500mL者，留置导尿管1～2日。⑦肺炎：保持病室适宜温度（18℃～22℃）、湿度（50%～60%），术后卧床期间鼓励患者每小时做深呼吸5～10次，协助其翻身、叩背。教会患者保护切口和有效咳嗽、咳痰的方法，即用双手按在切口两侧，在数次短暂的轻微咳嗽后，再深吸气用力咳痰，并作间断深呼吸。痰液黏稠者予以雾化吸入，遵医嘱使用抗生素和祛痰药物。

（5）保持床单位整洁，落实皮肤、口腔护理。

（6）心理护理：①简洁明了地向患者及家属讲解手术的必要性，并以亲切的态度和切实的行动取得患者和家属的信任。②保持安静、有序的病房环境，减少和消除患者紧张、恐惧的心理。③鼓励表达内心的感受，并耐心地解答患者所提出的问题。④可交替使用看电视、听音乐、看书等分散注意力的放松技术，减轻患者焦虑对生理的影响。⑤避免患者与其他焦虑患者接触，以减少感官刺激。

3. 健康宣教

（1）教育患者保持良好的卫生习惯，同时注意洁身自好，抵制不良性行为。

（2）积极彻底治疗盆腔炎，以免延误病情。

（3）指导正确的避孕方法。

（4）既往有异位妊娠病史者，再次发生异位妊娠的可能性增加，需告诫患者，下次妊娠时要及时就诊，不宜轻易终止妊娠。同时，对还有生育要求的患者，应定期门诊随访。

【参考文献】

［1］谢幸，孔北华，段涛．妇产科学［M］．9 版．北京：人民卫生出版社，2018.

［2］郑修霞，安力彬，陆虹．妇产科护理学［M］．6 版．北京：人民卫生出版社，2017.

第二节　子宫内膜息肉

【概述】

子宫内膜息肉（endometrial polyp）是子宫局部内膜过度生长所致，数量可单个或多个，直径从数毫米到数厘米，可分无蒂或有蒂[1]。息肉由子宫内膜腺体、间质和血管组成[1]。

【观察要点】

1. 身体情况

了解患者月经周期、月经量、有无月经间期出血或不规则出血。了解患者有无高血压、肥胖、糖尿病、乳腺癌术后长期应用他莫昔芬[1]等病史。

2. 心理状况

了解患者对疾病的认知程度，有无焦虑、紧张情绪。

【护理要点】

1. 保守治疗

由于大多数息肉是不会恶变的，因此可采取不加干预的期待疗法。

2. 手术治疗

（1）术前护理：①心理护理：讲解宫腔镜手术的过程，告知宫腔镜是一种安全、有效、创伤小、恢复快的手术方法，消除其紧张情绪，以取得患者的配合。②饮食指导：术前一晚指导进易消化饮食，术前6～8小时禁食，4小时禁饮。③阴道准备：术前三日行阴道冲洗，术前用碘伏棉球消毒阴道。④睡眠指导：提供安静的休息环境，使患者保持平稳的精神状态，必要时给予镇静安眠药。⑤监测生命体征：术前一日测量体温、脉搏、呼吸，术日加测血压，如有异常应及时报告。

（2）术后护理：①手术后返回病房监测生命体征一次，如有异常，继续跟踪监测。②饮食护理：静脉麻醉术后2～3小时，患者清醒后可进食清淡易消化的普食，如出现恶心、呕吐，可暂缓进食。③指导患者术后定时翻身，由床上活动（如翻身、屈腿运动及踝关节运动）逐步过渡到下床活动，同时注意预防跌倒。④保持外阴清洁，每天抹洗会阴2次。⑤注意观察术后排尿情况。如有排尿困难，及时处理，避免因膀胱充盈而影响子宫收缩导致增加阴道流血。⑥术后并发症的观察。（a）腹痛：进行疼痛NRS评分，大于3分者，给予护理干预，如指导卧床休息，尽可能满足患者对舒适的需要，分散注意力，根据病情给予热敷等措施。（b）阴道流血：阴道流血一般少于月经量，呈鲜红色或者暗红色，无血块无异味。如有异常报告医生，协助处理。（c）子宫穿孔：观察患者有无下腹突发性疼痛、短时间内阴道大量出血等症状，警惕子宫穿孔。（d）过度水化综合征：如患者出现急性肺水肿、脑水肿、心肺功能衰竭等症状，立即给予吸氧以及心电监护，并通知医生，减慢补液速度，限制入液量[1]。

3. 健康宣教

（1）保持外阴清洁：在保证个人卫生清洁的同时，也要重视夫妻生活的卫生，以免引起感染。

（2）术后2周内禁止性生活及盆浴[2]。

（3）注意饮食：避免进食生冷、辛辣、腥等刺激性食物。

（4）定期复查：应在术后3个月、6～12个月各复查一次。

（5）日常保健：勤晒被褥，穿棉质、宽松的内裤并勤洗勤换等。

（6）手术后1～2周为脱痂出血期，出血量会有所增加。如果只有少量阴道流血则不必处理，一般4～6天可自行停止。如果持续大量出血，颜色变黑，有异味，或伴有腹痛等不适，则可能是宫颈或子宫损伤、感染等引起，应尽早就医。

【参考文献】

［1］谢幸，孔北华，段涛．妇产科学［M］．9 版．北京：人民卫生出版社，2018.

［2］郑修霞，安力彬，陆虹．妇产科护理学［M］．6 版．北京：人民卫生出版社，2017.

第三节　子宫肌瘤

【概述】

子宫肌瘤（uterine myoma）是女性生殖器最常见的良性肿瘤，由平滑肌及结缔组织组成[1]。

【观察要点】

1. 健康情况

（1）月经史：末次月经时间以及月经周期。

（2）用药治疗情况：是否长期使用性激素，曾接受的治疗经过、疗效及用药后机体反应。

（3）既往史：有无子宫肌瘤病史、生育史、是否有因子宫肌瘤所致的不孕史或自然流产史[2]。

2. 全身情况

（1）大多数患者无症状或没有自觉症状，仅在妇检时偶然发现。

（2）压迫症状：当肌瘤大到能于腹部扪及包块时，患者会有"压迫"感，尤其是浆膜下肌瘤患者可在下腹部扪及包块，清晨膀胱充盈时尤为显著[2]。肌瘤长大向前方突起压迫膀胱可致排尿困难、尿潴留，向后方突起压迫直肠可致排便困难[2]。

（3）月经改变：经量增多及经期延长是子宫肌瘤最常见的症状。患者因长期月经量过多导致继发性贫血，并伴有倦怠、虚弱和嗜睡等症状[2]。

（4）营养情况：评估有无贫血、消瘦、低蛋白血症等。

3. 局部情况

评估腹部肿块情况。肌瘤较小时在腹部摸不到肿块，当肌瘤逐渐增大致使子宫超过 3 个月妊娠大小时，可于下腹正中扪及肿块，实性、可活动、无压痛[1]。

【护理要点】

1. 手术治疗

（1）术前护理：①心理护理：通过连续性护理活动与患者建立良好的护患关系，讲解有关疾病知识，纠正其错误认识。使患者确信子宫肌瘤属于良性肿瘤，并非恶性肿瘤的先兆，消除其不必要的顾虑，增强康复信心。为其提供表达内心感受和期望的机会与环境。②术前健康指导：指导患者进行踝泵运动、减轻非切口性疼痛的术后康复操、"下床活动四步曲"训练，以及戒烟戒酒、练习深呼吸、有效咳嗽、床上大小便等。③常规准备：术前 1 日遵医嘱完成抗生素皮试、备皮、交叉配血、洗头、沐浴以及取下私人饰品等准备。④阴道准备：术前 3 日每日予阴道冲洗，每天 1 次，共 3 次，手术当天须再次冲洗阴道，冲洗后拭干。无性生活史者无须冲洗。⑤肠道准备：指导术前晚半流质饮食，术前 8 小时禁食，4 小时禁饮。术前 1 天给予泻药口服，以达到促进排便、清洁肠道的目的。

（2）术后护理：①病情观察：严密观察生命体征，根据不同的麻醉方式进行生命体征监测。②尿管护理：术后应注意保持管道通畅，避免受压、扭曲、折叠，观察尿量及性质。③疼痛护理：给予患者合适体位，膝下垫软枕；指导其床上翻身技巧，协助使用腹带，以减轻腹部切口疼痛，以防切口裂开。运用"数字评估法"或"面部表情评估量表"评估伤口疼痛的程度、性质及持续时间，必要时予药物治疗，及时评价用药及处理后的效果。④用药情况：肌瘤剔除术的患者术后使用缩宫素止血治疗，促进子宫收缩，并告知患者及其家属下腹隐痛的原因是缩宫素所致，消除其疑虑和紧张情绪。⑤阴道流血：行子宫肌瘤剔除术的患者由于术前子宫肌瘤使子宫的表面积增大、术后子宫壁有创口和损伤，可引起阴道流血。若阴道流血多于月经量伴有血块，应立即通知医生。⑥活动、休息及功能锻炼：麻醉清醒后，鼓励患者活动肢体，每 2 小时翻身、咳嗽、做深呼吸一次，有助于改善循环和促进良好的呼吸功能。积极进行踝泵运动，防止下肢静脉血栓形成。鼓励 24 小时内下床活动。⑦饮食：术后 6 小时后进食全流食物，待肠蠕动恢复，肛门排气后进食清淡易消化半流质食物，再逐渐过渡到普食。

2. 健康宣教

（1）保守治疗者，向患者宣教月经的相关知识，指导其遵医嘱正确使用性激素，指导定期接受妇科检查，提高妇女自我保健意识。

（2）饮食：指导患者多吃水果、蔬菜，保持大便通畅。有贫血者可适量进食动物肝脏、枣类等食物。

（3）活动：术后建议休息 4 ~ 6 周，复查后根据个人情况可逐渐恢复日常锻炼。6 个月内避免搬运 5 公斤以上的重物。

（4）切口护理：如有手术切口，伤口结痂前不宜碰水。

（5）个人卫生指导：术后 3 个月内禁止性生活及盆浴，术后建议淋浴。每日可用流动水清洗外阴，尽量穿棉质内裤并每日更换。

（6）居家安全：老年人及贫血者在起床活动、改变体位时动作不宜过快，以防跌倒。

（7）避孕：肌瘤剔除术后有生育要求者，避孕时间根据手术情况决定，一般为 6 ~ 24 个月。

（8）复查：如果阴道流血多于月经量、有异常分泌物等情况，随时就诊。出院后 1 个月到门诊复查，了解术后恢复情况。

【参考文献】

［1］谢幸，孔北华，段涛．妇产科学［M］．9 版．北京：人民卫生出版社，2018.

［2］郑修霞，安力彬，陆虹．妇产科护理学［M］．6 版．北京：人民卫生出版社，2017.

第四节　子宫腺肌病

【概述】

子宫内膜腺体及间质侵入子宫肌层而引起的良性病变，称为子宫腺肌病（adenomyosis）[1]。

【观察要点】

1. 健康情况

（1）月经史：评估是否存在经期延长、经量增多、痛经，痛经与月经的关系，疼痛发生的时间、部位、程度及性质，疼痛时伴随的症状及最能缓解疼痛的体位和方法。

（2）用药治疗情况：有无存在高水平雌孕激素刺激用药史。

（3）既往史：有无子宫内膜异位症、多次妊娠及分娩、人工流产、慢性子宫内膜炎等造成的子宫内膜基底损伤病史[1]。

2. 全身情况

（1）痛经：其特点为继发性痛经且进行性加重。疼痛的部位多为下腹深部和腰骶部，并可向会阴、肛门、大腿放射。常于经前 1 周开始，直至月经后结束[1]。

（2）月经失调：可表现为经量过多、经期延长、月经淋漓不尽或经前期点滴出血。月经过多主要与子宫内膜面积增加、子宫肌层纤维增生使子宫肌层收缩不良、子宫内膜增生等因素有关，可表现为连续数个月经周期中月经期出血量多，一般大于 80mL[1]。

（3）营养情况：评估有无贫血、消瘦、低蛋白血症等。

3. 局部情况

子宫肿块情况。子宫常呈均匀性增大，一般不超过 12 周妊娠子宫大小，或因局限性生长形成结节或者团块，质硬且有压痛，经期压痛更甚。无症状者与子宫肌瘤不易鉴别[1]。

【护理要点】

1. 手术治疗

（1）手术前准备：①心理支持：提供患者表达内心顾虑、感受和期望的机会与环境，减轻其无助感。讲解有关疾病知识，告知手术重要性，并告知治疗注意事项，消除其不必要的顾虑，增强康复信心。及时监测心理动态和行为，可为情绪和行为障碍患者提供适当护理措施。②皮肤准备：术前使用脱毛的方式进行备皮，范围是上自剑突下，下至两大腿上 1/3 处及外阴部，两侧至腋中线。[2]③个人准备：告知患者将手机等贵重物品交予家属保管，术前 1 日完成沐浴更衣等个人卫生清洁。④肠道准备：指导术前晚半流质饮食，术前 8 小时禁食，4 小时禁饮。术前 1 天给予泻药口服，并观察记录排便情况。⑤阴道准备：术前 3 日每日予阴道冲洗，每天 1 次，共 3 次，手术当天须再次冲洗阴道，冲洗后拭干。⑥休息与睡眠：提供安静、舒适、有助于保证患者获得充分休息与睡眠的环境，减轻其焦虑程度。

（2）术后护理：①术后 6 小时内监测生命体征。②尿管护理：行腺肌瘤病灶切除术者会出现少量的阴道流血，每日会阴抹洗 2 次，保持会阴部清洁。③伤口护理：观察伤口敷料是否干洁，有无渗血、渗液，有无伤口疼痛。④疼痛护理：患者在麻醉作用消失后，会感到伤口疼痛，通常手术后 24 小时内最为明显。为此，需根据患者的具体情况，及时给予止痛处理，以保证患者在舒适状态下配合完成治疗工作。⑤肛门排气：此为腹部手术患者术后关注的重点环节之一。一般情况下肠蠕动于术后 12 ~ 24 小时开始恢复，此时可闻及肠鸣音。⑥活动：鼓励术后 24 小时内离床活动。术后早期下床活动可改善胃肠功能，预防或减轻腹胀。指导适当活动，积极进行功能锻炼。⑦饮食：术后 6 小时后进食全流质食物，待肠蠕动恢复，患者肛门排气后进食清淡易消化半流质食物，再逐渐过渡到普食。

根据饮食种类不同摄入高蛋白、高维生素食物，如鱼汤、骨头汤、菜粥等。⑧心理护理：提供健康信息，积极答疑、解惑，满足患者特殊心理需求，促进与患者之间情感交流。

2. 健康宣教

（1）子宫腺肌瘤切除术：少数患者治疗后可有月经周期暂时改变或经量增多，痛经加重，随着病灶的吸收，症状会逐渐改善，治疗后经过一个月经周期后方可恢复性生活。

（2）子宫切除术：3个月内禁止性生活和盆浴。

（3）术后6个月内避免搬运5公斤以上的重物。

（4）饮食上注意摄入高蛋白、高铁、高纤维食物，如蔬菜瓜果、鱼汤、骨头汤、菜粥等，每天摄入水量保证2 000～3 000mL，预防便秘，避免刺激性及生冷食物，避免过度劳累。

（5）保持心情舒畅，必要时转移注意力。

（6）可适当进行有氧运动。养成规律的作息时间，不熬夜。

【参考文献】

［1］谢幸，孔北华，段涛. 妇产科学［M］. 9 版. 北京：人民卫生出版社，2018.

［2］郑修霞，安力彬，陆虹. 妇产科护理学［M］. 6 版. 北京：人民卫生出版社，2017.

第五节　宫颈上皮内瘤变

【概述】

宫颈上皮内瘤变（cervical intraepithelial neoplasia，CIN）是一组与子宫颈浸润癌密切相关的子宫颈病变的统称[1]。其包括宫颈不典型增生和宫颈原位癌，反映了子宫颈癌连续发展的过程。

【观察要点】

1. 健康情况

（1）人乳头瘤病毒（human papilloma virus，HPV）感染：评估是否存在反复的 HPV 生殖道感染。

（2）性生活及分娩情况：评估是否有多个性伴侣、初次性生活是否小于 16 岁、早年分娩、多产等。

（3）高危伴侣：伴侣是否有阴茎癌、前列腺癌，或性伴侣是否曾有患子宫颈癌的高危伴侣。

（4）其他：宫颈上皮内瘤变与吸烟、性传播疾病、经济状况低下和免疫抑制等因素相关。

2. 全身情况

有无特殊症状，偶有阴道排液增多，伴或不伴臭味，也可在性生活或妇科检查后发生接触性出血。

3. 局部情况

查体可见子宫颈可光滑，或仅见局部红斑、白色上皮或子宫颈糜烂样表现，未见显病灶。

【护理要点】

1. 物理治疗

阴道镜检查满意的 CIN Ⅱ可用物理治疗。物理治疗包括激光治疗、冷冻治疗、红外线凝结疗法及微波疗法。治疗后每日清洗外阴两次，保持外阴清洁，在创面尚未愈合期间（4~8 周）禁止盆浴、性交和阴道冲洗。治疗后均会出现阴道分泌物增多，在宫颈创面痂皮脱落前，阴道会有大量黄水流出。术后 1~2 周脱痂时可有少量血水或少许流血，若出血量多，需急诊处理，局部用止血粉或压迫止血。[1]

2. 手术治疗

阴道镜检查不满意的 CIN Ⅱ和所有的 CIN Ⅲ通常采用子宫颈锥切术，包括子宫颈环形电切术（loop electrosurgical excision procedure，LEEP）和冷刀锥切术。术后护理要点包括：

（1）观察患者阴道、流血、流液情况，如阴道出血量达到或者大于月经量，色鲜红，则应及时报告医生。对于分泌物出现异味的情况，则需及时处理。

（2）注重外阴清洁护理，每 4 个小时更换会阴垫，确保会阴的清洁和干燥。

（3）进行饮食指导，指导患者术后多吃水果蔬菜，禁食刺激性食物。

（4）注重心理护理：加强与患者的沟通，告知有关该类手术的目的以及重要性，并告知该类疾病的成功案例，进而增强其治疗信心。

3. 健康宣教

（1）加强妇女的保健意识，使其了解宫颈癌是可以早期发现和治疗的，做好宫颈癌发病高危因素的宣传，鼓励积极治疗宫颈炎，及时诊治宫颈上皮内瘤变。有性生活的妇女定期接受宫颈刮片细胞学检查，建议每 1~2 年普查 1 次，如有异常应做进一步处理。已婚妇女，尤其是绝经前后如有月经异常或者有接触性出血者，应及时就医。[2]

（2）如出现发热、下腹痛、阴道排液增多、浑浊、脓性、有臭味等盆腔炎症状时，应及时就医。[3]

（3）出院时，嘱患者在术后 3 个月内禁止性生活及盆浴。

（4）出院后定期随访，一般在出院后第 1 个月行第 1 次随访，之后 2 年内每间隔 3 个月复查 1 次，3~5 年内每间隔 6 个月复查 1 次，第 6 年开始每年复查 1 次，如出现异常症状应及时就诊。[1]

【参考文献】

［1］安力彬，陆虹．妇产科护理学［M］．6 版．北京：人民卫生出版社，2017．

［2］谢幸，孔北华，段涛．妇产科学［M］．9 版．北京：人民卫生出版社，2018．

［3］WEBSTER K, EADON H, FISHBURN S, et, al. Ectopic pregnancy and miscarriage：diagnosis and initial management：summary of updated NICE guidance［J］．British medical journal，2019，367（8223）：p16283．

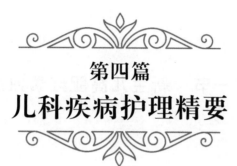

第四篇
儿科疾病护理精要

第一章　新生儿科疾病护理精要

第一节　新生儿高胆红素血症

【概述】

新生儿高胆红素血症（neonatal hyperbilirubinemia），又称为新生儿黄疸[1]，有生理性和病理性之分，是由于胆红素在体内的累积引起皮肤、巩膜等黄染。

【观察要点】

1. 病史及原因

评估患儿的病史，查找引起黄疸的原因。

2. 基本状况与临床症状

根据患儿的胎龄、日龄、临床表现、黄疸出现的时间、发展的速度、程度、持续时间、实验室检查结果，判断黄疸是生理性还是病理性。

【护理要点】

1. 密切观察病情

注意观察患儿皮肤黏膜、巩膜颜色、大小便的色泽变化，根据皮肤黄染的部位和范围[2]，评估进展情况。注意神经系统的表现[2]，一旦出现胆红素脑病的早期表现，如拒食、嗜睡、肌张力减退等，通知医生，并做好抢救准备。

2. 实施光照疗法

照射前调好蓝光箱的温湿度，为患儿戴好眼罩，脱去衣服，用尿布遮盖生殖器，尽量充分暴露皮肤，保证最大化光照面积，禁止在患儿皮肤上涂抹油类或爽身粉等，每2～4

小时测量 1 次体温。加强巡视，检查眼罩是否松开或脱落，严密观察患儿的反应及生命体征，有无腹泻、皮疹等不良反应，如有异常及时通知医生处理。

3. 药物治疗

根据病情遵医嘱给予酶诱导剂、白蛋白等药物治疗，纠正酸中毒，促进胆红素和白蛋白的结合，减少胆红素脑病的发生[2]。

4. 定期监测和评估黄疸情况

每 4~6 小时监测经皮胆红素或血清胆红素值，判断黄疸发展速度。如病情继续发展，血清胆红素达到换血标准，出现水肿或早期胆红素脑病表现时[1]，需进行换血疗法。

5. 减少心脑负担，防止心力衰竭

严格控制输液量及速度，输入高渗性药物时速度宜慢，以免引起血—脑屏障暂时开放，从而使已与血清蛋白联结的胆红素进入到脑组织引起胆红素脑病。如有心衰的表现，遵医嘱正确给予利尿剂和洋地黄类药物，并严密监测用药的反应，遵医嘱随时调整剂量，以防中毒。

6. 健康宣教

（1）患儿出院时，除了评估家长对患儿喂奶、沐浴、保暖等的基本照护技能，并进行针对性指导外，还要教会家长在自然灯光下观察黄疸的进展，如发现患儿重新出现皮肤、黏膜黄染或黄疸加重，应及时就诊。

（2）指导家长选择早晚的温和时间，抱患儿进行日光浴（注意保护眼睛），根据患儿适应能力循序渐进增加日光浴的时长，有利于退黄和增强患儿抵抗力。

（3）对可能留有后遗症者，给予康复指导，并制订出院后随访计划。

【参考文献】

［1］封志纯，王自珍 . 危重新生儿护理［M］. 北京：人民卫生出版社，2019.

［2］崔焱，仰曙芬 . 儿科护理学［M］. 6 版 . 北京：人民卫生出版社，2017.

第二节 新生儿窒息

【概述】

新生儿窒息（asphyxia of newborn），是指胎儿因缺氧发生宫内窘迫，或分娩过程中引起的呼吸、循环障碍，以致出生后 1 分钟内无自主呼吸或未能建立规律性呼吸，而导致低氧血症和混合性酸中毒[1]。

【观察要点】

观察表 4-1 所示的 5 项体征，包括心率、呼吸、肌张力、喉反射及皮肤颜色。

表 4-1 新生儿 Apgar 评分观察内容

体征	0 分	1 分	2 分
心率	无	<100 次/分	>100 次/分
呼吸	无	浅慢，不规则	佳，哭声响亮
肌张力	松弛	四肢稍屈曲	四肢屈曲，活动好
喉反射	无反射	有些动作	咳嗽，恶心
皮肤颜色	青紫或苍白	身体红，四肢青紫	全身粉红

我国诊断新生儿窒息标准：①1 或 5 分钟 Apgar 评分 ≤7 分，未建立有效呼吸；②脐动脉血气 pH <7.15；③排除其他影响 Apgar 评分的病因；④产前具有可能窒息的高危因素。

以上第 1~3 点为必要条件，第 4 点为参考指标。

【护理要点】

1. 复苏

及时复苏，配合医生按照 ABCDE 的复苏程序进行。

（1）A（airway）清理呼吸道：新生儿娩出后，立即放置于辐射抢救台，快速擦干全身，摆好体位，保持头轻度仰伸位，立即清理口鼻腔分泌物。

（2）B（breathing）建立呼吸：轻拍新生儿足底或摩擦背部进行触觉刺激后，如无呼吸或心率<100次/分，立即予复苏囊正压通气，通气的频率为40~60次/分。30秒后再评估，如无规律呼吸或心率<100次/分，行气管插管正压通气[2]。

（3）C（circulation）维持正常循环：气管插管正压通气30秒后[2]，若新生儿心率<60次/分，应同时进行胸外心脏按压。使新生儿仰卧于硬垫上，颈部轻度仰伸，用双拇指法或中示指法，按压胸骨下1/3部位，按压深度为胸廓前后径的1/3，按压频率为120次/分。胸外按压与正压通气的比例为3∶1，即每分钟按压90次，正压通气30次[1]。

（4）D（drugs）药物治疗：快速建立有效静脉通道，保证药物应用，如肾上腺素等。

（5）E（evaluation）评价：复苏过程每30秒钟评价患儿情况，以确定进一步的抢救措施。

复苏后密切监测患儿体温、心率、呼吸、血压、血氧饱和度、肤色、尿量、神经系统症状等，维持内环境稳定。复苏后的新生儿要定时监测血糖，并维持血糖在3.3~4.5mmol/L（60~80mg/dL），防止低血糖性脑损伤。认真做好记录。

2. 温度管理

（1）保温：根据情况因地制宜采用保暖措施，如提高环境温度、辐射保温台、预热包被、袋鼠式保暖等。孕周<28周或体重<1 500g的新生儿，出生后不擦干，从脚趾到肩部放入塑料袋或用保鲜膜包裹，置于辐射保温台，并进行复苏或观察，能显著地改善体温[2]。随时监测体温，维持在36.5℃~37.5℃的中性温度。

（2）避免高体温：缺血时及缺血后的高体温与脑损伤有关[2]。新生儿窒息抢救时应避免暖箱或红外线辐射、抢救台温度设置不当或保暖过度，导致医源性体温过高而增加患儿的耗氧量，甚至导致加重脑出血和脑损伤的危险。

（3）亚低温治疗：窒息复苏后的患儿可使用全身性或选择性头部亚低温，减少脑组织基础代谢，保护和改善脑损伤。此法仅适用于足月患儿。

3. 合理用氧

新生儿因病情需要用氧时，应根据病程严重程度和用氧指征，严格控制用氧浓度和时间。一旦病情稳定，及时停氧，避免发生氧中毒导致的视网膜病变或慢性肺疾病等。

4. 复苏后器官功能监测[2]

复苏后立即做血气分析估计窒息的程度[2]。窒息缺氧会引起多器官损害，应及时对新生儿的脑、心、肺、肾、肝及胃肠等器官功能进行监测，早期干预及治疗，以减少窒息复苏后的死亡率和伤残率。

5. 健康宣教

（1）耐心地向家属解释病情，告知家属目前患儿的情况和可能出现的预后，安抚家属的情绪，取得家属的信任，帮助家长树立信心，促进其角色的转变。

（2）强调定期随访的重要性，及时评估患儿的生长发育情况，对有后遗症的患儿有计划地进行早期干预和康复训练，尽早开始感知刺激和动作训练可促进脑结构和功能代偿，有利于患儿的恢复和减轻后遗症。

【参考文献】

［1］崔焱，仰曙芬. 儿科护理学 ［M］. 6 版. 北京：人民卫生出版社，2017.

［2］张玉侠. 实用新生儿护理学 ［M］. 北京：人民卫生出版社，2015.

第三节　新生儿肺炎

【概述】

新生儿肺炎（neonatal pneumonia），根据不同的病因可分为：新生儿吸入性肺炎和新生儿感染性肺炎。前者又可分为胎粪吸入性肺炎、羊水吸入性肺炎、乳汁吸入性肺炎；后者可发生在产前、产时和产后。

【观察要点】

观察生命体征及意识状态；观察呼吸情况，有无浅促、呼吸不规则，有无出现张口呼吸、吸气呻吟、点头样呼吸、呼吸暂停等；双肺有无呼吸音改变；吸吮奶液时观察有无分泌物导致呼吸不畅；观察有无精神不振、烦躁不安、哭声弱、食欲减退、吸吮弱、拒乳等表现；观察有无呼吸衰竭、心力衰竭、弥漫性血管内凝血、败血症、多脏器功能衰竭等并发症。

【护理要点】

1. 密切观察病情

观察患儿体温、心率、呼吸、血压、血氧饱和度等生命体征；观察口唇及面部有无发绀，有无咳嗽反射，加强巡视，床边备好吸痰吸氧等急救设备。

2. 保持呼吸道通畅

采取侧卧位，头偏向一侧，及时有效清除呼吸道分泌物[1]；分泌物黏稠者，可进行雾化吸入，以湿化气道，稀释痰液，促进分泌物排出。加强呼吸道管理，定时进行翻身、拍背，体位引流[1]。

3. 维持体温稳定

保持室内温度在 24℃ ~ 26℃，相对湿度在 55% ~ 65%。体温过高时予物理降温，体温过低时予加强保暖。遵医嘱正确应用抗生素或抗病毒药物控制感染，并密切观察药物的作用。

4. 合理用氧，维持有效呼吸

根据病情和血氧监测情况，选择不同的给氧方式，如鼻导管、面罩、头罩等，使 PaO_2 维持在 60 ~ 80mmHg[1]；重症并发呼吸衰竭者，应给予无创辅助通气或呼吸机辅助通气。

5. 保证足够的能量和水分

喂养量根据患儿实际情况遵循小量渐增的原则，少量多餐，喂奶时防止窒息。病重者予鼻饲或由静脉补充营养物质和液体[1]。输液勿过多过快，以防心力衰竭、肺水肿。[2]

6. 皮肤护理

保持患儿全身皮肤清洁，加强口腔护理、脐部护理、臀部皮肤护理。

7. 防止交叉感染

严格落实消毒隔离制度，物品一人一用一消毒；接触患儿前后严格执行手卫生，严格无菌操作；严格执行探视制度。

8. 健康宣教

（1）耐心讲解病情，让家长知晓肺炎的治疗和护理，病情转归情况，做好家长的心理护理，取得家长理解和配合。

（2）指导家长了解增强患儿机体抵抗力的方法，注意保暖，根据气温变化增减衣物，避免去人多、通风差的场所，避免接触呼吸道感染的患者。指导家属在家如何观察患儿的精神反应、面色、呼吸，发生呛咳或发绀时的紧急处理方法，如有异常及时就诊，患儿定期保健和预防接种。

【参考文献】

[1] 崔焱，仰曙芬．儿科护理学［M］．6 版．北京：人民卫生出版社，2017.

［2］张玉侠.实用新生儿护理学［M］.北京：人民卫生出版社，2015.

第四节　早产儿

【概述】

早产儿（preterm infant），是指出生时胎龄 < 37 周（ < 259 天）的新生儿[1]，其中出生体重小于 1 500g 为极低出生体重儿，小于 1 000g 为超低出生体重儿。

【观察要点】

评估胎龄与出生体重是否基本一致；观察患儿有无发绀，注意其呼吸的频率、节律、幅度，是否有异常呼吸音；听诊心脏，了解患儿心律、心率，是否有心脏杂音等；评估患儿肢体活动、肌张力以及神经反射能力有无异常，观察有无畸形和产伤。

【护理要点】

1. 维持体温稳定

保持室温在 24℃ ~ 26℃，相对湿度在 55% ~ 65%[1]。对于极低或超低出生体重儿，应根据其体重、胎龄、日龄及病情，给予合适的保暖措施。早产儿尤其注意保暖，复杂或较多操作时，应在辐射抢救台保暖下进行，尽量缩短操作时间，防止体温过低或过高，每 3 小时监测 1 次体温，以维持中性温度为佳；保持安静，减少光线及噪声的刺激。

2. 维持有效呼吸

保持早产儿呼吸道通畅，将患儿保持正中体位，肩颈垫高 1 ~ 2cm 处于鼻吸气位以开放气道，避免呼吸道梗阻。吸氧时必须密切监测经皮血氧饱和度，一旦症状改善立即停用氧气。对于有轻度呼吸困难者可使用经鼻持续气道正压通气。如病情仍继续加重，可改用机械通气。严格控制用氧浓度和时间，预防发生早产儿视网膜病变或慢性肺疾病等氧疗并发症。呼吸暂停者给予处理，如托背、轻拍足底、吸氧、正压通气等。必要时遵医嘱使用肺表面活性物质、咖啡因或纳洛酮等药物。

3. 合理喂养

鼓励首选母乳喂养，无法母乳喂养者遵医嘱予早产儿配方乳。喂养量根据早产儿的体重、日龄及喂养耐受能力而定，以不发生胃潴留及呕吐为宜[1]。对于吸吮能力差和吞咽不协调者，可用管饲喂养、经胃管重力喂养和完全胃肠外营养支持，同时进行口腔运动干预或非营养性吸吮。准确记录 24 小时出入量，测量体重，以便及时调整喂养方案，满足能量需求。

4. 预防感染

严格落实消毒隔离制度，工作人员相对固定[1]，室内空气持续净化，室内物品定期更换消毒。每次接触早产儿前后都要认真做好手卫生，集中操作，防止交叉感染，严格控制医源性感染。

5. 密切观察病情

严密监测患儿体温、心率、呼吸、血压、血氧饱和度等生命体征，观察患儿的精神反应、哭声、面色、皮肤颜色、肢体末梢的温度、进食及大小便等情况。在输液过程中，须使用微量输注泵或输液泵，严格控制补液速度，保持匀速输注，尽可能减少血糖浓度的波动。维持内外环境的稳定，改善脑循环，减少颅内出血和对脑白质的损伤。[2]

6. 健康宣教

（1）详细解释病情，缓解家属的焦虑情绪，取得家属的配合。

（2）早产儿住院期间，在做好隔离防护措施的前提下，鼓励家属参与到照顾患儿的护理活动中，如沐浴、喂奶、袋鼠式护理等，并指导相关的护理事项，为他们树立照顾患儿的信心，提高早产儿的家庭照护质量。

（3）患儿出院时，评估家长对患儿喂养、沐浴、保暖等一般的照护技巧，并进行针对性指导；加强安全教育，指导家属积极预防和正确处理呛奶、窒息、烫伤等意外事件；指导做好奶具的消毒和衣物的清洁，减少人员探视，避免去人多的公共场所。鼓励家长多与患儿进行交流，能加深父母与早产儿之间的感情，有利于早产儿身心的发育；强调定期随访的重要性，及时评估患儿的生长发育情况，告知家长可通过电话随访、网上咨询、护理门诊等途径寻求专业指导。

【参考文献】

[1] 崔焱，仰曙芬．儿科护理学［M］．6 版．北京：人民卫生出版社，2017.

[2] 张玉侠．实用新生儿护理学［M］．北京：人民卫生出版社，2015.

第二章　儿科常见疾病护理精要

第一节　急性上呼吸道感染

【概述】

急性上呼吸道感染（acute upper respiratory infection，AURI）俗称"感冒"，是由于各种病原体侵犯到鼻、咽、喉部引起的急性炎症的总称，是儿童时期最常见的呼吸道疾病。常见诊断有急性鼻炎、急性扁桃体炎、急性咽炎等[1-2]。急性上呼吸道感染以病毒感染多见，占 70%~80%[3]，主要通过空气飞沫传播，四季皆可发病，北方冬春季、南方夏秋季更易流行。

【观察要点】

1. 身体状况

监测患儿的生命体征，观察患儿有无发热、鼻塞、流涕、打喷嚏、咽部发痒及咽痛等症状；观察有无呼吸衰竭、心力衰竭、中毒性肠麻痹、消化道出血、脑水肿等临床表现；观察用药效果、药物敏感程度及不良反应。

2. 心理—社会状况

了解家属对疾病防护知识的掌握程度，观察患儿及家长的心理状态；了解患儿的居住环境、家庭经济情况和支持力度等。

【护理要点】

1. 维持正常体温，给予充分的营养支持

（1）患儿低热时可予物理降温；体温超过 38.5℃时，遵医嘱给予退热剂。

（2）提供富有营养、易消化、清淡可口的饮食，鼓励患儿多饮水，必要时经静脉补充水分和营养。

2. 保持适环境，改善呼吸功能

（1）注意休息，减少活动。可通过佩戴口罩等方式进行呼吸道隔离。保持室内空气清新及适宜的温度、湿度，一般维持室温18℃～22℃，湿度50%～60%[1]。

（2）保持呼吸道畅通，鼻塞严重时，可用生理盐水冲洗鼻腔后，用0.5%麻黄素液滴鼻，婴幼儿可在哺乳前10～15分钟滴鼻，保证吸吮时鼻腔通畅。痰多、黏稠难咳出时予雾化吸入，并指导家属予拍背排痰；咽痛、咽部充血、水肿时，可视情况给予润喉含片或活性银离子等药剂喷喉。

（3）保持皮肤和口腔清洁，患儿有寒战、畏寒时，注意保暖；出汗多时，及时更换汗湿衣物，以防受凉。

3. 并发症的观察与处置

密切观察患儿的神志、瞳孔，监测生命体征，警惕高热惊厥的发生。惊厥发作时，保持患儿呼吸道通畅，注意安全，避免坠床或跌倒的发生。

4. 健康宣教

（1）患儿居室环境舒适、干净，室内空气要保持清新，每日至少通风2次，每次不少于30分钟；气候变化时，及时添减衣物，以防过冷或过热；平时加强体格锻炼，多进行户外活动，以增强机体抵抗力；在呼吸道疾病流行季节，避免去人群密集、通风不良的公共场所，必要时佩戴口罩；注意手卫生。

（2）按时预防接种；注意营养均衡，提倡母乳喂养，合理添加辅食，多晒太阳，防治营养不良、佝偻病等慢性疾病。

【参考文献】

［1］崔焱，仰曙芬. 儿科护理学［M］. 6版. 北京：人民卫生出版社，2017.

［2］王卫平，孙锟. 常立文. 儿科学［M］. 9版. 北京：人民卫生出版社，2018.

［3］中华医学会，中华医学会杂志社，中华医学会全科医学分会，等. 急性上呼吸道感染基层诊疗指南（实践版·2018）［J］. 中华全科医师杂志，2019，18（5）：427－430.

第二节　婴幼儿腹泻病

【概述】

婴幼儿腹泻病（infantile diarrhea）是一组由多病原、多因素引起的消化道综合征，主要表现为大便次数增多和大便性状改变。6个月至2岁婴幼儿发病率高，1岁以内约占半数，是导致儿童营养不良、生长发育障碍，甚至死亡的重要因素[1]，主要与其消化系统发育不成熟、生长发育快、肠道菌群失调、机体防御功能差等特点有关，一年四季皆可发病，以夏秋季发病率最高。

婴幼儿腹泻病按病因分类可以分为感染性腹泻和非感染性腹泻；按病程可分为急性腹泻、迁延性腹泻和慢性腹泻，急性腹泻病程在2周以内，迁延性腹泻病程在2周～2个月，慢性腹泻病程大于2个月。

【观察要点】

1. 身体状况

密切监测患儿生命体征，如体温、血压、脉搏、呼吸等；评估腹泻时间、频率，大便的性状、颜色、气味和量，是否伴有呕吐、腹痛、腹胀、里急后重等不适，同时注意患儿的进食情况；评估患儿有无脱水及脱水程度，如皮肤黏膜、尿量、前囟、眼窝、体重等的改变，观察患儿有无代谢性酸中毒、低钾血症等临床表现；注意患儿的精神状态及有无神志改变；关注实验室检查，如大便常规、大便培养、血液生化等的结果；观察肛周皮肤的情况，是否有发红、破损、糜烂等。

2. 心理—社会状况

评估家属对疾病认知程度和心理反应；评估家庭经济情况和支持力度；了解家属的文化程度、喂养方式；了解患儿既往病史和居住环境等。

【护理要点】

1. 调整饮食

腹泻患儿要避免限制饮食或禁食过久造成营养不良，并发酸中毒，造成病情迁延不愈而影响生长发育。人工喂养的患儿，可喂稀释的牛奶、米汤或其他代乳品；母乳喂养的患儿，暂停辅食，继续哺乳。严重呕吐的患儿应暂时禁食 4~6 小时（不禁水），病情好转后由少到多，由稀到稠逐步过渡到正常饮食。腹泻停止后，可逐步恢复到营养丰富的饮食，每日加餐 1 次，持续 2 周。病毒性肠炎不宜食用含蔗糖的食物，对可疑病毒性肠炎患儿应暂停乳类喂养，可选用发酵奶或豆制替代品。对口服营养物质不耐受的患儿，必要时给予静脉营养支持[1]。

2. 控制感染

引起腹泻的主要原因是感染，故要预防感染。接触患儿前后需严格执行手卫生，按病种安排病房，分类收置，严格执行消毒隔离措施。指导家属将腹泻患儿用过的奶瓶、水杯、便盆等进行消毒处理。

3. 大小便记录

正确留取大便标本并及时送检，准确记录大小便的性状、量和次数。

4. 补充液体，纠正水、电解质紊乱和酸碱失衡

（1）口服补液盐（oral rehydration salts，ORS）：适用于腹泻引起的轻、中度脱水的患儿，儿童开始用量为 50mL/kg，4 小时内服完。婴幼儿需少量多次口服，出现少尿、无尿、休克、肠梗阻等严重并发症时禁用，新生儿不适宜使用。

（2）静脉补液：适用于频繁腹泻或中、重度脱水的患儿。补液治疗中，根据患儿病情、输液的总量，有计划安排补液的速度和种类，遵循"先快后慢、先盐后糖、先晶后胶、见尿补钾"的原则[2]。

5. 臀部护理

注意便后用温水清洗患儿臀部并擦干，涂以护臀霜保护皮肤，更换柔软、吸水性强、透气好的尿布；臀部皮肤发红处可用赛肤润、茶籽油等外涂保护；臀部皮肤破损者，暂不穿纸尿裤，只将尿布垫在臀下，暴露臀部皮肤，同时可用肛周皮肤吹氧、吹风机低暖风吹干、灯泡照射等方式促进皮肤复原，可外涂液体敷料保护。

6. 健康宣教

（1）健康指导：向家属讲解病因及潜在并发症，相关检查注意事项、药物宣教等；告知手卫生的重要性，指导家属正确处理污染的尿布、衣物、玩具，注意消毒隔离；指导家属调整饮食，配制和使用 ORS 溶液。指导家属给女孩清洗会阴部时，顺序应从前向后清洗，预防上行尿路感染。

（2）做好预防：提倡母乳喂养，指导合理添加辅食，避免在夏季断奶；注意饮食卫生和食物保存，定期消毒食具、奶具、便器、玩具，教育孩子饭前便后勤洗手，培养好的卫

生习惯；加强体格锻炼；避免长期滥用广谱抗生素；可针对性地进行疫苗接种[3-4]。

【参考文献】

[1] 王卫平，孙锟．常立文．儿科学［M］．9 版．北京：人民卫生出版社，2018.

[2] 崔焱，仰曙芬．儿科护理学［M］．6 版．北京：人民卫生出版社，2017.

[3]《细菌性腹泻免疫预防专家共识》专家组．细菌性腹泻免疫预防专家共识［J］．中华预防医学杂志，2016，50（2）：114 - 117.

[4] 长三角免疫规划一体化项目组，中华医学会感染病学分会儿童感染和肝病学组．儿童轮状病毒胃肠炎预防诊疗专家共识（2020 年版）［J］．中华预防医学杂志，2020，54（4）：392 - 405.

第三节　皮肤黏膜淋巴结综合征

【概述】

皮肤黏膜淋巴结综合征（mucocutaneous lymph node syndrome，MCLS）是一种病因不明的以全身性血管炎为主要病变的急性发热出疹性小儿疾病，俗称川崎病。主要临床表现为高热、皮疹、双眼结膜充血、杨梅舌和颈部淋巴结肿大。最常见的并发症为心血管病变，主要累及冠状动脉，也是患儿死亡的主要原因，80% 以上冠状动脉病变始于病程 10 天内[1]。

【观察要点】

1. 身体状况

监测患儿体温变化，注意患儿精神状态、心率、呼吸、血压的变化。观察患儿全身尤其是躯干部有无出现皮疹，皮疹的颜色、形状；手足指端有无广泛性硬性水肿，手掌足底有无潮红，肛周有无潮红脱皮；双眼球结膜有无充血，口唇有无潮红、皲裂，有无杨梅舌，扁桃体有无肿大；有无颈部淋巴结肿大；有无心肌炎、心包炎和心内膜炎等心脏症状，或其他如关节炎、关节痛等症状。关注心电图、心脏彩超等辅助检查结果，观察抗生素的治疗效果。

2. 心理—社会状况

评估家属对疾病的认知程度和心理反应，评估患儿居住环境、家庭经济状况以及家长对患儿的照顾能力。

【护理要点】

1. 保持体温正常，注意休息和营养支持，加强用药管理

（1）急性期患儿应绝对卧床休息，保持病室安静，空气清新，温湿度适宜。密切监测患儿体温，观察热型和伴随症状，予物理或药物降温，警惕高热惊厥的发生。

（2）给予高维生素、高热量、高蛋白质的清淡宜消化的流质或半流质饮食，有咽痛、口腔黏膜溃疡时，注意食物温度，禁食生、辛、硬的食物；补充足够的水分，必要时静脉补液。

（3）用药管理：按时服用阿司匹林和护胃的药物，观察有无出血倾向；静脉输注丙种球蛋白时，推荐剂量为2g/kg，10～12小时持续静脉输入[2]，严密观察，注意有无过敏反应发生，多巡视，以防发生输液外渗，一旦发生，及时处理。

2. 皮肤护理

保持皮肤清洁，穿柔软透气舒适的衣物，剪短指甲，防抓伤，及时清洗会阴部，对半脱的痂皮切忌强行撕脱致出血或感染，可用干净剪刀轻轻剪除。

3. 黏膜护理

保持口腔清洁，指导患儿多饮水或漱口，口腔溃疡或破损者遵医嘱给予药物涂擦口腔创面，口唇干裂者可涂护唇油。注意眼部护理，可每日用生理盐水洗眼1～2次，或涂眼膏预防眼部感染[3]。

4. 健康宣教

向家长交代病情，强调出院后定期复诊的重要性，指导家属定期带患儿复查，无冠状动脉损害的患儿，在出院后1个月、3个月、6个月及1年全面检查1次[2]；有冠状动脉损害者，应按医生指导密切随访，避免剧烈运动。指导家属学会观察病情，如观察患儿面色、心率、精神状态等，发现异常及时就医；正确服药，并观察患儿服药后的反应，有无皮肤出血、恶心、呕吐等症状，并在医师指导下正确减量，最后停药。静脉注射免疫球蛋白的患儿，11个月内不宜接种腮腺炎、风疹、麻疹和水痘疫苗[3]。

【参考文献】

［1］林瑶，李晓惠，石琳，等.2017年版《川崎病的诊断、治疗及远期管理——美国心脏协会对医疗专业人员的科学声明》解读［J］.中国实用儿科杂志，2017，32（9）：641－648.

［2］崔焱，仰曙芬.儿科护理学［M］.6版.北京：人民卫生出版社，2017.

［3］王卫平，孙锟，常立文．儿科学［M］．9 版．北京：人民卫生出版社，2018.

第四节　传染性单核细胞增多症

【概述】

传染性单核细胞增多症（infectious mononucleosis，IM）是以发热、咽峡炎、淋巴结和肝脾肿大、皮疹为典型临床表现，并伴有外周血淋巴细胞增多和异型淋巴细胞出现等特征的一种急性感染性疾病，该病系由 EB 病毒感染所致，好发于儿童和青少年，隐性感染者和患者均是传染源，主要通过口—口传播，全年均可发病，多见于秋末至初春季节[1-2]。

【观察要点】

1. 身体情况

密切观察患儿体温变化，有无咽痛，有无咽部充血、肿胀，咽部肿胀严重时会出现吞咽及呼吸困难；观察患儿有无鼻塞，睡觉时有无打鼾和张口呼吸；观察有无出现皮疹、淋巴结肿大及肝脾肿大。重症患儿警惕发生心包炎、心肌炎、脑膜炎等并发症，严密观察患儿面色、意识、四肢末梢循环等情况。

2. 心理—社会状况

评估家长对疾病的病因、防护知识的认知程度，评估患儿及家长对疾病的心理反应，评估家长对患儿的照顾能力和家庭支持度等。了解患儿家庭经济状况、居住环境、既往病史。

【护理要点】

1. 环境

保持室内温湿度适宜、空气清新，定时通风，每日不少于 2 次，每次 30 分钟以上，做好呼吸道隔离。

2. 活动与休息

患儿在急性期应卧床休息，减轻心脏负担，减少心肌耗氧量，伴有肝、脾肿大的患儿，应避免剧烈活动，以防碰撞到腹部导致肝脏或脾脏破裂。

3. 体温管理

发热患儿根据体温采取对应的降温措施，降温过程中注意观察患儿的一般情况，监测体温、尿量、血压等变化。出汗多的患儿，应鼓励多饮水，及时补充水和电解质。并指导家属及时帮患儿更换衣物，以防受凉。

4. 饮食护理

加强口腔护理，鼓励患儿少食多餐，可进食高蛋白、高热量、清淡易消化的流质或半流质食物。咽部症状减轻后，逐渐增加粗纤维食物的摄入，以保持大便通畅。因咽部肿胀、疼痛影响进食者，应进行疼痛评估，疼痛严重者应及时报告医生，采取措施缓解疼痛。

5. 预防交叉感染

该病主要经飞沫传播。有条件时应将患儿安置在单间。条件不允许时，同一类疾病的患儿可安置在一个房间，床间距大于 1 米。患儿的餐具、奶瓶、水杯等用品单独使用，注意家属不要亲吻患儿，做好手卫生，预防交叉感染。

6. 健康宣教

给家属讲解患儿疾病诊疗和护理措施，告知家属呼吸道隔离的重要性，取得家属理解和配合。指导家属在患儿出院后，注意合理饮食，加强营养，适当运动，在症状改善后2～3月避免剧烈运动，有的甚至延迟到6个月[3]。定期门诊复查。

【参考文献】

[1] 崔焱，仰曙芬. 儿科护理学［M］. 6版. 北京：人民卫生出版社，2017.

[2] 王卫平，孙锟. 常立文. 儿科学［M］. 9版. 北京：人民卫生出版社，2018.

[3] 江载芳，申昆玲，沈颖. 诸福棠实用儿科学［M］. 8版. 北京：人民卫生出版社，2015.

第五节　小儿脑积水

【概述】

小儿脑积水（hydrocephalus in children）是指由多种原因引起的脑脊液在颅内过多蓄积，脑脊液循环障碍，引起颅内压增高，继而造成脑组织本身的结构形态的改变[1]。临床分为高颅压性脑积水和正常颅压性脑积水。小儿脑脊液的产生过程与分泌量和成人相同，平均每小时 20mL。小儿脑积水以先天性与炎症性病变为多，目前病因尚未明确。

【观察要点】

1. 观察头颅情况

观察患儿头颅性状、颅骨有无变形，测量患儿头围，观察两岁以上患儿前囟有无闭合，叩诊头顶呈"破壶声"。观察头发有无稀疏，头皮紧张度，有无颞额静脉曲张，双眼有无"落日征"，有无弱视、转颈不稳等。

2. 密切观察生命体征

密切观察患儿血压、脉搏、体温及呼吸变化，注意有无呼吸困难、脉搏减慢等；观察患儿的意识状态，评估 GCS 分数，双侧瞳孔大小，直接、间接对光反射变化。

3. 肌力、肌张力

观察患儿的肢体肌力、肌张力变化，有无出现肢体乏力、肌力下降等，有无出现软瘫或肌张力增高。

4. 神经系统功能障碍

观察患儿有无出现视力障碍、智力减退、共济失调、语言障碍、感觉障碍、吞咽障碍、运动功能障碍、偏瘫、精神异常症状、癫痫发作等症状。

5. 颅内压增高

有无头皮静脉怒张、头颅增大、颅缝增宽甚至分离，有无前囟饱满、双目下视及巩膜外露（因颅内压增高压迫眼球形成的"落日现象"）。关注腰椎穿刺检查结果，颅内压力高于 $110mmH_2O$ 时提示颅内压增高。

6. 术口观察

术后注意观察头部和腹部的伤口敷料是否干洁，有无发生渗血和渗液，腹部听诊肠鸣音次数，有无腹胀及肛门排气。

【护理要点】

1. 术前护理

（1）体位管理。予半坐卧位或者坐位，从而减轻患儿头痛。当患儿呕吐时，应立刻取侧卧位或者平卧位，予头偏向一侧，以避免发生误吸。

（2）饮食管理。给予流质或半流质饮食，指导少量多餐，注意有无呕吐现象；观察婴幼儿的进食状况，不可强行喂养，避免患儿哭闹误吸。

（3）病情观察。密切观察患儿的意识、瞳孔大小及对光反射、生命体征、肌力及肌张力、头部情况、智力水平的改变，关注神经系统体征的变化，注意患儿有无头痛时拍打头部、哭闹尖叫，发现异常立刻报告医生，及时处理。

（4）药物护理。遵医嘱按时予脱水剂，并观察用药后疗效及不良反应。

2. 术后护理

（1）一般护理。保持病房空气新鲜，每天定时通风，同时注意保暖。

（2）体位管理。全麻未清醒患儿取侧卧位、去枕平卧，头偏向一侧。意识清醒的患儿，术后应当抬高床头 15°~30°。

（3）病情观察。密切观察患儿的意识、瞳孔大小及对光反射、生命体征、肌力及肌张力的改变，关注神经系统体征的变化，囟门未闭合的患儿注意观察囟门张力情况。注意患儿有无头痛加剧、意识改变等情况。监测患儿有无发生腹部不耐受症状，如腹痛、腹泻、呕吐等。呕吐严重时，应注意补充电解质，防止水、电解质失衡。

（4）早期活动。术后当天，评估患儿神志和肌力情况，指导患儿早期床上活动，如进行踝泵运动、主动运动、桥式运动、坐位训练等，指导左右侧位翻身，促进胃肠蠕动，促进患儿术后功能恢复[2]。术后第 1 天，评估患儿的肌力和坐位平衡功能，与医生共同评估确定患儿下床活动时机，协助患儿由床上端坐逐渐过渡为床旁坐椅。评估患儿站位平衡功能，协助床旁站立，逐渐过渡到行走。

（5）术口及引流管护理。①嘱患儿不要抓挠头部及腹部术口，严密观察患儿头部和腹部术口敷料是否发生渗血渗液，保持术口敷料清洁干燥。枕头上垫无菌治疗巾，有污染时及时更换。②引流管护理：（a）脑室—腹腔分流管，予抬高床头 15°~30°，适当加速早期引流。嘱患儿不要抓挠头部及腹部伤口，严密观察患儿头部和腹部伤口敷料是否发生渗血渗液，保持伤口敷料清洁干燥。（b）脑室外引流管：根据医嘱抬高 10～20cm（零点为双耳洞连线中点水平面），控制引流速度，固定稳妥，防止脱管，保持引流管通畅，观察引流液的颜色、量与性状。

（6）并发症的预防及护理。①颅内感染：监测患儿的生命体征，尤其体温情况，关注患儿头痛情况，严格执行无菌操作，保持敷料干洁。②分流管阻塞：密切观察患儿是否有颅内压增高症状，检查分流系统是否通畅，配合医生做好脑脊液检查化验。③脑室外引流管断裂：予妥善固定，避免过度牵拉，一旦发生断裂，及时用止血钳夹闭引流管，及时报告医生处理。④引流过度：排除硬膜下积液或血肿，监测患儿的生命体征、神志、瞳孔、神经系统体征，发现异常及时处理。⑤腹部并发症：观察患儿腹部情况，听诊肠鸣音次数，有无腹痛、腹胀、肛门排气和反跳痛、腹壁紧张等腹膜刺激征。

3. 健康宣教

（1）生活方式。告知患儿及家属劳逸结合，避免情绪激动和激烈运动，避免过多人员探视或到人员流动多的地方逗留。

（2）引流管及伤口。强调引流管及伤口护理的重要性，告知家属患儿需终生带管，嘱患儿经常更换体位，促进分流管顺应肠蠕动，防止扭曲、折管，保持引流管通畅，注意保护术口及引流管潜行的区域。嘱患儿避免剧烈活动，不可用手抓扯，以免抓脱引流管或伤口发生感染。避免头部剧烈活动，头部两侧扭转时易对分流管产生牵拉作用，导致腹腔端分离或断开，出现皮下积液，引起手术失败。

（3）术后随访。术后 3 个月、6 个月、12 个月以及症状有变化时，应做头颅影像学（CT 或 MRI）检查。结合患儿脑积水的类型、手术方式、术后影像学检查、临床症状、肌力肌张力，对患儿的运动功能、认知功能、排尿情况、日常生活能力等进行长期随访。

【参考文献】

［1］李正伟，李俊，陈劲草. 小儿脑积水外科治疗新进展［J］. 中华小儿外科杂志，2015，36（2）：157-159.

［2］朱登纳，杨永辉，杨磊. 儿童脑积水及脑外伤术后康复［J］. 中国实用儿科杂志，2018，33（8）：589-592.

第六节　小儿惊厥

【概述】

惊厥（convulsion），又称抽搐，是指神经细胞异常放电引起的全身或局部肌群发生的不自主的强直或阵挛性收缩，同时伴有意识障碍的神经系统功能异常的状态，多见于婴幼儿[1]。小儿惊厥病因复杂，多因感染所致，若不及时采取有效措施，将危及患儿生命，并可使患儿遗留后遗症，严重影响患儿智力发育及身体健康[2]。

【观察要点】

1. 惊厥表现

患儿抽搐发作时可表现为神志不清，双侧眼球凝视、上翻或斜视，牙关紧闭，口吐白沫，四肢肌肉抽动，持续时间数秒至数分钟不等，可频繁发作或呈持续状态[1]。

2. 神志与生命体征

抽搐时患儿可表现为神志不清，抽搐停止时可表现为烦躁、淡漠、精神疲倦等；抽搐时多伴高热，注意观察体温变化；抽搐时可伴缺氧表现，比如唇周及甲床发绀、末梢血氧饱和度下降等；同时注意观察患儿的血压、心率及瞳孔变化情况[1]。

3. 口腔及肢体情况

牙关紧闭患儿注意观察口腔内有无活动性出血及牙齿脱落；四肢肌肉抽动严重可损伤骨骼，抽搐停止时注意观察患儿四肢情况[1]。

【护理要点】

1. 呼吸道护理

（1）惊厥发作时首先要保证患儿呼吸道通畅，立即予去枕平卧位，头偏一侧，清除口鼻腔内分泌物及呕吐物，防止窒息，切勿在惊厥发作时搬运患儿。患儿若痰液黏稠度高，可先予雾化吸入稀释痰液后，再予负压吸出痰液，促进患儿呼吸顺畅。

（2）为减轻患儿缺氧症状，防止脑细胞水肿，保护脑功能，可予患儿面罩或鼻导管吸氧，氧流量为 1～2L/min。

2. 降温护理

选择合适的降温措施，一般先采取物理降温方式，使室内温度控制在 20℃ ~ 22℃，湿度控制在 50% ~ 60%，并适当通风，可进行头部降温及温水擦浴。降温期间每 1 ~ 2 小时测体温 1 次，注意降温速度不可过快。降温治疗的同时，注意补充足够的液体，防止小儿脱水。

3. 用药护理

建立静脉通路，遵医嘱使用抗惊厥药物。必要时给 10% 水合氯醛稀释至 3% 保留灌肠，进行镇静治疗，灌肠时适当抬高患儿臀部，以利于药物充分吸收。

4. 安全护理

患儿若抽搐剧烈，需要拉好床栏，避免患儿坠床，并且把周围物件移开以防碰伤。发作时要就地抢救，患儿牙关紧闭时不要用力将其撬开，不能强行按压抽搐的肢体，不能摇晃或抱着患儿跑动，以免加重惊厥或造成机体损伤。院外发作时可拨打急救电话，或在发作缓解时将患儿迅速送往医院救治。

【参考文献】

［1］王卫平，孙锟，常立文. 儿科学［M］. 9 版. 北京：人民卫生出版社，2018.

［2］崔焱，仰曙芬. 儿科护理学［M］. 6 版. 北京：人民卫生出版社，2017.

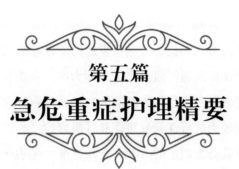

第五篇
急危重症护理精要

第一节 急性呼吸窘迫综合征

【概述】

急性呼吸窘迫综合征（acute respiratory distress syndrome，ARDS）是指各种肺内和肺外致病因素所导致的急性弥漫性肺损伤与进而发展的急性呼吸衰竭。其病理生理改变以肺顺应性降低、肺内分流增加以及通气血流比值失调为主，主要病理特征是炎症导致的肺微血管通透性增高，肺泡腔渗出富含蛋白质的液体，进而导致肺水肿及透明膜形成，常伴有肺泡出血。临床上主要表现为进行性低氧血症和呼吸窘迫。

目前中华医学会呼吸病分会制定的 ARDS 诊断标准（见表 5-1）为：

（1）有急性肺损伤（acute lung injury，ALI）和（或）ARDS 的高危因素。

（2）急性起病、呼吸急促和（或）呼吸窘迫。

（3）低氧血症，氧合指数（PaO_2/FiO_2）$\leqslant$300mmHg 时为轻度 ARDS，$\leqslant$200mmHg 时为中度 ARDS，$\leqslant$100mmHg 时为重度 ARDS。

（4）胸部 X 线检查显示两肺浸润阴影。

（5）肺毛细血管楔压（PCWP）$\leqslant$18mmHg 或临床上能排除心源性肺水肿。

表 5-1 ARDS 的柏林诊断标准（2012）[1]

柏林标准	轻度	中度	重度
起病原因	1 周之内急性起病的已知损伤或者新发的呼吸系统症状		
低氧血症	P/F 为 201～300mmHg，并且 PEEP 或 CPAP$\geqslant$5cmH$_2$O	P/F 为 101～200mmHg，并且 PEEP$\geqslant$5cmH$_2$O	P/F$\leqslant$100mmHg，并且 PEEP$\geqslant$5cmH$_2$O
肺水肿来源	不能被心功能不全或液体负荷解释的呼吸衰竭**		
X 线胸片	双侧浸润影*	双侧浸润影*	至少累积 3 个象限的浸润影，双侧浸润影*

注：*通过专业影像学检查，不能被胸腔积液、结节、肿块、肺叶塌陷所完全解释。

**如果没有危险因素，需要客观指标的评估。

【观察要点】

1. 神志意识

评估患者的意识状态，观察有无肺性脑病发生。

2. 呼吸系统

监测患者的呼吸、血氧饱和度、肢端和唇周血运情况。机械通气是治疗 ARDS 最有效的方法之一。

3. 循环系统

监测患者的心率、心律、血压等的变化情况，准确记录及评估患者的出入量平衡状况。

4. 血气生化结果

监测患者的动脉血气分析及生化检查结果，注意氧合、通气效果，电解质及酸碱平衡情况。

5. 营养监测

评估患者的肠道功能情况，重症患者早期置入鼻肠管，以保证营养供给。

【护理要点】

1. 氧疗护理

（1）氧浓度：一般需高浓度（$FiO_2 > 50\%$）给氧，使 $PaO_2 > 60mmHg$ 或 $SPO_2 > 90\%$。鼻导管或面罩吸氧难以纠正缺氧状态时，必须及早应用机械通气。

（2）观察要点：注意观察有无氧中毒情况。

2. 机械通气护理

（1）人工气道护理：做好人工气道的固定、湿化、分泌物吸引及气囊的管理，保持气道通畅。

（2）肺保护通气策略：采用小潮气量（6~8mL/kg）联合缓慢增加呼气末正压（PEEP）进行通气，PEEP 使用从 $6 \sim 10cmH_2O$ 开始调节。必要时联合肺泡复张术及俯卧位通气。

3. 俯卧位通气护理

（1）操作前准备：评估患者的病情及生命体征情况，物品准备齐全，妥善固定患者身上所有管道以及所用仪器，防止管道滑脱以及仪器故障。

（2）操作团队：规范操作流程，配备完善的俯卧位通气操作团队。护士需要掌握俯卧位通气治疗的职责分工与位置、翻转方法及操作后的处理。

（3）操作后护理：预防非计划性拔管、血流动力学紊乱、压力性损伤等情况的出现。俯卧位通气进行肠内营养时，需注意在俯卧位时避免腹部受压，加强胃肠营养耐受性的评估。[2-3]

4. 用药护理

选择广谱抗生素，抗生素遵医嘱在规定的时间内滴入，使用过程中注意是否出现药物不良反应。

5. 生活护理

保持环境舒适，做好个人护理。

6. 心理护理

加强与患者沟通，消除患者紧张、焦虑、恐惧情绪。对于烦躁不安的患者必要时予保护性约束或遵医嘱使用镇静药。

【参考文献】

［1］RANIERI V M, RUBENFELD G D, THOMPSON B T, et al. Acute respiratory distress syndrome：the Berlin definition ［J］. JAMA, 2012, 307 (23)：2526 - 2533.

［2］The Faculty of Intensive Care Medicine, The Intensive Care Society. Guidance for：prone positioning in adult critical care ［S］. 2020.

［3］中华医学会重症医学分会重症呼吸学组. 急性呼吸窘迫综合征患者俯卧位通气治疗规范化流程 ［J］. 中华内科杂志, 2020, 59 (10)：781 - 787.

第二节　多器官功能障碍综合征

【概述】

多器官功能障碍综合征（multiple organ dysfunction syndrome, MODS）是指在多种急性致病因素所致机体原发病的基础上，相继引发 2 个或以上器官同时或序贯出现的可逆性功能障碍，其恶化的结局是多器官功能衰竭。MODS 的常见病因有严重感染、休克、心肺复苏后、严重创伤、大手术、急性中毒等。急性致病因素引发的 MODS，受损的器官功能具有可逆性，治愈后可不留并发症。[1] 目前诊断多参照 Fry – MODS 的诊断标准（见表 5 – 2）。

表 5 – 2 Fry – MODS 的诊断标准

器官或系统	诊断标准
循环系统	收缩压 < 90mmHg 持续 1 小时以上，或需要药物支持才能稳定
呼吸系统	急性起病，$PaO_2/FiO_2 \leqslant 200mmHg$（已用或未用 PEEP），X 线胸片见双肺浸润，$PCWP \leqslant 18mmHg$，或无左房压力升高的证据
肾脏	血肌酐浓度 > 177μmol/L，伴少尿或无尿，或需要血液净化治疗
肝脏	血清总胆红素 > 34.2μmol/L，伴血清转氨酶升高，> 正常值 2 倍以上，或已出现肝性脑病
胃肠道	上消化道出血，24 小时出血量 > 400mL，或不能耐受食物，或消化道坏死或穿孔
血液系统	血小板 $< 50 \times 10^9/L$ 或减少 25%，或出现 DIC
代谢	不能为机体提供所需能量，糖耐量降低，需要用胰岛素；或出现骨骼肌萎缩、肌无力等表现
中枢神经系统	GCS < 7 分

【观察要点】

1. 器官功能监测

严密监测患者的呼吸功能、循环功能、中枢神经功能、肾功能、肝功能、胃肠功能和凝血系统功能等。

2. 预防感染

MODS 患者的免疫功能低下，极易发生院内感染，应动态观察患者细菌培养和药敏试验结果，合理使用抗生素。

【护理要点】

1. 器官功能监测与护理

观察患者对各种器官功能支持和保护的效果，及时发现器官功能变化，减少器官损害的数量和程度。[2]

（1）神经系统：观察患者意识、瞳孔、语言、肌力及躯体活动情况。

（2）呼吸系统：监测患者呼吸频率、节律、血氧饱和度，观察痰液的量、颜色和性状，呼吸道是否通畅。

（3）循环系统：监测心律、心率、血压、CVP、ECG 等。

（4）肾功能：监测患者每小时或 24 小时尿量，观察尿液性质。

（5）胃肠道功能：观察患者是否出现恶心、呕吐、腹痛、腹胀等症状及排便情况。

（6）血液系统：监测患者的血小板变化，观察有无皮下出血点、皮肤瘀斑等凝血功能异常的表现。

2. 预防感染

MODS 患者免疫功能低下，机体抵抗力差，极易发生院内感染。

（1）护理注意事项：加强患者口腔护理、尿路护理、皮肤护理及各类静脉管道护理，遵医嘱合理用药，严格执行无菌技术及手卫生规范，防止院内感染。

（2）标本采集及监测：正确采集血、尿、痰等标本进行细菌培养和药物敏感试验，监测各种辅助检查指标的变化，及时报告医生。

3. 加强与患者沟通

消除患者焦虑、恐惧等情绪。对于烦躁不安的患者，要防止发生撞伤、坠床等意外，必要时予保护性约束或遵医嘱使用镇静药。

4. 营养支持

对于耐受肠内营养的患者，应早期启动肠内营养。

【参考文献】

［1］刘大为．实用重症医学［M］．2 版．北京：人民卫生出版社，2017．

［2］傅华，和晶．创伤患者并发多器官功能障碍综合征的链式急救护理评估［J］．临床医学研究与实践，2019，4（29）：163－165．

第三节　复合伤

【概述】

复合伤（compound injury）是指两种或两种以上的不同类型的致伤因素同时或相继作用于人体造成的损伤，如爆炸造成的烧伤合并冲击伤[1]。复合伤通常以一伤为主，有复合效应。

【观察要点】

1. 明确致伤因素与损伤部位

热能损伤（如烧伤）、化学性损伤（如强酸强碱损伤）、放射性损伤（如核辐射损伤）、生物性损伤（如毒物损伤）均可导致复合伤。复合伤可致全身多处损伤，如皮肤缺损、骨骼畸形、血气胸、颅脑损伤、呼吸道损伤等。

2. 患者是否出现呼吸道梗阻

昏迷患者容易出现舌根后坠，导致阻塞气道；面部、颈部损伤的血凝块、血肿可压迫气道；吸入浓烟、毒物等可灼伤、腐蚀气道引起窒息；呕吐物、泥土等异物可阻塞气道[2]。

3. 休克与感染

复合伤可致低血容量性休克、感染性休克等。感染包括创面伤口的外源性感染，肺部、肠道等器官的内源性感染等。

4. 疼痛

疼痛是大多数复合伤患者的典型表现。

【护理要点】

1. 呼吸支持

及时清理患者呼吸道的分泌物、异物，如呕吐物、血凝块、泥土等。气道水肿时，及时建立高级气道，如气管插管、气管切开等；充分给氧，必要时予呼吸机辅助通气。

2. 循环支持

迅速建立有效静脉通道，积极抗休克治疗，维持水、电解质和酸碱平衡。

3. 伤口及污染物处理

用敷料加压包扎活动性出血伤口，清理创面，固定骨折处，制动伤肢。对于大血管损伤、腹腔脏器有活动性出血的，应迅速进行手术止血。若是化学性、生物性因素导致的复合伤，在清除患者身上污染物时做好自我防护，污染物按规定处理。

4. 预防和控制感染

为患者处理伤口时严格遵守无菌原则，遵医嘱合理使用抗生素。

5. 镇静镇痛与心理支持

遵医嘱合理使用镇静、镇痛药物，根据患者的心理状况采取针对性的心理支持措施。

6. 严密观察患者病情

持续监测生命体征，密切动态观察患者各脏器的功能指标。

【参考文献】

［1］罗成基，粟永萍. 复合伤［M］. 北京：军事医学科学出版社，2006.

［2］黄惠娟，马钦丽. 严重复合伤的急救及护理［J］. 现代中西医结合杂志，2008，17（2）：274－275.

第四节　休克

【概述】

休克（shock），是机体受到强烈致病因素，如出血、感染、过敏、严重创伤等侵袭后，引起有效循环血量急剧减少，使重要器官血液灌注不足，导致全身微循环功能障碍、细胞代谢障碍，引起缺血、缺氧及重要器官继发性损害为特征的病理综合征。根据病因，休克分为感染性休克、低血容量性休克、心源性休克、过敏性休克和神经源性休克等五大类。其救治原则为：尽早去除病因，迅速补充血容量，纠正微循环障碍和防止多脏器功能障碍[1]。

【观察要点】

1. 临床症状和体征[2]

（1）意识与精神状态。意识是反应休克的敏感指标。在休克早期，患者可表现为烦躁不安、兴奋、焦虑，随着休克加重，患者开始出现表情淡漠、反应迟钝、意识模糊、嗜睡甚至昏迷。

（2）皮肤黏膜。肤色和皮温能够反映体表灌注情况。休克患者可表现为四肢湿冷、皮肤苍白、发绀或呈花斑状，过敏性休克则可表现为皮肤潮红。四肢皮温转暖，肤色转红润、干燥，是休克好转的表现。

（3）生命体征。①血压：休克早期血压可正常，休克晚期血压进行性下降或测不出；②脉搏：休克早期脉率增快，且出现在血压变化之前，休克加重后，可出现脉搏细弱或触摸不到；③呼吸：休克早期呼吸变化不大，病情加重时呼吸浅促、不规则；④体温：休克时体温偏低，感染患者可表现为高热。

（4）尿量。尿量是判断血容量是否补足的有效指标。休克时尿量减少，提示血容量不足；如果血容量已补足但尿量仍少，应考虑急性肾衰竭的可能。

2. 重要脏器功能和组织灌注的监测

（1）了解各项实验室检查结果，如血常规、尿常规、血生化、凝血功能、动脉血气及动脉血乳酸等。

（2）通过测量中心静脉压（CVP）、肺毛细血管楔压（PCWP）、心排量（cardiac output，CO）和心排血指数（cardiac index，CI）监测患者血流动力学情况[1]。

【护理要点】

1. 为患者取休克卧位

将床头抬高 20°～30°，下肢抬高 15°～20°，以增加回心血量，并防止误吸。

2. 迅速补充血容量

（1）迅速建立 2 条或以上有效静脉通道快速补液，并建立中心静脉通道，以监测中心静脉压。

（2）扩容时补液首选平衡液，再补充胶体液，并根据患者的临床表现及血流动力学情况调整补液量及种类。

3. 保持患者呼吸道通畅

及时清理呕吐物和气道分泌物，可为神志不清的患者置入通气导管，必要时建立人工气道。予鼻导管或面罩给氧，必要时予机械辅助通气。密切监测患者的呼吸、血氧饱和度及动脉血气。

4. 密切监测患者体温

体温过低时可调高室温或加盖棉被保暖，高热时采取物理或药物进行降温，注意避免因药物降温出汗过多而加重休克。输入库存血时，应先复温后再输入。

5. 合理使用血管活性药

先从低浓度、慢速度开始，可使用输液泵控制速度，并根据患者的血压调整速度和用量，停药时逐渐减速、减量，防止血压骤升或骤降。避免药物外渗，尽量选择深静脉输入血管活性药物。

6. 监测生命体征和出入量

密切监测患者的神志、生命体征、肢端温度、肤色、CVP、血糖、尿量等，及时准确记录出入量。

7. 防止患者坠床

对于烦躁不安的患者，要防止坠床，必要时约束四肢或给予镇静剂。

8. 预防感染

在护理过程中要严格按照无菌原则，及时清理患者呼吸道分泌物，防止肺部感染，加强尿管、深静脉置管护理，及时更换伤口敷料，遵医嘱合理使用抗生素，提供营养支持，增强机体抵抗力。

【参考文献】

［1］陈孝平，汪建平，赵继宗. 外科学［M］. 9 版. 北京：人民卫生出版社，2018.

［2］李乐之，路潜. 外科护理学［M］. 6 版. 北京：人民卫生出版社，2017.

第五节　心搏骤停

【概述】

心搏骤停（sudden cardiac arrest，SCA）是指因各种原因导致的心脏泵血功能突然终止。心搏骤停发生后，全身血液循环中断，10 秒左右患者即可出现意识丧失，在心搏骤停后的 4 ~ 6 分钟内及时进行救治的抢救成功率较高，尽快实施心肺复苏和尽早除颤，是避免发生心搏骤停患者死亡的关键。[1]

【观察要点】

1. 意识

意识突然丧失，或短暂的全身抽搐后出现昏迷。

2. 呼吸

患者呼吸停止，或是叹息样的呼吸，面色苍白或发绀。

3. 颈动脉和心音

颈动脉搏动消失，心音消失。

4. 心电监护

心电监护可表现为室颤、无脉性电活动或心脏停搏。

5. 瞳孔

瞳孔散大。

【护理要点】

1. 施救前确保现场环境是否安全

如是否在触电或气体中毒现场，需要排除危险因素后再施救。

2. 识别心搏骤停

轻拍患者双侧肩部并在双耳呼叫，判断患者的意识；接着触摸其颈动脉判断有无搏动，同时观察患者胸部、判断有无呼吸。在 6 ~ 10 秒内完成判断，若患者意识丧失、无颈动脉搏动且无呼吸或无正常呼吸，则为心搏骤停。

3. 呼救

确定患者心搏骤停后，如果在院外应指定某人拨打急救电话，并就近获取 AED 协助抢救；如果在院内，则立刻呼叫医护人员携带除颤仪、呼吸囊等急救设备协助抢救。

4. 即时高质量心肺复苏术

按 "C—A—B" 程序行心肺复苏术，儿童和婴儿按 "A—B—C" 程序。[2-3]

（1）C（compressions，胸外心脏按压）：按压时应使患者仰卧平躺于硬质平面，按压部位为患者双乳头连线中点（胸骨下半部），按压频率为 100 ~ 120 次/分钟，按压深度为

5～6cm（儿童和婴儿为胸廓前后径的1/3），按压间隙双手不离开胸壁，但不能有下压力量，保证每次按压后胸廓充分回弹。在患者自主循环恢复或复苏终止之前，尽可能减少胸外按压中断的次数和时间，每次按压中断时间尽量控制在10秒内。

（2）A（airway，畅通气道）：采用压额抬颌法开放患者气道，对怀疑有颈椎损伤患者，用双手推举下颌法开放气道；迅速清除患者口中异物和呕吐物，若有义齿松动应取下。

（3）B（breathing，人工呼吸）：在确保患者气道通畅后，可采用口对口人工呼吸或简易呼吸器辅助通气，每次通气时间1秒以上，保证足够潮气量使胸廓起伏，同时要避免过度通气，通气频率为10～12次/分。按压和通气的比例为30：2（儿童与婴儿为15：2），交替进行。5个循环后（约2分钟），再次评估患者呼吸循环是否恢复。

5. 电除颤

室颤是心搏骤停时最常见的心律失常，电除颤是首选治疗方法。双相波电除颤时成人选择150～200J能量，儿童能量为2～4J/kg，第二次除颤可大于4J/kg，不超过成人剂量。[4]除颤后继续5个周期的胸外心脏按压和人工呼吸，约2分钟后再次判断心律，若有除颤指征则再次立即除颤。

6. 高级生命支持（ACLS）

建立高级气道行机械通气；建立静脉通道并应用抢救药物；持续心电监护，密切监测患者心律、血压、脉搏、呼吸、血氧饱和度、体温、神志、瞳孔、末梢血糖等，及时准确记录出入量。

7. 脑复苏

昏迷患者复苏后应将体温降至32℃～36℃。遵医嘱予脱水、利尿、激素、促进脑细胞代谢等药物治疗。

8. 完善记录

及时完善抢救记录。

【参考文献】

［1］张波，桂莉. 急危重症护理学［M］. 4版. 北京：人民卫生出版社，2017.

［2］DAVID J M，KHALID A，ADAM C，et al. Part 2：evidence evaluation and guidelines development：2020 American Heart Association guidelines for cardiopulmonary resuscitation and emergency cardiovascular care［J］. Circulation，2020，142（suppl 2）：S358－S365.

［3］ASHISH R P，JASON A B，JOSÉ G C，et al. Part 3：adult basic and advanced life support：2020 American Heart Association guidelines for cardiopulmonary resuscitation and emergency cardiovascular care ［J］. Circulation，2020，142（suppl 2）：S366 - S468.

［4］李小寒，尚少梅. 基础护理学 ［M］. 6 版. 北京：人民卫生出版社，2017.

第六节　急性脑血管意外

【概述】

急性脑血管意外（acute cerebrovascular accident），又称为急性脑血管病、中风或脑卒中，是一种急性脑血管疾病，由于脑部血管突然破裂或血管阻塞导致血液不能流入大脑而引起脑组织损伤的一组疾病，包括缺血性脑卒中和出血性脑卒中，缺血性脑卒中占脑卒中总数的 60% ~70%。[1-2] 脑卒中是神经系统的常见病、多发病，病死率、致残率高。

【观察要点】

1. 意识

短暂性脑缺血发作患者一般无意识障碍；脑梗死患者常伴意识障碍，持续时间一般为数小时或数日；脑出血者依据损伤的部位、出血量多少，意识表现不一样，病情严重患者呈昏迷状。

2. 瞳孔

患者双侧瞳孔不等大，对光反射迟钝或消失，提示有蛛网膜下腔出血；一侧瞳孔进行性扩大时，提示脑疝形成；双侧瞳孔逐渐散大时，提示患者生命垂危。

3. 生命体征

急性脑血管疾病患者可因脑水肿或脑出血导致颅内压增高，出现血压升高，治疗过程应注意维持血压在适当水平，如血压控制过低，反而会引起大脑灌注不足而加重病变；昏迷患者可因舌根后坠呈鼾声呼吸，大脑呼吸中枢受损时，呼吸可表现为不规律，甚至呼吸停止；急性脑出血患者可表现为中枢性高热，体温可在数小时内升高，若体温低，则有休克的可能。

4. 肌力

患者可表现为一侧面部、肢体突然乏力或麻木，注意评估症状起始的时间，若为醒后卒中，发病时间应从睡前算起。若肢体乏力逐渐加重，说明病情在发展变化。

5. 头痛

了解患者头痛的部位、性质、程度、规律及伴发症状。蛛网膜下腔出血、脑出血患者可表现为突发剧烈头痛。

6. 其他症状

患者可出现眩晕、恶心、呕吐、吞咽障碍、流涎、嘴角歪斜、口齿不清等症状。

【护理要点】

1. 使用"FAST"法快速评估患者症状，准确评估患者的起病时间

"FAST"评估法具体如下。①F（face，脸）：让患者微笑一下，如果患者微笑时面部不对称，一侧不能微笑，提示面瘫；②A（arm，手臂）：让患者双手平举保持10秒钟，如果10秒钟内一侧肢体下落，提示肢体瘫痪；③S（speech，语音）：让患者说一句较长的话，如果说话有困难或言语不清，提示语言障碍；④T（time，时间）及时救治：当患者出现上述表现时，高度怀疑脑卒中，应及时救治。

2. 患者卧床休息

避免激动，抬高床头30°。

3. 保持患者呼吸道通畅

及时清理口鼻腔呕吐物，舌后坠患者可予口咽通畅通气道，必要时行气管插管术。

4. 观察患者生命体征变化

密切观察患者的神志、瞳孔、肌力及生命体征变化等。

5. 建立有效静脉通路

留取血液标本及时送检，遵医嘱准确给药。

6. 静脉溶栓治疗时

严格按照医嘱剂量在规定时间内用药，同时密切观察有无出血并发症，如牙龈出血、皮肤黏膜出血、血尿等，有无意识障碍加重、头痛、呕吐等脑出血症状，必要时停止溶栓。

7. 使用甘露醇和降血压药时

注意观察患者的神志、尿量、瞳孔、血压等的变化，并防止药物外渗。

静脉应用降血压药时，严格控制用药速度，密切监测血压，防止血压下降过快，将血

压控制在合理范围。

8. 需手术治疗时

做好术前准备，比如备皮、留置尿管等。

9. 做好心理护理

对于烦躁不安的患者，予床栏防止坠床，必要时约束患者四肢。对于清醒患者，做好心理护理，取得患者配合。

【参考文献】

［1］尤黎明，吴瑛. 内科护理学［M］. 6 版. 北京：人民卫生出版社，2017.

［2］于学忠，黄子通. 急诊医学［M］. 北京：人民卫生出版社，2015.

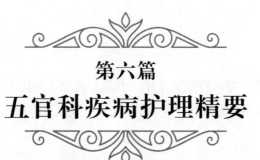

第六篇

五官科疾病护理精要

第一节　视网膜脱离

【概述】

视网膜脱离（retinal detachment，RD）是指视网膜神经上皮层和色素上皮层之间的分离。根据病因的不同，可分为孔源性视网膜脱离（原发性视网膜脱离）和非孔源性视网膜脱离（继发性视网膜脱离），后者又可分为牵拉性视网膜脱离和渗出性视网膜脱离[1]。

【观察要点】

1. 全身情况

监测生命体征，包括血压、心率、脉搏、呼吸；评估患者的发病年龄，有无高度近视、白内障摘除术后的无晶体眼和外伤病史。非孔源性视网膜脱离应评估患者全身疾病情况，包括有无妊娠高血压疾病、恶性高血压、肾炎、糖尿病等病史；眼部疾病评估包括有无中心性浆液性脉络膜视网膜病变、葡萄膜炎、后巩膜炎、玻璃体积血、糖尿病视网膜病变以及特发性葡萄膜渗漏综合征等。

2. 局部情况

有无"飞蚊症"、眼前闪光感、眼前黑影飘动，视力障碍程度，视野缺损方位，眼压情况，眼部超声及眼底荧光素血管造影等辅助检查结果，以了解患者视网膜脱离的部位及范围。

3. 心理—社会情况

充分评估患者对疾病的认知程度，以便发现其有无恐惧、焦虑、紧张或期望值过高等心理，了解患者的社会角色和家庭情况，是否缺乏家庭情感或经济支持等。

【护理要点】

1. 术前护理

（1）完善各项术前检查，包括血常规、尿常规、血生化、凝血功能、感染四项、心电图、胸片、视功能、眼前节 OCT、眼 B 超、眼压、眼底彩照等。

（2）了解患者全身情况，既往有糖尿病和高血压的患者应监测血糖、血压变化，发现异常及时联系医生，使其血糖和血压值控制在正常水平。

（3）遵医嘱给予抗生素眼药水滴眼预防感染，并使用散瞳剂使瞳孔药物性散大，让患眼充分休息，同时检查眼底。

（4）体位：患者应适当卧床休息，禁止剧烈运动，减少头部运动，必要时遮盖患眼以限制眼球活动。遵医嘱取适当体位或头位，使裂孔或视网膜脱离部位位于最低的位置，以减少脱离部位延伸或进展的机会。

（5）术前指导：为使患者在手术过程中更好地配合医生操作，术前应训练患者的凝视能力，指导其向指定方向凝视，但视网膜脱离的患者不宜大幅度转动眼球，以免加重牵拉。同时，指导患者掌握减轻咳嗽或打喷嚏时对眼部震动的技巧，如舌尖顶压上腭法和指压人中穴位法。嘱进食清淡、易消化饮食，保持大便通畅，术前一餐不可进食过饱，以免术中牵拉眼球导致反射性呕吐。介绍手术方式和可能的术后效果，帮助患者和家属以正确期望值对待手术和预后。

2. 术后护理

（1）密切观察病情变化，手术当日监测患者生命体征，观察术眼敷料、术后有无高眼压症、术眼疼痛等情况，如发现术眼敷料有渗血、渗液应及时予以更换，发现有眼痛或头痛及时报告医生，做好疼痛护理。

（2）次日拆除敷料，观察术眼有无充血、异常分泌物，做好病情记录。

（3）行黄斑或后极部裂孔注气术、玻璃体切割联合硅油或惰性气体填充术的患者，应采取俯卧位或裂孔最高位，术后应进行特殊体位及俯卧位垫使用方法的指导和宣教，通过示范、讲解及图片等方式指导患者特殊体位的正确姿势，及时纠正患者的不当体位。

（4）行巩膜外环扎、垫压术和部分单纯玻璃体切割术的患者对卧位一般无特殊要求，若术前有大量渗出液，术后宜取裂孔最低位，以促进渗出液的吸收。

（5）注意观察患者有无因采取被动体位引起的不适，在保证有效的顶压作用下变换体位休息，减少同一部位的受压时间，尤其是消瘦患者，注意有无压疮的发生。因强迫体位引起的肌肉酸痛，可予局部按摩缓解，嘱患者变换体位时动作宜慢，避免大力晃动头部。

（6）遵医嘱局部或全身应用抗生素及糖皮质激素预防感染，控制炎症反应；出血明显者，加强止血治疗。

（7）术后高眼压患者遵医嘱使用降眼压药物，如噻吗洛尔、布林佐胺、曲伏前列腺素等滴眼液滴眼，或予碳酸酐酶抑制剂口服，动态观察眼压变化。

（8）指导患者识别早期并发症的症状，积极干预，掌握眼部保护的方法，如眼垫包眼、眼罩保护、防碰伤、勿揉眼等。

3. 健康宣教

（1）教会患者行走、卧床、进餐时的正确体位，避免突然用力屏气或震荡的动作，以免影响视网膜复位。

（2）向患者介绍用药的种类、剂量、时间、方法等，指导患者正确用药。

（3）指导患者重建良好的生活习惯，注意用眼卫生，避免熬夜或过度用眼、剧烈活动，减少头部晃动。戒烟戒酒，合理运动，多进食蔬菜和水果，保持大便通畅。

（4）出院后建议患者两周内以卧床休息为主，术后一个月可适当进行室内活动，两个月后可以恢复室内工作，三个月后可从事轻体力活动，半年内避免参加重体力劳动或前往高海拔地区，术后三个月内不建议乘坐飞机。为减少视疲劳，嘱患者不可过度用眼，阅读和看电子产品的时间以不超过半小时为宜。

（5）出院一周后复查，如术眼出现眼前黑影、闪光感、视力下降、视物变形、分泌物增加等症状，应立即就诊检查，同时应观察对侧眼有无类似症状。

（6）患者巩膜扣带术后因眼球前后轴长度改变，可导致视力发生变化，手术后半年需验光配镜矫正视力。

（7）合并糖尿病眼病的患者应半年检查一次眼底，并在内分泌科门诊随访控制血糖，以延缓或减少眼部并发症的发生。

【参考文献】

［1］葛坚，王宁利．眼科学［M］．3 版．北京：人民卫生出版社，2015.

第二节　白内障

【概述】

白内障（cataract）指晶状体混浊，是晶状体透明度降低或者颜色改变所导致的光学质量下降的退行性改变。白内障的发病机制较为复杂，是机体内外各种因素对晶状体长期综合作用的结果。晶状体处于眼内液体环境之中，任何影响眼内环境因素，如衰老、遗传、代谢异常、外伤、辐射、中毒、局部营养障碍及某些全身代谢性或免疫性疾病等，都可直接或间接破坏晶状体的组织结构，干扰其正常代谢而使晶状体混浊。流行病学研究表明：紫外线照射、糖尿病、高血压、心血管疾病、机体外伤、过量饮酒及吸烟等均与白内障的发生有关[1]。

白内障可按不同方法进行分类。①按病因：分为年龄相关性、外伤性、并发性、代谢性、中毒性、辐射性、发育性和后发性白内障；②按发病时间：分为先天性白内障和后天获得性白内障；③按晶状体混浊部位：分为皮质性、核性和囊膜下性白内障等；④按晶状体混浊形态：分为点状白内障、花冠状白内障和绕核性白内障等。

临床上，白内障的主要表现为渐进性无痛性视力下降，晶状体混浊可在肉眼、聚光灯或裂隙灯显微镜下观察并定量分析。不同类型的白内障具有其特征性的混浊表现。当晶状体混浊局限于周边部时，需散瞳后才能看到。

【观察要点】

1. 全身情况

监测患者生命体征，包括血压、心率、脉搏、呼吸；评估健康史，了解有无家族史及有无糖尿病、高血压、心脑血管疾病、肺部疾病等病史；询问用药史，了解患者服药种类和剂量，有无长期服用抗凝药物等。

2. 局部症状

患者视力下降时间、程度、发展速度，有无黑点、单眼复视或多视，屈光改变、虹视、畏光、眩光等症状。

3. 局部体征

评估患者视力、眼压，了解晶状体混浊的程度，检查有无眼表活动性炎症。查看人工晶体测量度数（IOL - master）、角膜地形图、视觉质量分析、光学相干断层扫描（OCT）等辅助检查结果，了解患者的视功能状况。

4. 心理—社会情况

评估患者的心理状况，了解患者对疾病的认知程度，视力障碍对患者生活或工作的影响，评估患者对手术的期望值及家庭的支持度。

【护理要点】

1. 术前护理

（1）用药护理。患者进行用药知识宣教，讲解药物名称、作用、用药目的及用法，以取得患者配合。

（2）完成泪道冲洗。评估患者泪道情况，排除泪道炎症，准确记录泪道冲洗结果

（通畅/泪道狭窄/不通畅/有无脓性分泌物等），有异常情况应及时报告医生。

（3）完善术前检查。及时安排术前各项专科检查，解释检查的目的、意义及配合方式，确认并整理术前检查资料备送手术室。

（4）安全护理。评估患者的自理能力和跌倒风险，检查环境设施是否安全，降低跌倒发生率，生活不能自理和低视力患者需留一名陪护人员。

（5）进行术前宣教。①凝视训练：眼球转至某一眼位并注视一定时间；②衣着：起床后正常洗漱，更换干洁病服，不穿内衣、内裤；③饮食：可正常进食早餐，但不应过饱，不宜大量饮水，以免术中排大小便；④随身物品：手机、钱包、首饰、活动假牙等物品应提前交由家属保管。

（6）术前准备：遵医嘱以抗生素滴眼液滴术眼，术前冲洗结膜囊，术前一小时滴短效散瞳剂，并观察瞳孔是否充分散大，若瞳孔散不大，可能与患者存在虹膜粘连等因素有关，应告知手术医生。

2. 术后护理

（1）卧床休息。术后 4~6 小时内，以不压迫术眼休息为宜，一般无特殊体位要求。

（2）保护术眼。嘱勿自行拆除术眼敷料并保持敷料干洁，勿揉眼及避免撞术眼，注意用眼卫生。避免长时间弯腰低头，避免重体力劳动和剧烈活动。

（3）用药护理。术后按医嘱予抗生素滴眼液、糖皮质激素滴眼液、玻璃酸钠滴眼液等滴眼，进行用药知识宣教。

（4）术后观察。观察患者术眼敷料渗血、渗液情况，并随时更换敷料，保持其干燥；部分患者术后仍有视物不清、轻度异物感，属于正常术后反应，如患者出现疼痛、恶心、呕吐、突发视力急剧下降等不适，应立即告知医生处理；若患者出现结膜充血、畏光、流泪等不适时，及时报告医生给予早期处理。

（5）饮食。选择富含维生素、蛋白质的食物，清淡饮食，应避免烟酒、浓茶、辛辣刺激性食物。

3. 健康宣教

（1）注意用眼卫生，勿揉眼，不宜长时间用眼，外出时佩戴防护眼镜，避免紫外线过多照射；一个月内洗头、洗脸、洗澡时，不得让污水进入眼内。

（2）指导正确滴眼药的方法：滴眼药前洗净双手；一手轻轻拉开术眼下眼睑，另一手将眼液滴入眼内，一次 1~2 滴，眼液瓶口应避免触及眼睑和角膜；每种眼液应间隔 10 分钟以上，眼膏一般睡前涂。对于混悬液类的眼药水（如典必殊、百力特等）使用前要先摇匀再滴。告知患者开瓶后的眼药水有效使用期为 28 天，过期眼药水应丢弃，以免增加感染概率。

（3）严格按医嘱门诊随访，出院后常规1周复诊，间隔2周、1个月各复查1次，若出现头痛、眼痛、视力下降、恶心、呕吐等症状，立即就诊。

（4）2~3月内不宜进行剧烈运动或负重劳动，如打羽毛球、游泳、提重物等；注意保暖，预防感冒、咳嗽，防止便秘。

（4）术后配镜指导：术后2~3月，术眼屈光状态稳定后，可根据自身需要验光配镜。

【参考文献】

［1］席淑新，赵佛容．眼耳鼻咽喉口腔科护理学［M］．4版．北京：人民卫生出版社，2017.

第三节　青光眼

【概述】

青光眼（glaucoma）是一组威胁和损害视神经及其视觉通路，与病理性眼压升高相关的眼病，最终可导致视功能损害。视盘的凹陷性萎缩和视野的特征性缺损是其典型的临床表现[1]。

【观察要点】

1. 全身情况

测量患者生命体征，观察有无头痛、眼痛、眼胀、恶心、呕吐、视物不清等情况，询问近几日的进食情况。

2. 局部情况

评估视力、眼压、视野、视功能、眼前段、视盘OCT等的检查结果，尤其应关注视野的进行性变化。检查患者有无结膜充血，有无畏光、流泪、雾视等症状和体征。

3. 评估既往史及药物过敏史

询问患者既往有无哮喘、心动过缓、肾结石等病史，询问药物过敏史及近期用药情况。

4. 心理—社会情况

观察急性发作期的患者有无恐惧、紧张等情绪改变，了解其有无对疾病预后的担忧。

【护理要点】

1. 急性发作期的护理

（1）2%～4%毛果芸香碱眼液频繁滴眼，观察瞳孔有无缩小。

（2）20%甘露醇以5～7mL/kg静脉快速滴入，静滴时注意观察患者有无因补液速度过快引起胸闷、气促等不适，注意有无药物外渗，发生外渗时应及时按药物外渗处理方法进行处理。

（3）口服碳酸酐酶抑制剂，必要时予镇静、镇痛、止吐药物对症处理。

（4）保持环境安静，减少声光刺激，安抚患者情绪。

2. 术前护理

（1）完善相关术前检查，如血常规、尿常规、血生化、凝血功能、感染四项、心电图、胸片，以及视功能、眼前段、视神经、视野等的检查。

（2）遵医嘱使用抗生素眼液及降眼压药物，禁用散瞳剂。

3. 术后护理

（1）及时观察患者病情变化，监测生命体征，观察术眼敷料有无渗血渗液，有无疼痛等，术后如患者仍有头痛、眼胀、恶心等症状，及时通知医生给予处理。

（2）若术后早期眼压偏低，为促进前房恢复，可遵医嘱使用散瞳剂，并向患者讲解原因，消除其紧张情绪。

（2）次日拆开敷料，观察术眼有无充血、异常分泌物等，做好病情记录。

（3）术眼遵医嘱用抗生素滴眼液、糖皮质激素滴眼液等，行用药知识宣教。

4. 心理护理

（1）鼓励患者表达内心感受，介绍手术方式，减轻顾虑。

（2）须告知期望值过高的患者，已发生的视神经损害无法逆转，手术是为了改变高眼压状态，避免视神经损害和视力障碍进一步加重，应以正确心态对待疾病。

5. 健康宣教

（1）避免引起眼压升高的因素：指导患者控制情绪，减少在暗室或黑暗环境中停留的时间，避免在光线暗的环境下看电影、电视；睡觉时枕头垫高，不要长时间低头，一次性饮水最好不超过300mL；不宜穿衣领过紧的衣服，避免寒冷刺激，保持大便通畅。

（2）饮食指导：忌烟、酒、浓茶，不吃刺激性的辛辣食物，多进食易消化的水果、蔬菜、粗粮等，如香蕉、生梨、柑橘、西瓜、萝卜、芹菜等。

（3）嘱患者注意用眼卫生，教会患者正确使用降压药物，并保持情绪稳定。

（4）定期复诊：出院1周后复查，之后每月复查，3个月后每半年复查1次，检查项目包括眼压、视野、眼底检查等。嘱患者若出现眼胀、眼痛伴同侧头痛、结膜充血、畏光、流泪、恶心、呕吐等症状时，应立即就诊，同时还应重视对健眼（未发作眼）的随访检查。

【参考文献】

［1］葛坚，王宁利. 眼科学［M］. 3版. 北京：人民卫生出版社，2015.

第四节　慢性扁桃体炎

【概述】

慢性扁桃体炎（chronic tonsillitis）是扁桃体的持续性感染性炎症，多由急性扁桃体炎反复发作，或因腭扁桃体隐窝引流不畅，隐窝内细菌、病毒滋生感染而演变为慢性炎症，主要致病菌为链球菌和葡萄球菌[1]。

【观察要点】

1. 健康史

发病前有无反复咽痛、感冒发作史；有无急性扁桃体炎及相关并发症（如心肌炎、肾炎、关节炎等）的发作史；有无过度劳累、受凉受湿、周边环境不良、自主神经失调等诱因[2]。

2. 局部情况

发作时有无咽干、发痒、咽异物感、咽痛、刺激性咳嗽、口臭等症状；小儿扁桃体过度肥大时，注意有无睡眠时打鼾、呼吸不畅、吞咽或言语共鸣障碍等症状[1]。

3. 全身情况

若隐窝脓栓被咽下，或隐窝内细菌、毒素等被吸收，观察患者有无消化不良、头痛、乏力、发热等情况[1]。

4. 心理—社会状况

患者及家属对疾病的认知情况，反复发作的患者有无焦虑、紧张等不良情绪；评估患者的饮食习惯、周边环境，有无理化因素的长期刺激等[2]。

【护理要点】

全麻下行扁桃体切除术治疗慢性扁桃体炎的护理要点。

1. 术前护理

（1）完善术前的检验、检查，了解血压、血糖、心电图、胸片、血尿常规、血生化、出凝血时间等结果是否正常。

（2）排除手术禁忌证，了解患者有无凝血功能障碍或造血系统疾病，有无使用抗凝药，有无急性炎症、上呼吸道感染、严重的全身性疾病，女性是否处于妊娠期或月经期等[1]。

（3）向患者及家属解释手术的目的、项目、麻醉方法、手术配合的注意事项，交代手术时间的大致安排，术前禁食禁饮的时间、防止禁食期间发生低血糖的措施等。

（4）全麻手术前饮食管理：加强康复外科指南推荐[3]，无胃肠道动力障碍患者，术前2小时禁饮清饮料（如清水、无渣果汁、碳酸饮料、清茶等，不可含酒精），术前6小时禁食淀粉类固体饮食（包括牛奶），油炸、脂肪肉类等需要更长的禁食时间。术前10小时可饮用12.5%的碳水化合物饮品≤400mL，术前2小时饮用≤400mL。具体时间遵循医院麻醉师要求。

（5）协助患者术前做好个人卫生，男士刮胡须，女士不可美甲；保持口腔卫生，必要时应用漱口液。

（6）告知术前需要准备的物品，家属陪护的相关规定、术后需准备的饮食、入手术室的着装要求等。

（7）复核患者及家属的手术知情同意书、麻醉知情同意书是否已签署，医生是否做好手术标记。

（8）术日清晨测量患者生命体征，有异常及时报告医生处理。

（9）遵医嘱术前用药，解释用药的目的，观察用药效果和不良反应。如有确需服用的治疗其他疾病的口服药，如降压药物等，术日清晨用少量水（＜50mL）送服[2]。

2. 术后护理

（1）体位。返回病房后，全麻未苏醒者予去枕半俯卧位，或平卧位头偏向一侧。清醒后取半坐位或平卧位[4]。术后如无出血、头晕，鼓励早期下床活动。

（2）观察生命体征：密切观察患者生命体征、神志、面色、血氧等指标，警惕伤口出血引起窒息或失血性休克等并发症。

（3）饮食：全麻术后 6 小时方可进食进水，一般术后 3 天内进食温冷流质饮食，3~7 天为半流质饮食，7~14 天可进软食，14 天后进普食[4]。1 个月内避免进食辛辣刺激性、过热、过硬、过酸、活血、补血等食物。

（4）白膜形成：术后次日扁桃体窝会形成一层"白膜"，可保护创面[2]，指导患者勿自行剥离，应由其自行脱落，以防发生出血和感染[3]。

（5）缓解咽部不适：指导患者术后多饮水，用专用漱口液含漱，缓解口腔、口咽部干燥、多痰等不适。

（6）预防出血：观察患者有无频繁的吞咽动作，指导其勿用力咳嗽、咳痰，少做吞咽动作，可将口咽分泌物轻轻吐出，观察分泌物的颜色、性质及量。术后次日开始刷牙漱口，刷牙使用软毛牙刷，不可深入扁桃体窝，漱口时冲洗力度不可过大，以免损伤创面。进水时不使用吸管，以防形成负压引起伤口出血。如发现任何出血征象，立即报告医生协助止血。

（7）疼痛护理：评估患者的疼痛评分，向其解释疼痛的原因及对策，指导避免用力咳嗽、咳痰，保持口腔咽喉湿润。疼痛明显时，易导致进食量减少，鼓励患者少食多餐，加强营养，必要时应用止痛药物、针刺、穴位按摩、冰水含漱、分散注意力等方法减轻疼痛。

（8）预防感染：如果出现术后体温升高，或腭弓肿胀，创面白膜生长不均匀等，常提示感染的可能。需遵医嘱应用抗生素，指导患者保持口腔清洁。

（9）预防瘢痕形成：术后早期鼓励患者做咀嚼、张口、吞咽动作，手术当天少说话，之后可适当用舌体配合发声说话，以防扁桃体窝瘢痕形成[4]。

（10）心理护理：向患者讲解疾病的相关知识，建立其适当的认知，减轻患者焦虑、紧张等不良情绪。

3. 健康宣教

（1）指导患者注意休息，术后 2 周内避免重体力劳动。

（2）指导患者加强营养，注意饮食的选择，避免刺激手术创面引起出血。

（3）白膜应由其自行脱落，不可自行剥离，保持口腔清洁，预防口腔感染。

（4）指导患者避免用较热的水淋浴、洗脸、泡脚，不可剧烈运动、喊叫等，以免诱发出血。

（5）指导患者改善周围环境，避免接触粉尘、有害气体等环境，减少诱因。

（6）指导患者适当锻炼，预防感冒，增强机体的抵抗力。

（7）嘱患者如有突然高热、口吐血性分泌物、咽痛加剧等情况，不要吞咽分泌物，应及时就诊。

【参考文献】

［1］田勇泉，孙虹，张罗．耳鼻咽喉头颈外科学［M］．9 版．北京：人民卫生出版社，2018.

［2］席淑新，赵佛容．眼耳鼻咽喉口腔科护理学［M］．4 版．北京：人民卫生出版社，2017.

［3］中华医学会外科学分会，中华医学会麻醉学分会．加速康复外科中国专家共识暨路径管理指南（2018）［J］．中华麻醉学杂志，2018，38（1）：8 – 13.

［4］韩杰，席淑新．耳鼻咽喉头颈外科护理与操作指南［M］．北京：人民卫生出版社，2019.

第五节　慢性鼻窦炎

【概述】

慢性鼻窦炎（chronic sinusitis，CRS）是发生于鼻窦黏膜的慢性炎症性疾病[1]。

【观察要点】

1. 健康史

评估有无急性鼻窦炎或急性鼻窦炎反复发作，有无鼻炎治疗不当，有无牙源性上颌窦炎史等[2]。

2. 局部情况

观察患者有无鼻塞、流脓涕（常为黏脓性，可伴鼻后滴漏）、头面部胀痛（定位患侧）、嗅觉减退或消失等。如伴有眶并发症，可有视功能障碍，表现为视力减退、眼球移位、复视等症状[1-2]。

3. 全身情况

观察患者有无乏力、咳嗽、失眠、头昏头痛、注意力不集中、记忆力减退等情况[1-2]。

4. 心理—社会状况

了解患者及家属对疾病的认知情况，患者有无出现焦虑、抑郁、工作效率低等情绪变化。

【护理要点】

全麻下鼻窦内窥镜手术治疗慢性鼻窦炎的护理要点。

1. 术前护理

（1）协助完善术前的检验、检查，了解检验、检查，如血压、血糖、心电图、胸片、血尿常规、血生化、出凝血时间等结果是否正常。

（2）了解有无凝血功能障碍或造血系统疾病，有无使用抗凝药，有无急性炎症、上呼吸道感染、严重的全身性疾病，女性是否处于妊娠期、月经期等。

（3）向患者及家属解释手术的目的、手术配合的注意事项、麻醉方式等，交代手术时间的大致安排，术前禁食禁饮的时间、防止禁食期间发生低血糖的措施等。介绍手术后可能出现的症状（如鼻腔填塞、张口呼吸、口干咽干、血丝痰等）和应对的技巧，提高患者术后的配合度和舒适度。

（4）全麻手术前饮食管理：加强康复外科指南推荐[3]，具体参照本章慢性扁桃体炎的术前饮食管理进行。

（5）术前备皮、剪鼻毛，男士刮胡须，做好个人卫生。

（6）告知患者和家属入手术室的要求、需要准备的物品，家属陪护的相关规定、术后需准备的饮食等。

（7）复核患者及家属的手术知情同意书、麻醉知情同意书是否已签署，医生是否做好手术标记。

（8）术日清晨测量患者生命体征，有异常及时报告医生处理。

（9）遵医嘱术前用药，解释用药的目的，观察用药效果和不良反应。如有确需服用的治疗其他疾病的口服药，如降压药物等，术日清晨用少量水（<50mL）送服[2]。

2. 术后护理

（1）体位：全麻未清醒者，予平卧位，头偏向一侧，6小时后取半坐卧位或高枕卧位，可减轻鼻部充血，利于鼻腔渗出物引流，还可减轻因鼻腔填塞引起的口腔通气不畅症状。

（2）监测生命体征：密切观察患者体温、呼吸、血氧、吞咽和鼻部肿胀情况，及时识别感染、出血等征象，保持患者呼吸道通畅。

（3）饮食：全麻6小时后予温凉的半流质饮食，鼻腔填塞物拔除后恢复软食，避免辛辣刺激性、补血、活血类食物。

（4）鼻腔填塞的护理：告知患者切不可自行拔除填塞物，以防出血。鼻腔填塞期间，会引起口腔咽部干燥、口腔异味、呼吸不畅、吞咽不畅、头鼻面部胀痛、溢泪等症状。指导患者进行舒适呼吸训练，遵医嘱雾化吸入，改善通气，促进口咽鼻咽分泌物排出。口腔不适者，需多饮水，补充水分，可使用缓解口干的含漱液含漱，唇部使用润唇膏。注意口腔卫生，增加刷牙次数，进食前后漱口。观察填塞物的松紧度，指导患者尽量避免用力咳嗽和打喷嚏，以防填塞物脱落引起出血，教会患者减轻打喷嚏的方法，并遵医嘱使用抗组胺药物。头鼻面部疼痛明显时，评估疼痛情况，遵医嘱使用止痛药物。拔除鼻腔填塞物时，不可空腹，以防晕倒，指导患者配合的方法，顺利拔除后卧床1小时。

（5）预防出血：术后几天内鼻腔少量渗血或口吐血丝痰，属正常现象，嘱轻轻擦拭鼻腔渗出的分泌物，及时吐出口腔分泌物即可。观察有无经前鼻孔渗出较多鲜血，或后鼻孔渗血导致经口吐出较多新鲜血性液，如有血液流出时，指导勿咽下，以免引起胃部不适，也不便于观察出血量，应及时报告医生协助止血。

（6）预防感染：鼻腔填塞的时间不宜过长，监测患者体温变化，保持口腔清洁。

（7）观察患者鼻腔有无清水样分泌物流出，有无出现剧烈头痛、恶心、呕吐、意识改变等症状，有无眶周瘀血或青紫，眼球有无外突或眼球运动障碍，以防发生脑脊液鼻漏、颅内感染、眼眶并发症等，如发现异常，立即报告医生或遵医嘱处理[4]。

（8）心理护理：向患者讲解疾病的相关知识，解释不适症状的原因，及时教会患者应对方法，减轻其焦虑、紧张等不良情绪，促进疾病康复。

3. 健康宣教

（1）交代术后复诊的重要性，持续口服药物治疗和鼻内镜鼻腔清理对预防疾病复发意义重大。复诊时间一般为第1个月每周1次，以后2~4周复诊一次，随诊半年以上。

（2）教会患者正确的擤鼻方法：在鼻腔通畅的条件下，用手指按压住一侧鼻翼，擤对侧鼻腔，擦拭擤出的分泌物后，同样方法擤另一侧[5]。

（3）指导患者术后使用喷鼻剂及鼻腔冲洗器的时机、方法和注意事项。

（4）嘱患者出院后遵医嘱坚持用药。

（5）嘱患者术后1个月内不可食用活血、补血食物，忌烟酒、辛辣刺激性食物。

（6）嘱患者注意休息和适当锻炼，以增强机体抵抗力，预防感冒。

【参考文献】

[1] 田勇泉，孙虹，张罗. 耳鼻咽喉头颈外科学 [M]. 9 版. 北京：人民卫生出版社，2018.

[2] 席淑新，赵佛容. 眼耳鼻咽喉口腔科护理学 [M]. 4 版. 北京：人民卫生出版社，2017.

[3] 中华医学会外科学分会，中华医学会麻醉学分会. 加速康复外科中国专家共识暨路径管理指南（2018）[J]. 中华麻醉学杂志，2018，38（1）：8 - 13.

[4] 成守珍，胡丽茎. 耳鼻咽喉头颈外科急症高级护理实践 [M]. 北京：人民卫生出版社，2020.

[5] 韩杰，席淑新. 耳鼻咽喉头颈外科护理与操作指南 [M]. 北京：人民卫生出版社，2019.

第六节　慢性化脓性中耳炎

【概述】

慢性化脓性中耳炎（chronic suppurative otitis media，CSOM）是中耳黏膜、骨膜或深达骨质的慢性化脓性炎症。临床表现以耳间歇流脓、鼓膜穿孔及听力下降为特点[1]。

【观察要点】

1. 健康史

评估患者是否有急性化脓性中耳炎的病史，有无鼻咽部慢性疾患，有无免疫力下降等[2]。

2. 局部情况

观察患者有无反复耳流脓或混有流血、听力下降、耳鸣等症状，耳镜检查有无鼓膜穿孔等[1]。

3. 全身情况

观察有无颅内、颅外并发症。颅内并发症可见头痛、发热、恶心、呕吐、表情淡漠、颅内压增高等，颅外并发症可见耳后骨膜下血肿、周围性面瘫等[1-2]。

4. 心理—社会状况

评估患者及家属对疾病的认知情况，患者有无因反复流脓等病史引起焦虑、恐惧等情绪[2]。

【护理要点】

全麻下行乳突手术、鼓室成形术、听骨链重建等手术治疗的护理要点。

1. 术前护理

（1）协助完善术前检验、检查如血压、血糖、心电图、胸片、血尿常规、血生化、出凝血时间等，了解其结果是否正常。

（2）了解患者有无凝血功能障碍或造血系统疾病，有无使用抗凝药，有无急性炎症、上呼吸道感染、严重的全身性疾病，女性是否处于妊娠期或月经期等。

（3）关注患者的心理状况，对于听力损伤较重者，选取合适有效的沟通方式。向患者及家属解释手术的目的、手术配合的注意事项、麻醉方式等，交代手术时间的大致安排，术前禁食禁饮的时间，防止禁食期间发生低血糖的措施等。

（4）全麻手术前饮食管理：加强康复外科指南推荐[3]，具体参照本章慢性扁桃体炎的术前饮食管理进行。

（5）术前备皮：乳突根治术需对耳周三横指和会阴部备皮，长发者将头发梳理整齐，鼓室成形、鼓膜置管等备鬓发，耳毛较长者去耳毛，男士刮胡须，做好个人卫生，如洗头、修剪指甲等。

（6）告知患者和家属入手术室的要求、需要准备的物品、家属陪护的相关规定、术后需准备的饮食等。

（7）复核患者及家属的手术知情同意书、麻醉知情同意书是否已签署，医生是否做好手术标记。

（8）术日清晨测量患者生命体征，有异常及时报告医生处理。

（9）遵医嘱术前用药，如有滴耳药，指导患者正确的滴药方法，观察用药效果和不良反应。如有确需服用的治疗其他疾病的口服药，如降压药物等，术日清晨用少量水（<50mL）送服[2]。

2. 术后护理

（1）体位。患者术后取平卧位或健侧卧位，勿压迫术耳。如行人工听小骨植入或镫骨植入术，还需卧床、头部制动三天，指导患者避免打喷嚏、擤鼻涕、用力咳嗽等，并指导其应对的方法。

（2）饮食。全麻清醒后6小时，可进食半流质食物，如粥、粉、面、羹等。次日可视耐受程度过渡至软食，饮食宜清淡易咀嚼，不可进食过硬、辛辣刺激性食物。

（3）预防出血。观察耳部敷料的颜色、性状和量，敷料是否妥善包扎固定，松动或过紧时及时报告医生予以处理。若敷料见新鲜血液，且渗血面积持续扩大，提示伤口活动性出血，立即报告医生，协助加压包扎、使用止血药等对症处理。

（4）预防感染。注意患者有无异常的耳痛、渗液，医生换药时注意有无伤口红肿或渗出液。监测患者体温，指导其正确擤鼻的方法，减少术耳感染的因素，遵医嘱应用抗生素。

（5）并发症的观察。术后若有耳鸣、搏动感、耳内有水的感觉，向患者解释此属正常现象。如出现头晕、恶心、呕吐等耳内刺激症状，嘱其卧床休息，减少头部的活动，留陪人员协助生活护理，加强防跌倒健康教育，落实相关护理措施，避免受伤，遵医嘱使用止晕药物。观察患者有无出现面瘫，如口角歪斜、鼻唇沟变浅、同侧额纹消失、闭眼不全等症状，必要时使用营养神经、改善微循环等药物。预防颅内、外并发症，注意有无头痛、神志改变等[1-2,4]。

3. 健康宣教

（1）告知患者手术后外耳道有填塞物，会导致耳鸣、听力比术前下降、渗出分泌物多等情况，一般会在复诊时由医生取出。

（2）指导患者保持外耳道清洁干燥，勿入水，勿挖耳，洗头时可用棉球塞耳，3个月内不可游泳。

（3）指导患者勿用力擤鼻、咳嗽，指导正确的擤鼻方法，预防感冒，以免引起耳内感染。

（4）嘱患者短期内避免乘坐飞机，以免鼓室压力过大。

（5）教会患者正确使用滴耳药物，按时用药。

（6）嘱患者按时复诊，定期进行耳内镜下清理。

（7）指导听力重建手术的患者，避免头部撞击或过度晃动，不使用耳机。

【参考文献】

［1］田勇泉，孙虹，张罗. 耳鼻咽喉头颈外科学［M］. 9版. 北京：人民卫生出版社，2018.

［2］席淑新，赵佛容. 眼耳鼻咽喉口腔科护理学［M］. 4版. 北京：人民卫生出版社，2017.

[3] 中华医学会外科学分会，中华医学会麻醉学分会．加速康复外科中国专家共识暨路径管理指南（2018）[J]．中华麻醉学杂志，2018，38（1）：8-13.

[4] 韩杰，席淑新．耳鼻咽喉头颈外科护理与操作指南[M]．北京：人民卫生出版社，2019.

第七节　鼻咽恶性肿瘤

【概述】

鼻咽恶性肿瘤（nasopharyngeal carcinoma，NPC）是指起源于鼻咽黏膜上皮和腺体的恶性肿瘤[1]，多发于鼻咽部顶壁及侧壁[2]。

【观察要点】

1. 健康史

评估患者发病前有无危险因素，如是否经常食用腌制品、有无 EB 病毒感染史、生活工作环境有无空气水污染情况、有无家族遗传史等[3]。

2. 局部情况

观察患者有无擤出血性涕或回吸涕中带血、鼻塞、耳鸣、耳闷塞感、听力下降或伴鼓室积液、颈部淋巴结肿大、面部麻木、复视、眼球外展、呛咳、声嘶、舌肌萎缩、伸舌偏斜等症状[2]。

3. 全身情况

观察患者有无发热、乏力、进行性消瘦、远处转移等症状[1]。

4. 心理—社会状况

评估患者及家属对疾病的认知程度，患者有无产生恐惧、焦虑等不良情绪，了解患者的文化程度、家庭关系、经济状况等方面。

【护理要点】

鼻咽癌大部分为低分化鳞癌（98%），首选放射治疗，可结合病情配合化学治疗、免疫治疗、中医调理等方法[2]。

1. 放疗护理

（1）心理护理：了解患者的心理状态，鼓励其表达内心的感受，指导放松身心的技巧，如音乐治疗、适量的有氧运动、深呼吸、保证充足睡眠等方法，帮助其树立疾病治疗的信心，以积极的心态配合治疗与护理。

（2）饮食护理：放疗期间需要加强营养，增强机体免疫力，指导进食高蛋白、高热量、高维生素饮食，多吃水果蔬菜，饮食清淡易消化，如适当多吃豆制品、花生、木耳、菌菇类、鸡蛋、鱼瘦肉等[1]，避免进食腌制品及过冷过热、过酸过硬、辛辣刺激性食物，亦不可进食大补的食材。放疗后期因口咽黏膜损伤导致吞咽困难，可选择流质或半流质饮食，保证机体营养需要量。

（3）口腔护理：放疗前请口腔科医生会诊，排除牙齿、牙龈等问题，避免因放疗导致牙源性感染和出血。放疗易造成口腔黏膜反应，应及时评估患者放射性口腔黏膜炎的分级，并给予对症处理。指导患者保持口腔卫生，使用软毛牙刷刷牙，早晚、进食前后均要刷牙、漱口，可使用有抗菌、保护黏膜功能的漱口液进行漱口，促进黏膜修护，以防感染。口腔黏膜疼痛时，可用专用含漱液含漱。放疗有造成唾液腺萎缩的风险，患者易出现唾液减少、口干等的症状，应保证饮水量每日 3 000mL 以上[1]，少量多次，保持口腔湿润。

（4）鼻腔鼻咽护理：放疗会引起鼻腔、鼻咽黏膜干燥、鼻塞、鼻涕等不适，需保持鼻咽腔的卫生，可用鼻腔冲洗器每日冲洗两次，以缓解鼻腔干燥、促进分泌物及痂皮排出，预防鼻窦炎或鼻腔粘连。可食用鱼肝油，予凡士林软膏或生理盐水喷剂喷涂，以保护鼻腔黏膜。观察鼻咽部出血情况，嘱患者平时不可挖鼻、用力擤鼻，如果出血，及时报告医生协助处理。

（5）皮肤护理：注意患者颈部照射野皮肤的日常清洁，可用清水浸湿软毛巾轻轻沾洗，不可摩擦皮肤，不要用肥皂、碘酒、酒精、塑料胶布等物刺激放射野皮肤。外出要遮阳，避免在阳光下暴晒，穿棉质开衫低领的衣服，以减少对双侧颈部照野区的皮肤刺激。保持颈部皮肤清洁湿润，不可揉搓抓挠。可使用湿润修护作用的软膏外涂照野区。观察照射野皮肤的变化，及时处理放射性皮炎。

（6）疼痛护理：肿瘤经患侧咽隐窝的破裂孔侵入颅内 Ⅱ～Ⅵ 脑神经可产生头痛等症状，评估患者的疼痛情况，倾听患者的感受，可使用音乐治疗等方法，分散其注意力，根据疼痛评分遵医嘱应用止痛药。

（7）头颈部功能锻炼：指导患者积极进行头颈部功能锻炼，可预防发生张口困难、吞咽及咀嚼困难、颈部僵硬等功能障碍，一般从放疗第一天开始，持续到放疗后 2～3 年。

方法包括：张口训练、叩齿、弹舌、卷舌、缩舌、鼓腮、咀嚼、咽津、按摩、转颈运动等。

（8）并发症的观察：当白细胞、血小板计数较低，医生评估需暂停放疗时，按医嘱给予升白细胞或血小板治疗，并对患者进行保护性隔离，预防感染。观察全身出血征象。观察有无出现放射性损伤，如放射性腮腺损伤、放射性中耳炎、放射性下颌关节炎、放射性龋齿、放射性垂体功能低下、放射性脑损伤、放射性颈部皮肤萎缩或肌肉纤维化等并发症。

2. 化疗护理

要密切观察患者应用抗癌药物的不良反应，如血液系统症状、消化道反应、神经系统症状、过敏反应、脱发及身体各脏器毒性反应等，并积极处理。务必使用中心静脉置管化疗，做好维护和健康宣教，观察中心静脉置管的并发症，如有不良反应，及时给予对症处理。

3. 免疫治疗的护理

用药期间有无发热、血压下降、恶心、头晕、皮疹等不良反应。

4. 健康宣教

（1）注意患者情绪变化，给予其家庭支持，鼓励倾诉。

（2）指导患者作息时间规律，保证充足的睡眠，适当锻炼身体，戒烟酒，可适当中医调理。

（3）指导患者加强营养，提高机体免疫力，饮食结构健康，以高蛋白、高热量、高维生素饮食为主。

（4）做好 PICC、输液港等静脉导管的维护，预防置管相关并发症。

（5）患者放化疗期间定期复查血象，预防感染。如患者出现发热、颈部肿块、剧烈头痛、回缩涕血、耳鸣耳聋等症状时，嘱其及时就诊。

（6）指导患者放疗后 2～3 年坚持功能锻炼，以预防放疗并发症。嘱患者不可拔牙，可以补牙。

（7）嘱患者治疗结束后定期复查。

【参考文献】

［1］韩杰，席淑新. 耳鼻咽喉头颈外科护理与操作指南［M］. 北京：人民卫生出版社，2019.

［2］田勇泉，孙虹，张罗. 耳鼻咽喉头颈外科学［M］. 9版. 北京：人民卫生出版社，2019.

［3］席淑新，赵佛容. 眼耳鼻咽喉口腔科护理学 ［M］. 4 版. 北京：人民卫生出版社，2017.

第八节　颌骨骨折

【概述】

颌骨骨折（Jaw fracture）包括上颌骨骨折和下颌骨骨折，主要原因是各种外力致伤，通常包括击打伤、交通伤、坠落伤、枪弹伤，小部分是医源性损伤，是外力直接或间接地作用于颌面部所致。随着机动车的普及，交通事故引起的颌骨骨折比例逐年升高，成为颌骨骨折的主要原因[1]。

【观察要点】

1. 病史

外伤史、合并伤及其他基础疾病史。

2. 全身情况

患者生命体征、神志、血氧饱和度等。

3. 局部疼痛、肿胀

骨折段异常活动或移位，牙齿咬合关系错乱，上颌骨骨折时，如眶下神经受伤，眶下部、上唇和鼻部可出现麻木感。下颌骨骨折时，如伴下牙槽神经损伤，同侧下唇可出现麻木感。

4. 张口度

上颌骨骨折后，可因疼痛、骨折段移位、咀嚼肌运动失调和反射性痉挛、颞下颌关节损伤等原因，使张口受限。特别是下颌骨骨折，对张口运动影响较大。

5. 吞咽功能

颌骨骨折可因骨折段移位，影响呼吸和吞咽功能。

6. 视觉功能

上颌骨波及眶部，有眼球移位时，可出现复视。有动眼神经损伤时，可出现眼球运动失常。

7. 咬合关系错乱

因下颌骨骨折移位，上下牙槽对合不齐，影响有效咀嚼功能。即使颌骨骨性愈合，也需进一步行正畸治疗。

【护理要点】

1. 术前护理

（1）完善术前相关检查，保持患者口腔清洁，进半流质饮食。

（2）患者额面部冰块冷敷，避免伤侧受压。

（3）患者取半卧位，以减轻肿胀和疼痛。

2. 术后护理

（1）体位。患者去枕平卧位，头偏向一侧，全麻清醒后，予半坐卧位。

（2）病情观察。监测患者生命体征、神志、血氧饱和度变化。观察伤口敷料渗血情况，术区肿胀情况，管道是否通畅、在位，并妥善固定。保持呼吸道通畅，嘱患者轻轻吐出口内分泌物。

（3）术后 24 小时内疼痛和肿胀时，给予患者颌面部冰块冷敷，以减轻肿胀和疼痛，减少出血。保持敷料清洁、干燥、固定。

（5）患者术后第 1 天可以下床活动，年老或体弱患者注意预防跌倒。

（6）饮食指导：给予营养丰富、清淡、流质饮食；患者全麻清醒 6 小时后，可进食温凉、低盐、高蛋白的流质（如米汁、果汁等）或半流质饮食（如稀饭、云吞、烂面条、蒸鸡蛋等），术后 1 周给予高热量、高蛋白、高维生素流食，2 周后可进软食。

（7）指导患者保持口腔卫生，餐前、餐后漱口。

（8）张口受限的患者，术后 1～2 周开始张口训练，术后 2 周内不宜张大口。

3. 健康宣教

（1）指导患者术后 1～2 月内逐渐加大张口度，防止牙齿咬合关系紊乱，练习时间持续 1 年。

（2）指导患者术后 3 个月内避免进食坚硬食物。定期复查，不适随诊。

【参考文献】

［1］张志愿，俞光岩．口腔颌面外科临床解剖学［M］．济南：山东科学技术出版社，2020．

第九节 颌骨囊肿

【概述】

颌骨囊肿（Jaw cyst）是指在颌骨内出现含有液体的囊性肿物，囊肿可逐步增大，甚至引起颌骨膨胀破坏。根据组织来源和发病部位，由成牙组织或牙的上皮或上皮剩余演变而来的，称为牙源性颌骨囊肿，由胚胎时期的残余上皮所致的囊肿、损伤所致的血外渗液囊肿以及动脉瘤样骨囊肿等称为非牙源性颌骨囊肿[1]。

【观察要点】

1. 观察局部症状

（1）颌骨有无进行性无痛性肿大。

（2）肿物扪诊有无乒乓球样压弹感。

（3）有无牙的病变（根端囊肿）或缺牙。

（4）观察患者面部有无畸形。

（5）观察囊肿的大小，有无压痛及感染。

2. 评估心理状况

评估患者心理情况。

【护理要点】

1. 术前护理

（1）完善各项术前检查及化验，保持患者口腔清洁，嘱其每次进食后漱口。

（2）心理护理：向患者介绍手术过程、麻醉方法，减轻患者焦虑情绪。

2. 术后护理

（1）全麻患者术后给予去枕平卧位，头偏向一侧，禁食禁饮6小时，6小时后可进食少量的流质，给予半卧位。

（2）给予患者心电监测，氧气吸入，严密观察其生命体征的变化，保持呼吸道的通畅，并做好记录。

（3）观察患者口腔有无渗血，如有渗血及时吐出，勿咽下。

（4）保持患者口腔清洁，给予漱口液漱口。

（5）疼痛者进行疼痛评分，给予护理措施，必要时遵医嘱用药。

（6）心理护理，交代患者术后注意事项及配合方法。

3. 健康宣教

（1）指导患者注意保持口腔清洁，餐后漱口。

（2）指导患者改善生活方式，合理安排膳食、休息，戒烟戒酒。

（3）嘱患者如有不适，即刻到医院复查，以防复发。

【参考文献】

[1] 张志愿，俞光岩. 口腔颌面外科临床解剖学 [M]. 济南：山东科学技术出版社，2020.

第十节　舌癌

【概述】

舌癌（tongue cancer）是最常见的口腔癌，按口腔癌和口咽癌的国际抗癌联盟分类，舌前 2/3 癌（舌体）属口腔癌范畴，舌后 1/3（舌根）属口咽癌范畴。舌癌男性多于女性，但近年来有女性增多及发病年龄年轻化的趋势。舌癌多为鳞癌[1]。

【观察要点】

1. 健康史

患者有无烟酒嗜好，有无锐利牙嵴、残根或不良修复体长期对口腔黏膜的损伤，口腔内有无白斑、扁平苔藓等危险因素。

2. 身体状况

（1）舌癌多发于舌缘，其次为舌尖、舌背及舌根等处，常为溃疡型和浸润型。

（2）患者有时说话、进食及吞咽均发生困难。

（3）晚期舌癌可蔓延至口底及下颌骨，使全舌固定。

（4）若继发感染或侵及舌根，患者常出现剧烈疼痛。

（5）舌癌早期易发生淋巴结转移，远处可转移至肺部。

3. 心理—社会情况

一经确诊，患者多数会出现恐惧、不安和悲观情绪，对治疗及预后充满担忧，也给家庭带来沉重的心理和经济压力。个别晚期患者对治疗丧失信心而陷入绝望，甚至会轻生。

【护理要点】

1. 术前护理

（1）心理护理：鼓励患者树立战胜疾病的信心和勇气。

（2）口腔护理：及时治疗患者口腔及鼻腔炎症，给予漱口水漱口，以防术后伤口感染。

（3）常规准备：做好皮肤准备，注意患者保护皮肤，防止破损。

（4）术前指导：教会患者有效的咳痰方法、戒烟。

2. 术后护理

（1）体位。患者取去枕平卧位，头偏向患侧，待患者神志清醒，生命体征恢复正常，可改为半卧位。

（2）气管切开护理：保持患者呼吸道通畅，及时吸出其气管内分泌物，观察切口区周围是否有捻发感，气管切开套管底纺纱每日更换，并保持清洁干燥。按医嘱雾化吸入，每日 2~3 次稀释痰液，预防肺部感染。一般术后 5 日可试堵管 24~48 小时，如无呼吸困难，可拔除气管套管。

（3）口腔护理：按医嘱予患者漱口水漱口，每日 3~4 次，以减轻口臭，防止伤口感染。

（4）饮食护理：可以将富含高蛋白、高维生素、高热量的食物及水果等用食品料理机加工制成流质，经胃管注入。手术 10 日后，可拔除患者鼻饲管，经口进食流质或半流质食物。

3. 并发症护理

（1）伤口出血：观察患者的血压、心率、呼吸、血氧饱和度变化；伤口加压包扎；仔细观察颈部敷料及口内创口有无渗血或出血，若渗血每小时 >100mL，及时报告医生处理，并记录渗血日期、时间、量、色、性质等。

（2）伤口感染：注意观察患者体温变化，换药或吸痰时注意无菌操作，负压引流管保持通畅有效，遵医嘱应用抗生素。

4. 健康宣教

（1）患者出院后可继续日常活动，避免压迫撞击术区，睡觉时抬高头部。

（2）指导患者出院一个月内避免进食辛辣、硬的食物，需高营养、高维生素、高蛋白饮食。

（3）指导患者用软毛牙刷刷牙，每餐后漱口，保持切口干燥，避免污染伤口。

（4）患者若出现呼吸困难、伤口出血、裂开、肿胀、发烧超过38℃，立即返院检查。

（5）患者出院后两周、一个月、二个月、三个月、半年、一年回院复诊，行放疗、化疗。

【参考文献】

［1］张志愿，俞光岩 . 口腔颌面外科临床解剖学［M］. 济南：山东科学技术出版社，2020.

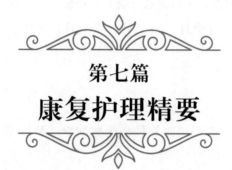

第七篇

康复护理精要

第一节　肺康复

【概述】

肺康复（pulmonary rehabilitation）是指基于全面评估后制定的个体化综合干预方案，包括但不限于运动训练、教育和行为改变，旨在改善慢性呼吸系统疾病患者的身心健康，形成长期、稳定的有利于健康的生活方式和习惯[1]。

肺康复可以改善慢性阻塞性肺疾病（COPD）稳定期患者的呼吸困难、健康状况和运动耐力，可以减少近期（≤4周）急性加重再入院率，且可以改善患者的焦虑和抑郁[2]。

英国胸科协会（BTS）建议伴活动受限［改良版英国医学研究委员会呼吸困难问卷（mMRC）评分≥2分］的COPD患者行肺康复治疗，推荐患者于出院后1个月内开始治疗并至少持续6周，每周至少开展2次评估[3]。

GOLD指南指出，B、C、D组[4]患者均可考虑实施肺康复，但其禁忌证包括存在运动风险（如严重心脏病等）或其他不利因素（如严重关节炎等）。

【观察要点】

1. 生命体征

主要包括呼吸、心率、心律、脉搏、血压变化等。

2. 呼吸困难度

呼吸困难的程度。

3. 运动相关能力

关节活动度、肌力、肌张力、柔韧性、平衡性情况等。

4. 静态心功能

主要包括心电图、超声心动图，以及冠心病危险分层情况。

5. 血气分析

主要包括氧分压、二氧化碳分压、氧合指数、pH值改变等。

6. 精神心理

患者心理状况以及参加肺康复的意愿。

【护理要点】

1. 运动训练

（1）耐力训练：耐力训练也称适应性训练，是肺康复中最常用的训练模式，包括下肢和（或）上肢训练，如骑脚踏车（固定式）、跑步（跑步机）或步行等。

（2）抗阻力/力量训练。

（3）间歇训练。

2. 替代性运动训练

（1）呼吸再训练。

（2）呼吸肌训练（VMT）。

（3）神经肌肉电刺激（NMES）：包括针灸、穴位按摩等。

3. 营养

指导患者进行长期规律的优质蛋白饮食（如瘦肉、鸡蛋、牛奶等）。

4. 识别和管理焦虑、抑郁

应对患者给予足够的关心、理解和尊重，进行及时、正确的心理疏导，必要时联合心理卫生专科医生协助治疗，可采用高强度心理干预（IPT）、抗抑郁药物及其他综合疗法。

5. 健康宣教和自我管理

整理明确的、结构化的患者教育内容，药师、医师参与的 COPD 稳定期管理，能够提高患者的吸入技术和依从性。[4-5]临床肺康复专科护士应对 COPD 患者进行全面、充分的健康教育，帮助患者建立疾病的自我管理意识，形成书面的自我管理计划书，定期随访，提倡实行分段就诊和远程随访。

【参考文献】

［1］李正欢，张晓云，陈杨，等．基于 2021 年 GOLD《COPD 诊断、治疗与预防全球策略》解析慢性阻塞性肺疾病稳定期非药物管理策略［J］．中国全科医学，2022，25（2）：131－138.

［2］中国医师协会呼吸医师分会，中华医学会呼吸病学分会，中国康复医学会呼吸康复专业委员会，等．中国慢性呼吸道疾病呼吸康复管理指南（2021 年）［J］．中华健康管理学杂志，2021，15（6）：521－538.

［3］李际强，白晓辉，蔡倩，等．肺康复运动处方指南解读（ATS/ERS、BTS、

ACSM 及 AACVPR）［J］. 临床肺科杂志，2020，25（1）：151－154.

［4］李正欢，张晓云，陈杨，等 . 2020 年慢性阻塞性肺疾病全球倡议《COPD 诊断、治疗与预防全球策略》指南解读（一）——稳定期药物管理［J］. 中国全科医学，2021，24（8）：923－929.

［5］李华芬，李平东，曾秋璇，等 . 慢性阻塞性肺疾病患者肺康复教育的最佳证据总结［J］. 护理学杂志，2022，37（3）：79－83.

第二节　心脏康复

【概述】

心脏康复（cardiac rehabilitation），是一门融合心血管医学、运动医学、营养医学、心理医学、行为医学的专业治疗体系，是指以医学整体评估为基础，通过五大核心处方［药物处方、运动处方、营养处方，心理处方（含睡眠管理）、患者教育（危险因素管理和戒烟）］的联合干预，为心血管疾病患者在急性期、恢复期、维持期以及整个生命过程中提供生理、心理和社会的全面和全程的管理服务和关爱。

Ⅰ期心脏康复：院内康复，为发生心血管事件（如急性梗死等）后的住院患者提供预防和康复服务，包括冠心病监护室和普通病房患者的住院期康复，时间为 10～14 天甚至更短时间。以生命安全和回归正常日常生活为目标[1]。

Ⅱ期心脏康复：院外早期康复或门诊康复，发生心血管事件的患者出院后 1～6 个月内继续进行运动训练，持续至事件发生后 1 年。急性冠脉综合征（acute coronary syndrome，ACS）介入治疗术后 2～5 周可常规进行运动训练。以复职和回归社会为目标[1]。

Ⅲ期心脏康复：院外长期康复，也称社区或家庭康复期，为心血管事件发生 1 年后的院外患者提供预防和康复服务，持续终身。以健康生活习惯养成、危险因素控制和健康管理方式构建为目标[1]。

【观察要点】

把评估贯穿心脏康复治疗的始终，实现 ACS 介入治疗术后患者的全面、全程管理。

1.5 个时间点的评估

主要包括初始基线评估、每次运动治疗前评估、针对新发或异常体征/症状的紧急评估、心脏康复治疗周期中每 30 天再评估以及结局评估。

2. 具体评估内容

（1）临床资料分析。了解心脏结构和收缩舒张功能、心电活动、心肺储备功能、潜在的心血管风险、肌力和肌肉耐力、柔韧性、平衡性、协调性等。

（2）运动负荷试验是重要的评估手段，可根据患者病史、心功能和运动能力，由简单到复杂地选择不同的运动负荷方案。

（3）评估患者的日常生活能力、生活质量、精神心理状态和睡眠质量，可选用 SF - 12 量表、SAQ 量表、PHQ - 9 量表、GAD - 7 量表、PSQI 量表。对高度怀疑有睡眠呼吸暂停的患者，可采用多导睡眠监测仪或便携式睡眠呼吸暂停测定仪。了解患者夜间缺氧程度、睡眠呼吸暂停时间及次数。

（4）了解并记录患者日常生活方式，检查患者是否有限制运动的因素，如肌肉骨骼系统疾病、贫血、电解质紊乱以及血糖水平等限制运动能力的因素。

（5）根据评估结果进行危险分层，进而帮助患者制定个体化的运动方案和运动监护级别，以保证患者运动的安全性和有效性。

【护理要点】

1. 运动处方制定

（1）运动形式的选择，以改善心肺功能的有氧运动为主，辅助抗阻运动、柔韧性运动、平衡运动及呼吸肌训练，柔韧性运动作为患者热身和整理运动。[2] ① I 期心脏康复运动，实现住院患者四步早期运动，包括床上运动，床旁坐立，站立，床旁行走，病室内活动。② II 期、III 期心脏康复运动，有氧运动是最基本的运动方式，采用的运动方式如走步、跑步、骑自行车、游泳、固定踏车、跑步机、八段锦，太极拳等。③ 呼吸训练，采用呼吸训练器、呼吸操、腹式呼吸、缩唇呼吸等。

（2）根据当前医疗水平确定患者运动强度。可适当选择心率储备法、无氧阈法、目标心率法、Borg Scale 自感劳累分级。① 控制靶心率在心率储备的 60% ~ 80%，摄氧量储备的 50% ~ 70% 或通气无氧阈值水平时的心率。[3] ② 控制在无氧阈值水平达到最大摄氧量的 60% 左右。③ I 期心脏康复运动强度，应控制在静息心率增加 20 次/分钟左右或 Borg 劳累度评估量表评分 < 12 分。④ II 期、III 期心脏康复运动强度应控制在中等强度，推荐患者从 50% 的峰值摄氧量开始运动，逐渐达到 80% 的峰值摄氧量。[4]

（3）根据病情选择合适的运动频率和时间。① I 期心脏康复运动的频率和时间，可参考康复运动七步法的运动。② II 期、III 期心脏康复运动可参考的频率和时间：运动频率3~5次/周，时间30~90分钟/次，运动时间中须包括5~10分钟的热身和整理运动。有氧运动可每天进行，抗阻运动宜间隔48小时。

（4）患者经过2~3周左右的运动，运动耐力有所改善。考虑运动强度和运动时间逐渐加强。应每4周为患者复测运动试验。可根据运动试验的结果调整运动处方，直至完成36次运动治疗，以后半年或一年复测运动试验，并根据需要进行调整。

（5）注意事项。①识别和熟悉急性事件的潜在风险及急救流程，高度重视患者运动中不适主诉及症状、体征的变化，做好应急预案。②正确识别高危患者，心肺功能较差者运动时佩戴心率监测设备，必要时佩戴血氧饱和度监测设备，以保证运动治疗的有效性和安全性。③正确处理糖尿病患者运动与药物相互作用的关系，运动时间应避开降糖药物血药浓度达到高峰的时间，在运动前、中或后，可适当增加饮食，避免出现低血糖。④患者进行抗阻运动时，指导患者调整呼吸模式，运动时避免 Vasalva 动作。指导患者保持正确姿势，对抗阻运动存在风险的患者，应从低强度开始，并监测血压和心律。⑤根据柔韧性运动动作的难度、幅度等，循序渐进、量力而行。⑥掌握运动康复开始和停止的指征。

2. 药物治疗康复护理

注意心血管用药与运动反应之间的关系；使用血管活性药物时，注意对心率的影响；应用抗栓、抗凝药物时应观察有无出血症状及监测凝血指标；指导患者硝酸甘油的使用及药物保管的注意事项；观察心血管药物的作用及副作用，评估患者药物治疗是否达标。

3. 心理康复护理

选择常用的非药物治疗方法，如认知疗法支持性心理治疗、行为治疗等，缓解患者的焦虑、抑郁情绪，给患者赋能。鼓励家属与患者之间的感情互动。按医嘱使用抗焦虑及抑郁药物，治疗过程中根据量表的分值变化及患者的症状，观察药物疗效。[5]

4. 睡眠管理

了解患者自身对睡眠质量的评价，与失眠相关的评估内容宜包括病史、体格检查、辅助检查、精神状态评估等。选用匹兹堡睡眠质量指数（PSQI）量表评价患者的睡眠质量。通过他人了解患者的睡眠状态，是否存在睡眠呼吸暂停等。根据医嘱合理使用助眠药物、抗焦虑和抗抑郁药物。应了解药物的起效时间、疗程和可能的不良反应。

5. 营养指导

（1）评估患者饮食状况，指导患者选择食物多样化，粗细搭配，平衡膳食。

（2）指导患者总能量摄入与身体活动平衡：保持健康体重，BMI 在 18.5~24.0kg/㎡。腰围，男性腰围 <85 厘米，女性腰围 <80 厘米。

（3）了解患者脂肪摄入情况，指导患者膳食中脂肪提供的能量不宜超过总能量的

30%，减少摄入肥肉、肉类食品和奶油，尽量不用椰子油和棕榈油。

（4）指导患者减少反式脂肪酸的摄入（不超过总能量的1%），少吃含有人造黄油的糕点、含有起酥油的饼干和油炸油煎食品。

（5）指导患者膳食胆固醇摄入量不应超过300mg/天。限制富含胆固醇的动物性食物，如肥肉、动物内脏、鱼子、鱿鱼、墨鱼等。

（6）指导患者每天食盐量不超过6g，适当增加含钾丰富食物的摄入。

（7）指导患者足量摄入膳食纤维，每天摄入25～30g，尽理从蔬菜水果和全谷类食物中获取。

（8）指导患者摄入充足的多不饱和脂肪酸（占总能量的6%～10%），如选用适量的植物油、鱼类、坚果等食物。

（9）指导患者摄入足量新鲜蔬菜（400～500g/天）和水果（200～400g/天），包括绿叶菜、十字花科蔬菜、豆类、水果等。

（10）指导患者行心脏介入治疗术后24小时内应根据心脏功能状况饮水。

6. 戒烟处方指导

对有意愿戒烟者进行5A干预，吸烟者开始戒烟后，安排长期随访，随访时间至少6个月。对不愿意戒烟或还未决定开始戒烟者，进行5R干预。对曾经在戒烟尝试中失败的吸烟者，可告知他们大多数人都是在经历过多次戒烟尝试后才成功戒烟的。烟草依赖程度可根据国际通用的尼古丁依赖量表（FTND）得分确定。当FTND≥4分时，提示患者戒烟过程中易出现戒断症状，且容易复吸，指导患者使用戒烟药物辅助治疗及持续心理支持治疗。

【参考文献】

［1］中国康复医学会心血管病专业委员会. 中国心脏康复与二级预防指南（2018版）［M］. 北京：北京大学医学出版社，2018.

［2］袁丽霞，丁荣晶. 中国心脏康复与二级预防指南解读［J］. 中国循环杂志，2019，34（S1）：86-90.

［3］李晗，冯茹，陈红琢. 运动训练在心力衰竭患者心脏康复中的研究进展［J］. 中国康复，2020，35（4）：208-211.

［4］赵双凤，孙钺，杨铠瑞，等. 心肌梗死基于运动的心脏康复研究进展［J］. 国际心血管病杂志，2022，49（1）：1-4.

［5］中华护理学会老年护理专业委员会，中国康复医学会心血管疾病预防与康复专业

委员会，中国老年保健协会脏器康复专业委员会．心脏康复护理专家共识［J］．中华护理杂志，2022，57（16）：1937-1941.

第三节　脑卒中康复

【概述】

脑卒中（stroke）是指各种原因引起的脑血管疾病急性发作，造成脑的供应动脉狭窄或闭塞及非外伤性的脑实质出血，并出现相应的临床症状及体征。脑卒中包括缺血性脑卒中和出血性脑卒中[1]。

脑卒中患者根据功能受损的程度可分为三个水平：①器官水平的功能障碍；②个体水平的功能障碍；③社会水平的功能障碍[2]。

【观察要点】

1. 基础监测

密切观察患者神志、瞳孔、生命体征以及肢体活动变化的情况。观察患者有无剧烈头痛、喷射性呕吐、烦躁不安、血压升高、脉搏减慢、呼吸不规则、双侧瞳孔不等大、意识障碍加重等病情变化，若有需警惕脑疝的可能，应立即报告医生配合抢救。

2. 一般病情观察

饮食（有无饮水呛咳）、二便、皮肤、药物不良反应等。

3. 主要功能障碍评估

运动、平衡、日常生活能力、感觉、认知、吞咽、语言、心理、生活质量等。

4. 并发症观察

压疮、坠积性/吸入性肺炎、泌尿系统感染、下肢静脉血栓、关节肿胀等。

【护理要点】

1. 体位

脑卒中卧床期，应将患者摆放于良肢位：鼓励患侧卧位，适当健侧卧位，尽少采取仰卧位，保持正确的坐姿、站姿[3]。

2. 落实安全护理措施

防止压疮、坠床、跌倒、走失、误吸、非计划性拔管、下肢静脉血栓形成等的发生。

3. 评估患者日常生活能力

对独立及轻、中度依赖的患者，在护理过程中充分调动其自理潜能，指导其积极参与护理和自我照顾。

4. 饮食指导

评估患者营养状况，根据结果指导患者进食低盐、低脂、高维生素、高蛋白、高热量等的食物[4]。每日摄水参考摄入量为30mL／（kg·d），可根据疾病状态适当增减[5]。

5. 康复指导

（1）运动训练：患者病情稳定后，为其制定合理的康复锻炼计划，指导患者进行床上运动、坐位及站立位活动、日常生活及活动能力训练等。

（2）语言训练：构音障碍患者，可进行呼吸训练，以及构音器官功能训练，例如喉、腭和舌、下颌等器官的运动范围、力度以及协调性训练。还可以采用克服鼻音化、克服费力音、语调训练、音量训练手法、图片版等方式进行构音训练[6]。

（3）认知训练：包括处理速度、注意力、知觉、长期记忆、工作记忆、计算、执行、推理和解决问题等难度递增的训练[7]。

6. 心理护理

建立良好的护患关系，促进有效沟通，指导患者放松技巧，如转移注意力、自我鼓励、音乐疗法、放松训练等。

7. 用药护理

向患者耐心解释各类药物的作用、不良反应、服药注意事项等。

8. 健康宣教

（1）指导患者积极配合治疗心脏病、高血压、糖尿病等原发疾病。

（2）鼓励患者坚持康复锻炼，主动参与日常生活、活动，提高安全意识，预防不良事件的发生。

（3）指导患者保持积极乐观的心态，增加对生活的热爱。

【参考文献】

［1］李乐之，路潜．外科护理学［M］．6版．北京：人民卫生出版社，2017．

［2］倪朝民．神经康复学［M］．3版．北京：人民卫生出版社，2019．

［3］张通，赵军，白玉龙，等．中国脑血管病临床管理指南（节选版）——卒中康复化管理［J］．中国卒中杂志，2019，14（8）：823－831.

［4］尤黎明，吴瑛．内科护理学［M］．6版．北京：人民卫生出版社，2017.

［5］中国吞咽障碍膳食营养管理专家共识组．吞咽障碍膳食营养管理中国专家共识（2019版）［J］．中华物理医学与康复杂志，2019，41（12）：881－888.

［6］国家卫生计生委脑卒中防治工程委员会．中国脑卒中护理指导规范［C］．北京：2016年中国脑卒中大会，2016.

［7］汪凯，董强．卒中后认知障碍管理专家共识2021［J］．中国卒中杂志，2021，16（4）：376－389.

第四节　吞咽障碍

【概述】

吞咽障碍（dysphagia）是由于下颌、双唇、舌、软腭、咽喉、食管等结构和（或）功能受损，导致食物不能安全有效地经口输送到胃内的过程[1]。

【观察要点】

1. 观察生命体征

若患者体温上升、咳嗽咳痰，可能存在误吸，应再次评估患者的吞咽功能，为其选择安全的进食方式。若患者突然出现剧烈咳嗽、烦躁不安、发绀、呼吸困难等症状，可能某食物误吸入了气管，应立即采取负压吸引、海姆立克法（Heimlich）、环甲膜穿刺术、心肺复苏术等抢救措施。

2. 意识、认知能力

定期评估患者的意识状态，观察是否有认知功能的改变，及早发现误吸风险。

3. 摄食—吞咽过程

筛查误吸高危人群，关注其摄食—吞咽过程是否安全，食物的性状、种类的选择是否正确，必要时立即采取干预措施。

4. 营养状况

关注患者摄入食物的量、品种，以及体重、化验结果的变化[2]。

【护理要点】

1. 评估患者吞咽功能

采取反复吞唾液试验、改良洼田饮水试验、容积—黏度测试等方法，评估患者的吞咽功能。

2. 选择进食途径

根据患者的营养状况、吞咽能力、意识水平、并发症风险等因素来选择进食途径[3]。对于意识障碍的患者，采用留置鼻胃管/胃造瘘进食；对于有一定吞咽功能的患者，给予间歇管饲、针对性进食指导。

3. 根据评估结果调整食物形态

指导患者采用黏度适当、密度均匀顺滑、易于变形通过咽部和食管的食物。常将固体食物改成糊状，在稀液体内加入增稠剂以增加黏度。[4]

4. 进食体位

指导患者尽量坐起，坐直，坐不稳时可使用靠背维持腰背曲度在 30°～60°。

5. 喂食

喂食时把食物放在患者健侧舌后部，有利于食物吞咽，建议一口量从 3～4mL 开始。若吞咽后听到发音有湿性嘶哑，应先咳出咽部残留食物后再进食。

6. 清洁口腔

进食后协助清洁口腔，保持其口腔清洁。

7. 心理护理

吞咽障碍的患者常合并失语而易怒易躁，不配合检查和治疗，医务人员要耐心向患者讲解疾病知识及病程进展情况，取得患者的信任。

8. 康复训练

吞咽口腔器官运动和感觉训练、气道保护训练、代偿性训练等[5]。

9. 健康宣教

（1）根据吞咽评估结果指导患者选择合适的食物，少量多餐，营养全面均衡。

（2）治疗与代偿有机结合：除积极治疗原发病外，应提倡综合训练，注意食物性状的改变、餐具和辅助工具的选择，以及吞咽技巧的训练等。总之，凡与摄食有关的细节都应考虑在内。

【参考文献】

[1] 窦祖林. 吞咽障碍评估与治疗 [M]. 2 版. 北京：人民卫生出版社，2017.

[2] 中国吞咽障碍康复评估与治疗专家共识组. 中国吞咽障碍评估与治疗专家共识（2017 年版）第一部分 评估篇 [J]. 中华物理医学与康复杂志，2017，39（12）：881－892.

[3] 四川大学华西循证护理中心，中华护理学会护理管理专业委员会，中华医学会神经外科学分会. 中国卒中肠内营养护理指南 [J]. 中国循证医学杂志，2021，21（6）：628－641.

[4] 中国吞咽障碍膳食营养管理专家共识组. 吞咽障碍膳食营养管理中国专家共识（2019 版）[J]. 中华物理医学与康复杂志，2019，41（12）：881－888.

[5] 中国吞咽障碍康复评估与治疗专家共识组. 中国吞咽障碍评估与治疗专家共识（2017 年版）第二部分 治疗与康复管理篇 [J]. 中华物理医学与康复杂志，2018，40（1）：1－10.

第五节　重症康复

【概述】

加快重症患者功能恢复进程，降低病残率，缩短住院时间，减少医疗费用。

【重症康复介入时机】

1. 血流动力学及呼吸功能稳定后立即开始。

2. 入住 ICU24～48 小时后，符合以下标准，即可实施康复介入。心率 $P > 40$ 次/分或 $P < 120$ 次/分；收缩压（SBP）$\geqslant 90\text{mmHg}$ 或 $\leqslant 180\text{mmHg}$，或/和舒张压（DBP）$\leqslant 110\text{mmHg}$，平均动脉压（MBP）$\geqslant 65\text{mmHg}$ 或 $\leqslant 110\text{mmHg}$；呼吸频率 $\leqslant 35$ 次/分；血氧饱和度 $\geqslant 90\%$；机械通气吸入氧气浓度（$FiO_2\%$）$\leqslant 60\%$，呼末正压 $\leqslant 10\text{cmH}_2\text{O}$；多巴胺 $\leqslant 10\mu\text{g/kg/min}$，或去甲肾上腺素/肾上腺素 $\leqslant 0.1\mu\text{g/kg/min}$。[1]

【康复暂停时机】

患者极度烦躁不能继续配合；生命体征明显波动，有可能进一步恶化危及生命；存在其他预后险恶的因素；有明显胸闷痛、气促、眩晕、显著乏力等不适症状；有未经处理的不稳定骨折等（如表 7 - 1 所示）。

表 7 - 1　暂停康复的生命体征

心率	血压	呼吸频率和症状改变	机械通气
P＜40 次/分，或＞130 次/分	SBP ≥ 180mmHg，或 DBP ≥ 110mmHg，MBP≤65mmHg	＜5 次/分，或＞40 次/分	$FiO_2\%$＞60%，呼末正压＞$10cmH_2O$
新发的恶性心律失常	新启用的血管升压药	不能耐受的呼吸困难	人机对抗
新启用抗心律失常的治疗药物或出现新的心梗	增加血管活性药物剂量	血氧饱和度＜88%	人工气道难以固定

【重症康复的评估内容】

（1）生命体征的评估。

（2）神经肌肉运动功能的评估。

（3）水、电解质、血气分析、凝血功能的评估。

（4）吞咽功能的评估。

（5）胃肠道功能的评估。

（6）支持性管路、引流管道的评估。

（7）心理、情绪状态的评估。

【重症康复技术】

1. 良肢位摆放

预防上肢屈肌、下肢伸肌痉挛，保持躯干和肢体功能状态，预防并发症及继发性损害的发生。

（1）患侧卧位：患侧在下，健侧在上，头部垫枕，患臂外展前伸旋后，患侧肩部尽可能前伸，上臂旋后，肘与腕均伸直，掌心向上；患侧下肢轻度屈曲位放在床上，健腿屈髋屈膝向前放于长枕上，健侧上肢放松，放在胸前的枕上或躯干上。

（2）健侧卧位：健侧在下，患侧在上，头部垫枕，患侧上肢伸展位置于枕上，使患侧肩胛骨向前向外伸，前臂旋前，手指伸展，掌心向下；患侧下肢向前屈髋屈膝，并完全由枕头支持。

（3）仰卧位：头部垫枕，患侧肩胛和上肢下垫一长枕，上臂旋后，肘与腕均伸直，掌心向上，手指伸展位，整个上肢平放于枕上；患侧髋下、臀部、大腿外侧放垫枕，防止下肢外展、外旋；膝下稍垫起，保持伸展微屈。

（4）上肢功能位：肩关节屈曲45°，外展60°；肘关节屈曲90°；前臂中间位；腕关节背伸30°～45°并稍内收；各掌指关节和指间关节稍屈曲，由食指至小指屈曲度有规律地递增；拇指在对掌中间位。

（5）下肢功能位：下肢髋伸直，无内、外旋，膝稍屈曲20°～30°，踝处于90°中间位。[2]

2. 关节的被动运动

①肩关节外展、内收；②肘关节旋外旋内；③腕关节屈伸；④髋关节屈曲、外展、内收；⑤膝关节屈伸；⑥踝泵运动。

3. 床上功率自行车应用

肢体肌力三级以下选被动模式，肌力达三级以上选主动/辅助模式。

4. 床上肢体抗阻力/重力主动运动

肌力达三级以上能主动配合的患者，可用弹力带或沙袋做抗阻力/重力主动运动。

5. 主动呼吸锻炼

（1）横膈肌阻力训练：患者仰卧位，头稍抬高，于上腹部放置沙袋，让患者深吸气同时保持胸廓平静，沙袋重量必须以不妨碍膈肌活动及上腹部鼓起为宜。逐渐延长时间，当患者可以保持横膈肌呼吸模式且吸气不必使用到辅助肌约15分钟时，则可增加沙袋重量。

（2）吸气阻力训练：患者经手握式阻力训练器吸气，每天进行阻力吸气数次。每次训练时间逐渐增加到20至30分钟，以增加吸气肌耐力。当患者的吸气肌力/耐力有改善时，逐渐将训练器的管子直径减小。

（3）腹式呼吸训练：患者处于舒适放松姿势，斜躺坐姿位。治疗师将手放置于腹直肌上。让患者用鼻缓慢地深吸气，肩部及胸廓保持平静，只有腹部鼓起。然后让患者有控制地呼气，将空气缓慢地排出体外。重复上述动作3～4次后休息，避免换气过度。让患者将手放置于腹直肌上，体会腹部的运动，吸气时手上升，呼气时手下降。患者学会膈肌呼吸后，让患者用鼻吸气，以口呼气。

6. 吞咽功能训练

（1）口唇运动：利用单音单字进行康复训练，如嘱患者张口发"a"音，并向两侧运动发"yi"音，然后再发"wu"音，也可缩唇然后发"f"音。其他练习方式，如吹蜡烛、吹口哨动作，缩唇、微笑等，也能促进唇的运动，加强唇的力量。

（2）颊肌喉部运动：嘱患者鼓腮后轻轻呼气，或做吸吮动作，借以收缩颊部及轮匝肌肉，每日2遍，每遍重复5次。喉上提训练方法：患者头前伸，使颌下肌伸展2～3秒；在颌下施加压力，嘱患者低头，舌向上吸抵硬腭，以改善喉入口的闭合能力，扩大咽部的空间，增加食管上括约肌的开放的被动牵张力。

（3）舌运动：患者将舌头向前伸出，然后左右运动摆向口角，再用舌尖舔下唇后转舔上唇，按压硬腭部，重复运动20次。

（4）屏气—发声运动：患者坐位，双手支撑床面做推压运动和屏气。此时胸廓固定、声门紧闭；然后，突然松手，声门大开、呼气发声。

（5）冰刺激：用冰棉签棒接触腭咽弓为中心的刺激部位，左右相同部位交替刺激，然后嘱患者做空吞咽动作。以提高软腭和咽部的敏感度，改善吞咽过程中必要的神经肌肉活动，增强吞咽反射，减少唾液腺的分泌。[3]

【重症康复实施步骤】

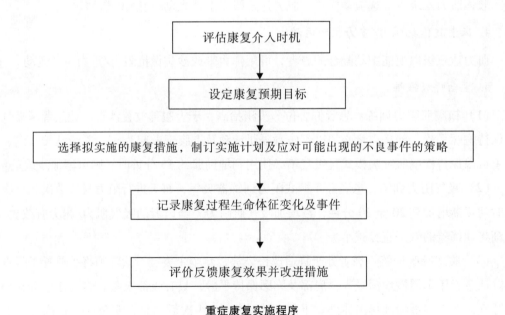

重症康复实施程序

【参考文献】

［1］倪莹莹，王首红，宋为群等．神经重症康复中国专家共识（上）［J］．中国康复医学杂志，2018，33（1）：7－14.

［2］燕铁斌，尹安春．康复护理学［M］．4版．北京：人民卫生出版社，2019.

［3］窦祖林．吞咽障碍评估与治疗［M］．2版．北京：人民卫生出版社，2018.

第六节　产科康复

【概述】

产科康复（obstetric rehabilitation）指为分娩后的妇女身心健康提供规范、系统和连续的医疗康复治疗服务，重点是对有孕产期合并症和并发症及生殖器官等恢复不良的妇女进行管理[1]。

【观察要点】

1. 一般情况

病史采集主要包括产妇基本信息、孕期体重、增重、生育史、分娩情况、新生儿情况，妊娠期是否有合并症等。

2. 盆底肌

观察产妇子宫复旧、恶露及会阴伤口；了解孕期和产后是否存在盆底功能障碍；评估会阴部、阴道松弛、盆底肌力、盆底电生理等情况。

3. 腹部

评估产妇腹部皮肤颜色、松弛情况，测量腹围、腰围，有条件可以测量腹部皮褶厚度、腹直肌分离情况。腹直肌分离诊断标准[2]：触诊确定脐水平连线与两侧腹直肌的内侧缘的交点，使用软尺测量两点的距离，大于2cm者即诊断腹直肌分离。

4. 乳房

评估有无乳头平坦、内陷及乳头皲裂。通过评估两次喂奶之间婴儿是否满足、安静从而了解乳量是否充足。

5. 产后性功能障碍

评估产妇是否存在性交疼痛、阴道痉挛等问题。

【护理要点】

1. 一般护理

（1）环境：母婴同室，休养环境应温度、湿度适宜，保持室内光线充足，定时通风换气，保持空气清新，保持床单位的干净清洁。

（2）若孕期有合并症、并发症，对产妇产后恢复存在一定影响，应加强随访与管理，并进行相关检查，提出诊疗意见，必要时转专科治疗。

（3）提供喂养、营养、心理、卫生及避孕方法等指导。

（4）根据产妇情况可进行盆腔超声等检查。

2. 专科护理

（1）在产后 42 天、半年和一年进行产后盆底功能评估，进行产后盆底康复的产妇，在康复治疗过程中，应在康复治疗前后进行盆底功能评估。

（2）产妇产后容易发生盆腔肌筋膜疼痛、尿失禁及器官脱垂等。针对以上症状可采用产后盆底疾病康复治疗。产后盆底疾病康复治疗是对盆底支持结构进行加强训练及功能恢复，是一种便捷、安全、有效的治疗方法。盆底疾病康复治疗主要包括 Kegel 训练、阴道哑铃训练、手法按摩、仿生物电刺激及生物反馈等方法。Kegel 训练主要是收缩肛门和阴道，训练时可取平卧位，双腿屈曲稍分开，熟练后可采取站位、坐位进行，收缩过程中尽量不收缩腹部、大腿内侧及臀部的肌肉。Kegel 训练进行提肛运动每次持续 1 秒，松弛休息 1 秒，30 次/组，进行 3~5 组/天；同步进行提肛运动每次持续 3~5 秒，松弛休息 3~5 秒，30 次/组，进行 3~5 组/天。

（3）乳房护理：保持乳房清洁，经常按摩乳房。根据产妇自身情况选择母乳喂养、人工喂养或混合喂养，并指导正确哺乳方法[3]。初产妇面临的哺乳主要问题是泌乳不足和涨奶，可以通过手法按摩、人工或吸奶器挤奶、低频脉冲电刺激等方法帮助产妇。

（4）女性经过怀孕分娩的变化，腹部皮肤变松弛，腹直肌分离，受损的皮肤与肌群难以自主复原，影响产妇腹部形体。指导产后妇女可通过控制饮食、合理营养、产褥期保健操、产后瑜伽操、腹式呼吸、电刺激及普林格尔技术等进行腹部的康复治疗。产褥期保健操可在产后第 2 天开始，根据产妇体能由小到大、循序渐进地进行，每 1~2 天增加一节，每节做 10~15 次。6 周后可进行产后瑜伽操，产褥期保健操[2]，各级具体做法如下：

第一节：仰卧，深吸气，收腹部，然后呼气。

第二节：仰卧，两臂直放于身旁，进行缩肛与放松运动。

第三节：仰卧，两臂直放于身旁，双腿轮流上举和并举，与身体呈直角。

第四节：仰卧，髋与腿放松，分开稍屈，脚底放在床上，尽力抬高臀部及背部。

第五节：跪姿，双膝分开，肩肘垂直，双手平放在床上，腰部进行左右旋转动作。

第六节：全身运动，跪姿，双臂支撑在床上，左右腿交替向背后高举。

（5）产妇的性健康是生殖健康的重要部分。产妇性功能障碍的治疗包括心理疏导、手法按摩、盆底肌锻炼、生物电反馈、电刺激及药物治疗等。

3. 心理护理

（1）母婴同室，让产妇更多地接触婴儿，参与婴儿的日常生活护理，增进母婴感情。

（2）利用健康检查等机会对产妇及其家人进行有关心理保健的健康教育和咨询指导。主要内容包括了解产妇的心理变化特点，有无抑郁焦虑等症状，并指导识别及获得家庭成员的支持等。

（3）告知家属日常协助产妇照顾孩子，避免产妇过度劳累，指导家属密切观察产妇的心理变化，及时发现异常，做好心理疏导。

4. 健康宣教

（1）避免长时间负重、久站、久坐、久蹲等，避免便秘、熬夜、过度饮咖啡和浓茶。

（2）协助产妇选择合适的哺乳方法。

（3）指导产妇每日进行腹式呼吸，激活腹部核心肌群。

（4）指导产妇产后进行骨密度检查，积极补充钙剂及维生素 D，多晒太阳，指导适宜户外运动，保证产妇产后骨健康。

（5）增加产后夫妇避孕意识，指导并帮助其选择适宜的避孕措施，避免产后短期内意外妊娠的风险。

【参考文献】

[1] 中华预防医学会妇女保健分会. 产后保健服务指南［J］. 中国妇幼健康研究，2021，32（6）：767 –781.

[2] 孙丽洲，朱兰. 妇产康复［M］. 北京：人民卫生出版社，2018.

[3] 郑修霞，安力彬，陆虹. 妇产科护理学［M］. 6 版. 北京：人民卫生出版社，2017.

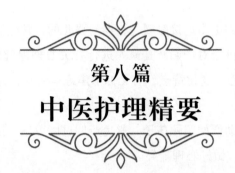

第八篇

中医护理精要

第一节　眩晕病（原发性高血压）

【概述】

眩晕（vertigo）是因脑窍失养，脑髓不充而引起的以头晕目眩、视物旋转为临床特征的一类病症[1]。原发性高血压是指在非药物状态下，收缩压 ≥ 140mmHg 或舒张压 ≥ 90mmHg[2]，原发性高血压属于中医学"眩晕"范畴。

【观察要点】

1. 症状及表现

（1）眩晕、头痛发作的次数、持续时间、伴发症状及血压变化等。

（2）心悸发作是否与情志、饮食、活动等改变有关。

（3）若出现血压急剧升高，并伴有头痛、呕吐、视物模糊等临床表现，及时通知医生配合处理。

2. 辨证

肾气亏虚、痰瘀互结、肝火亢盛、肝肾阴虚等。

【护理要点】

1. 一般护理

（1）居室宜安静，空气新鲜。加强休息，若情绪紧张、血压升高、症状明显者要充分卧床休息。

（2）头部转动动作要缓慢，避免突然转头或剧烈改变体位。

2. 给药护理

（1）中药与西药的服药时间间隔约 1～2 小时，肾气亏虚证汤药宜温服，肝火亢盛证汤药宜凉服，早晚各一次。

（2）遵医嘱服药，口服降压药后，下床活动时宜动作缓慢，预防直立性低血压。

（3）眩晕伴呕吐者宜凉服中药汤剂，或舌下滴姜汁后服用，注意应少量多次服用中药汤剂。

3. 饮食护理

（1）肾气亏虚证：饮食宜富营养，多食如杜仲、韭菜、海参等，忌食煎炸、肥腻及辛辣之品，戒烟、戒酒。

（2）痰瘀互结证：宜食清淡化痰之品，忌食肥甘厚味、生冷肥腻。素体肥胖者控制饮食，高血压者饮食不宜过饱。

（3）肝火亢盛证：饮食宜平肝潜阳为主，多食山楂、冬瓜、荸荠、芹菜等，忌食辛辣、动物内脏及动火生风之品。

（4）肝肾阴虚证：饮食宜滋补肝肾、低盐为主，多食枸杞、菊花、熟地、甲鱼、沙参、麦冬等，忌食辛辣海腥、助阳之物。

4. 情志护理

（1）关心体贴患者，使其保持心情舒畅。

（2）对肝火亢盛、情绪激动或忧思恼怒者，指导患者自我调控情志的方法，以减少其不良情绪的刺激。

（3）对眩晕较重、心烦焦躁者，减少探望，让患者保持安静，加强休息。根据眩晕症型给予对应的五行音乐疗法，保持患者身心舒畅。

5. 临证（症）施护

（1）眩晕、头痛发作时，应立即卧床休息，缓慢变换姿势，防止发生跌仆闪挫，避免深低头、突然转头或转身等动作，下床活动时应有人扶助。

（2）心悸发作时，应加强心理安慰，视情况予专人陪护，必要时应用镇静安神类药物。

（3）出现恶心、呕吐症状时，嘱患者头偏向一侧，并及时清除呕吐物，以防发生窒息。还可按揉双侧足三里、合谷、内关等穴，以降压止呕[3]。

（4）若患者出现血压升高持续不降或伴有眩晕加重、头痛、呕吐剧烈、视物不清、言语不清、肢体乏力或行动困难等时，应立即报告医生，备好抢救用物。

6. 健康宣教

（1）教患者知晓高血压病的相关知识，明确坚持长期规范治疗及保健护理的必要性，遵医嘱按时、按量服药，定期监测血压。

（2）指导患者避免各种诱发因素，起居有常，劳逸结合。

（3）指导患者不宜从事高空作业，忌大幅度或突然的头部活动。

（4）嘱患者注意保持排便通畅，必要时服用缓泻药，避免排便努责。

（5）指导患者坚持体育锻炼，增强体质，如练太极拳、八段锦等。

（6）嘱患者定期随访，如出现头晕、头痛、心悸、恶心或血压升高持续不降时，及时就诊。

【参考文献】

［1］国家中医药管理局. 中华人民共和国中医药行业标准：中医病证诊断疗效标准［M］. 南京：南京大学出版社，1994.

［2］国家心血管病中心，中国医师协会，中国医师协会高血压专业委员会，等. 中国高血压临床实践指南［J］. 中华心血管病杂志. 2022，50（11）：1050 – 1095.

［3］冼绍祥，全小明. 中医专科专病护理常规［M］. 北京：人民军医出版社，2012.

第二节　项痹病（神经根型颈椎病）

【概述】

项痹病（cervical arthralgia）多与劳累外伤、外感风寒、年老体虚等因素有关，通过影响气血运行从而导致筋脉失养，可引起颈肩关节及上肢肌肉或筋膜疼痛、麻木，或伴有眩晕、行走无力等表现[1]。

【观察要点】

1. 症状及表现

（1）疼痛的诱因、性质、部位、持续时间与体位的关系。

（2）眩晕的诱因、性质、发作或持续时间是否与体位改变有关。

（3）肢体麻木以及活动受限范围、性质、程度及与体位的关系。

2. 辨证

风寒痹阻、气滞血瘀、痰湿阻络、肝肾不足、气血亏虚等。

【护理要点】

1. 一般护理

（1）环境与休息：病室保持安静、舒适，常开窗通风。嘱患者注意卧床安静休息，枕头高度适中，避免突然转头、低头等动作。

（2）嘱患者养成良好习惯：勿长时间伏案工作，最好 1~2 小时休息 1 次。

2. 给药护理

（1）中药汤剂宜温服。

（2）服用血管扩张剂时应注意血压变化。

（3）服用祛风止痛、平肝定眩等药物时，避免进食含铁成分过高食物，忌与西药铁剂同时服用。

3. 情志护理

教患者知晓项痹病相关知识，介绍成功康复案例，帮助患者消除不良情绪，树立战胜疾病的信心。

4. 临证（症）施护

（1）风寒痹阻型：①加强颈部保暖，避免风寒湿邪侵袭；②宜安静卧床休息，减少活动；③如颈项部僵硬可选用红花油或麝香风湿油涂擦、按摩，直至局部发红；④饮食宜食用散寒温性之物，如大豆、羊肉、狗肉、胡椒等，忌食寒凉食物，如生冷瓜果、冷饮，茶饮宜温热。

（2）气滞血瘀型：①遵医嘱使用膏药外敷或用中药保健枕；②中药汤剂宜温服；③饮食上，宜食用行气活血、化瘀、解毒之品，如田七、白萝卜、藏红花、木耳等；④避免煎炸、肥甘厚味食物。

（3）痰湿阻络型：①饮食上，宜食用健脾除湿之品，如山药、薏苡仁、赤小豆等，忌甜腻厚味等助湿生痰食物；②呕吐者可遵医嘱予针刺内关穴，以作缓解。

（4）肝肾不足型：①肝肾阴虚者宜进食滋阴填精、滋养肝肾之品，如枸杞、桑葚等；②肝肾阳虚者宜进食壮肾阳、补精髓之品，如黑豆、胡桃仁、腰果、羊肉等；③失眠者，就寝前可听舒缓的轻音乐放松心情，也可饮用热牛奶，或睡前温水泡足，或按摩双足涌泉穴，以促进睡眠。

（5）气血亏虚型：①患者应卧床休息，长期卧床、大小便失禁者应做好生活护理和防压疮护理；②加强保暖，避免寒湿之邪侵袭；③饮食上，宜进食益气养阴之品，如莲子、红枣、桂圆等。

5. 健康宣教

（1）指导患者避免各种诱发因素，如长时间伏案工作、颈部受寒，应保持正常坐姿，适当运动颈部，选择高度与硬度合适的枕头，保持良好的睡眠姿势。

（2）指导患者防止外伤，尽早治疗疾病，特别对于颈部外伤、颈椎间盘突出者应及时根治，以防后遗症的发生。

（3）指导患者加强体育锻炼，增强体质，尤其要加强颈部肌肉锻炼。

【参考文献】

［1］顾永梅，张艳，周玲华，等．中医护理干预对大面积脑梗死患者气道管理质量的影响［J］．长春中医药大学学报，2018，34（4）：753－755.

第三节　中风病（缺血性脑卒中）

【概述】

中风病（apoplexy）多因饮食不节、情志所伤、劳倦过度、气血邪中，导致痰热内盛、阴虚阳亢或气血亏虚症状。常以突然昏倒、不省人事、口角歪斜、半身不遂、舌强语謇，或仅见口角歪斜为主要临床表现[1]。

【观察要点】

1. 生命体征

生命体征、瞳孔、意识、四肢肌力、肌张力、语言表达，以及有无头晕、头痛等情况。

2. 生活自理情况

患者吞咽、排泄等生活自理情况。

3. 辨证

风痰瘀阻、气虚血瘀、肝肾亏虚等。

【护理要点】

1. 一般护理

（1）卧床休息，协助患者良肢位摆放。如有呕吐、流涎较多者，头偏向一侧，以防窒息；做好生活护理，尽早进行各关节被动运动。

（2）注意患肢保暖防寒，保持肢体功能位。

（3）加强患者口腔、皮肤及会阴的护理；保持床单位整洁，做好定时翻身拍背等防压疮护理。

2. 给药护理

（1）患者服用中药后应避免受风寒，出汗后及时擦干。

（2）服药后观察患者病情的顺逆变化。

（3）应用降压药、脱水药时，观察患者血压情况，避免血压过低引起头晕，加强安全护理。

3. 饮食护理

（1）风痰瘀阻证：宜进食疏风化痰、开窍醒神之品，如山楂、黑大豆、荸荠、黄瓜等，忌食羊肉、狗肉等辛香走窜之品。

（2）气虚血瘀证：宜进食益气活血的食物，如山楂、黄芪、木耳等。

（3）肝肾亏虚证：宜进食滋补肝肾之品，如枸杞虫草汤、芹菜汁、黄瓜汁、清蒸鱼等。

（4）神志不清或者吞咽障碍者，根据病情予鼻饲饮食，以补充足够的水分及营养物质，饮食忌肥甘厚味等生湿助火之品。

4. 情志护理

（1）中风患者多为心火暴盛，应耐心做好情志疏导，解除患者焦躁、不安等情绪，避免大喜、大悲等不良情绪刺激。

（2）对神志清醒者解释疾病转归、诊治情况，以消除其紧张、焦虑情绪并取得其积极配合。

5. 临证（症）施护

（1）根据疾病不同阶段，协助患者良肢位摆放，并指导其尽早开始床上被动及主动运动训练，以防肌肉挛缩和关节畸形。

（2）指导语言沟通障碍者采用手势及表情表达其需求，可与患者设定某种需求表达方法，如手势、书写等。

（3）二便失禁者应保持会阴部清洁干燥。尿潴留者，可实施腹部穴位按摩，虚者可应用艾灸治疗，必要时遵医嘱予留置导尿管。

（4）便秘者，可遵医嘱给予通便中药内服、中药保留灌肠或穴位按摩、耳穴贴压、艾灸等中医特色疗法。

6. 健康宣教

（1）指导患者保持心情舒畅，避免情绪激动或忧思恼怒，以致疾病再度加重或复发。

（2）嘱患者起居有常，避免劳累，适当运动。视天气情况增减衣被，注意防寒保暖。

（3）嘱患者保持大便通畅，避免排便用力过度。鼓励患者多饮水，多进食富含纤维的蔬菜、水果，以达到润肠通便的效果。

（4）指导患者积极治疗原发疾病，按时、按量服药，监测血压的变化，定期到医院复查。

（5）指导患者根据自身活动情况，适当加强功能康复锻炼和肢体功能活动。

【参考文献】

［1］徐桂华，张先庚．中医临床护理学［M］．北京：人民卫生出版社，2017.

第四节　腰痛病（腰椎间盘突出症）

【概述】

腰痛病（lumbago）是各种原因导致腰椎间盘变性、纤维环破裂、髓核突出，由此刺激或压迫脊神经根所致。主要以腰部疼痛、单侧或双下肢放射性疼痛为主要临床表现，好发部位为 L_4、L_5、S_1 椎间盘[1]。

【观察要点】

1. 症状及表现

（1）急性发作期，需观察疼痛的诱因、部位、腰部活动、下肢有无放射痛、运动及皮肤感觉异常等。

（2）下肢感觉异常的范围、性质及程度。

（3）活动受限的范围、性质、程度和生活自理能力。

2. 辨证

血瘀气滞、寒湿痹阻、湿热痹阻、肝肾亏虚等。

【护理要点】

1. 一般护理

（1）环境：病室宜舒适、安全、安静，保持空气流通。风寒证、阳虚者宜居住温暖及向阳病室。

（2）休息：卧硬板床。

（3）协助患者生活护理，指导其轴式翻身。

（4）患者起床活动需戴腰围固定腰部。

（5）加强腰背肌功能锻炼：急性期主要以卧床休息为主，慢性期或缓解期指导患者床上循序渐进进行交叉蹬腿、直腿抬高、飞燕式、五点支撑等腰背肌功能锻炼。

（6）嘱患者注意腰腿保暖。

2. 给药护理

嘱患者遵医嘱服药，勿随意增减药量或停药，密切观察用药后疗效。用药期间避风寒，注意腰部保暖，避免病情加重。

3. 饮食护理

（1）血瘀气滞型：宜食用行气活血、化瘀之品，如山楂、黑木耳、三七、核桃等。

（2）寒湿痹阻型：宜食用温经通络、散寒祛湿之品，如羊肉、扁豆、鳝鱼、砂仁等；忌寒凉食物，如生冷瓜果、冷饮等。

（3）湿热痹阻型：宜食用清热利湿通络之品，如薏苡仁、丝瓜、冬瓜、荷叶、赤小豆、玉米须等。忌食辛辣燥热之品，如辣椒、葱、蒜、胡椒等。

（4）肝肾亏虚型：①肝肾阴虚者宜食用滋阴补肾之品，如枸杞子、虫草、甲鱼、木耳等；②肝肾阳虚者宜食用温阳补肾之品，如羊肉、黑豆、核桃、大枣、腰果、黑芝麻等。

4. 情志护理

应用语言开导法做好患者安慰工作，应用移情法调节或缓解患者的不良情绪，以调畅气机，有益患者身心健康。

5. 临证（症）施护

（1）疼痛：①急性发作期患者应严格卧硬板床休息，采取仰卧位，保持脊柱平直；②缓解期患者下床活动时可佩戴腰托，以保护和支撑腰部。起床时，宜先行侧卧，再用上肢支撑用力后缓慢起床，勿使腰部用力，避免突然改变体位。

（2）可协助肢体麻木者按摩或拍打麻木肢体，以促进血液循环；麻木肢体做好保暖，适当进行双下肢关节屈伸、直腿抬高运动等康复功能锻炼。

（3）下肢活动受限、步态不稳者，做好安全护理。卧床患者指导进行四肢及腰背部肌肉锻炼，防止肌肉萎缩及关节废用。

6. 健康宣教

（1）指导患者卧硬板床，仰卧位时，应用小枕使膝关节屈曲45°。

（2）指导患者腰部忌过度负重，避免大幅度的弯腰和腰部旋转动作。

（3）指导患者腰背部注意保暖，避免感受风寒湿邪，诱发疾病。

（4）肥胖者应控制饮食量和减轻体重。

【参考文献】

［1］詹红生，刘献祥．中西医结合骨伤科学［M］．3 版．北京：中国中医药出版社，2016.